# 实用临床护理思维与实践

主 编 黄玉晓 等

吉林科学技术出版社

图书在版编目（CIP）数据

实用临床护理思维与实践 / 黄玉晓等主编. -- 长春：
吉林科学技术出版社，2023.3
ISBN 978-7-5744-0171-6

Ⅰ．①实… Ⅱ．①黄… Ⅲ．①护理学 Ⅳ．①R47

中国国家版本馆 CIP 数据核字(2023)第 053778 号

# 实用临床护理思维与实践

| | | |
|---|---|---|
| 作　者 | 黄玉晓　等 | |
| 出 版 人 | 宛　霞 | |
| 责任编辑 | 隋云平 | |
| 幅面尺寸 | 185mm×260mm | |
| 开　本 | 16 | |
| 字　数 | 567 千字 | |
| 印　张 | 24.75 | |
| 版　次 | 2024 年 7 月第 1 版 | |
| 印　次 | 2024 年 7 月第 1 次印刷 | |

出　版　吉林科学技术出版社
发　行　吉林科学技术出版社
地　址　长春市净月区福祉大路 5788 号
邮　编　130118
发行部电话/传真　0431-81629529　81629530　81629531
　　　　　　　　　　81629532　81629533　81629534

储运部电话　0431-86059116

编辑部电话　0431-81629518

印　刷　北京四海锦诚印刷技术有限公司

书　号　ISBN 978-7-5744-0171-6
定　价　220.00 元

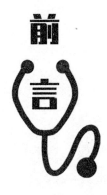

# 前言

　　随着基础医学和临床医学日新月异地快速发展，护理已成为医学领域中的重要学科。相关学科新理论和新技术的涌现，也丰富了护理医学的内涵。随着护理概念的更新，护理模式已转变为身心整体护理。尤其是人们对健康定义的认识加深和需求的提高，护理内容、护理范畴也在相应地延伸和拓宽。因此，护理人员的知识结构和解决实际问题的能力必须完善和提高。临床实践是提高临床教学质量的需要，是现代课堂教学走向临床实习转变的需要，是培养专业技术实用型人才的关键步骤。医学具有实践性强的学科特点，临床实践更注重锻炼学生的临床诊疗思维能力，以及与患者沟通的能力。

　　本书以实用性为原则，分别介绍了内科、外科及妇幼常见疾病的临床护理。论述了护理学最新研究进展在临床常见疾病护理工作中的应用，阐述了临床常见疾病的临床表现、诊断方法、发病机制、治疗方法、护理要点等内容。重点对护理措施、护理重点做了介绍，包括护理过程中的注意事项和各种并发症预防措施。既反映了当代护理发展水平，又具有临床实用价值，做到了理论学习与实用性并重，学术性与普及性兼顾，有较强的科学性、指导性和可操作性。本书适合各级医院的护理人员、护士专业学生及对临床护理学有兴趣者学习、参考。

　　由于全书内容多而广，加之作者水平有限，本书的缺点乃至错误在所难免，诚请广大读者不吝指教，以期再版时进一步提高。

# 目录

**第一章　护理学的基本理论** ································· 1

　　第一节　护理学的相关理论 ························· 1

　　第二节　评判性思维和护理决策 ·················· 10

　　第三节　护理程序与整体护理 ···················· 16

**第二章　呼吸系统疾病护理** ······················· 24

　　第一节　肺炎 ································· 24

　　第二节　肺结核 ······························· 31

　　第三节　支气管哮喘 ···························· 43

　　第四节　支气管扩张 ···························· 50

　　第五节　肺栓塞 ······························· 53

　　第六节　原发性支气管肺癌 ······················ 56

**第三章　循环系统疾病护理** ······················· 59

　　第一节　心力衰竭 ····························· 59

　　第二节　心律失常 ····························· 68

　　第三节　冠心病 ······························· 81

　　第四节　原发性高血压 ·························· 84

　　第五节　心脏瓣膜病 ···························· 94

　　第六节　感染性心内膜炎 ························ 103

**第四章　消化系统疾病护理** ································· 111

第一节　消化系统疾病现代诊疗技术及护理 ··················· 111

第二节　贲门失弛缓症护理 ··································· 113

第三节　消化性溃疡护理 ····································· 115

第四节　炎症性肠病护理 ····································· 119

第五节　肝硬化护理 ········································· 125

第六节　胰腺炎护理 ········································· 133

第七节　胰腺癌护理 ········································· 140

**第五章　泌尿系统疾病护理** ································· 145

第一节　泌尿系统疾病现代诊疗技术及护理 ··················· 145

第二节　排尿异常护理 ······································· 150

第三节　尿量异常护理 ······································· 157

第四节　肾盂肾炎护理 ······································· 160

第五节　慢性肾小球肾炎护理 ································· 164

第六节　肾病综合征护理 ····································· 167

第七节　肾衰竭护理 ········································· 172

**第六章　普通外科疾病患者的护理** ··························· 184

第一节　甲状腺肿瘤患者的护理 ······························· 184

第二节　乳腺癌患者的护理 ··································· 189

第三节　胃癌患者的护理 ····································· 196

第四节　大肠癌患者的护理 ··································· 202

第五节　急性阑尾炎患者的护理 ······························· 211

第六节　原发性肝癌患者的护理 ······························· 216

第七节　胆石症患者的护理 ··································· 220

第八节　门静脉高压症患者的护理 ····························· 226

**第七章　心胸外科疾病患者的护理** ··························· 232

第一节　胸部损伤患者的护理 ································· 232

第二节　肺癌患者的护理 ····································· 237

第三节　食管癌患者的护理 ··································· 244

第四节　先天性心脏病外科治疗患者的护理 ··················· 249

第五节　冠状动脉粥样硬化性心脏病外科治疗患者的护理 ········· 256

　　第六节　常见后天性心脏病护理 ·································· 258

# 第八章　神经外科疾病护理 ······························· 269

　　第一节　脑疝护理 ················································ 269

　　第二节　头皮损伤护理 ·········································· 272

　　第三节　颅骨骨折护理 ·········································· 279

　　第四节　脑损伤护理 ············································ 284

　　第五节　颅内血肿护理 ·········································· 290

　　第六节　神经胶质瘤护理 ········································ 296

# 第九章　妇产科疾病的护理 ·························· 302

　　第一节　功能失调性子宫出血 ·································· 302

　　第二节　宫颈肿瘤 ················································ 307

　　第三节　子宫肿瘤 ················································ 311

　　第四节　妊娠滋养细胞疾病 ···································· 315

　　第五节　原发性闭经 ············································ 320

　　第六节　继发性闭经 ············································ 322

　　第七节　外阴、阴道损伤 ········································ 325

　　第八节　子宫损伤 ················································ 328

　　第九节　产程的分期及护理 ···································· 331

　　第十节　产褥期妇女的护理 ···································· 346

# 第十章　儿科疾病护理 ······························· 351

　　第一节　新生儿黄疸 ············································ 351

　　第二节　新生儿窒息 ············································ 357

　　第三节　小儿急性支气管炎 ···································· 362

　　第四节　小儿急性呼吸道感染 ·································· 363

　　第五节　小儿肺炎 ················································ 369

　　第六节　小儿惊厥 ················································ 375

# 参考文献 ························································· 384

# 第一章　护理学的基本理论

## 第一节　护理学的相关理论

### 一、系统论

#### （一）系统的基本概念

系统指由若干个相互联系、相互作用的要素所组成的具有一定功能的有机整体。这个定义涵盖了双重意义。一是指系统是由一些要素（次系统）所组成，这些要素间相互联系、相互作用；二是指系统中的每一个要素都有自己独特的结构和功能，但这些要素集合起来构成一个整体系统后，它又具有各孤立要素所不具备的整体功能。

#### （二）系统思维方法

#### 1. 整体性

系统的整体性主要表现为系统的整体功能大于系统各要素功能之和。这是因为系统将各要素以一定的方式组织起来构成一个整体后，各要素之间相互联系，在优化原则支配下，整体就产生了孤立要素所不具备的特定功能。

#### 2. 相关性

系统的相关性是指系统各要素之间相互联系，相互制约，其中任何一要素发生了变化，都要引起其他各要素乃至整体发生相应的变化。

#### 3. 动态性

又称环境适应性，系统的活动是按维持稳定和平衡的目标进行的，系统的输出部分与预期目标做比较后，能够反馈给输入，从而影响和修正以后的输出结果，并对系统进行调节。

#### 4. 目的性

一个系统的所有活动都与目标有关，为了达到目标，必须持续不断地与它所处的环境包括其他系统相互作用，并适应环境。一个系统的基本目标是维持内部的稳定和平衡。系统具有边界，使每个系统能够与其他系统和周围的环境分开。

#### 5. 层次性

系统是按复杂程度的层次排列组织的。较简单、低层次的系统称为次系统，较复杂、高层次的为超系统。一个系统可分为许多较简单的、相互关联、相互作用的次系统，例如，人体由各器官组织组成，每个器官或组织都是人体的次系统；家庭由个体组成，每个家庭成员都是家庭的次系统。同时，每个系统又是其上一层系统即超系统的一部分，例如，人体是各个器官系统如呼吸系统、消化系统、循环系统、泌尿系统等的超系统；人由生理、心理、社会等多方面组成，人的整体是各组成部分的超系统；个体是家庭的一部分，家庭则是个体的超系统；家庭是社区的一部分，社区是家庭的超系统。一个系统为次系统还是超系统是相对而言的，例如，家庭是个体的超系统，又是社区的次系统；社区是家庭的超系统，又是社会的次系统。

### 二、需要层次理论

#### （一）需要的概述

#### 1. 需要的定义

需要是人脑对生理与社会要求的反应，是个体和群体对其生存与发展条件所表现出来的依赖状态，是个人的心理活动与行为的基本动力。人的基本需要是指个体为了维持身心平衡并求得生存、成长与发展，满足在生理上和心理上最低限度的需要。当个体的需要得到满足时，就处于一种平衡状态，这种平衡状态有助于个体保持健康。反之，个体则可能陷入紧张、焦虑、愤怒等负性情绪中，并直接或间接影响个体的生理功能，造成环境适应性下降，严重时可导致疾病。

#### 2. 需要的特征

（1）需要的发展性和无限性

需要是个体生存发展的必要条件。个体在发展的不同阶段，有不同的需要，当一些需要满足后，又会产生新的需要，新的需要又推动人们去从事新的满足需要的活动。正是在不断产生需要与满足需要的活动过程中，个体获得了自身的成长与发展，并推动了社会的发展。

（2）需要的共同性和独特性

人的基本需要是人类共同所有的，不同性别、年龄、种族、社会文化背景的人都有一些共同的需要。但每个人又有明显的个体差异，个人区别于他人的独特需要，不仅需要内容不同、水平不同，其满足的方式也有一定的差异。需要的独特性是个体的遗传因素、环境因素所决定的。

（3）需要的对象性

人的任何需要都是指向一定对象的。这种对象既可以是物质性的东西，如食物、住所，也可以是精神性的，如情感、沟通等。

（4）需要的制约性

人有各种各样的需要，但需要的产生与满足受到人所处的环境条件与社会发展水平的制约。因此，个体应根据主、客观条件，有意识地调节自己的需要，合理地提出和满足自己的需要。

### （二）需要层次理论

## 1. 马斯洛人类基本需求理论

人类的需要可分为基本需要和特殊需要两类。基本需要指全人类共有的需要。特殊需要是人在不同的社会文化条件下形成的各自不同的需要。当需要得不到满足时，机体内部就会处于焦虑状态，这种焦虑会激发其产生动机，导致某种行为的形成。如果某种需要持续处于不能被满足的状态，则将直接影响健康。人的基本需要有不同层次，按其重要性和发生的先后顺序，由低到高分为五个层次，并按"金字塔"形状加以描述。

（1）生理的需要

生理的需要是人类最基本的需要，如食物、空气、水、适宜的温度、清洁、休息、睡眠、排泄、避免疼痛等，是人类最基本、最低层次、最强有力的需要，是其他需求产生的基础。

（2）安全的需要

安全的需要指安全感、避免危险、生活稳定、有保障。安全的需要普遍存在于各个年龄阶段，特别是在婴儿期及在危重病人身上更为明显。

（3）爱与归属的需要

爱与归属的需要指个体对家庭、朋友、伙伴的需要，对得到组织、团体认同的需要，希望得到他人的爱和给予他人爱的需要。如果这种需要得不到满足，就会产生孤独、空虚、被遗弃等痛苦。

（4）自尊的需要

自尊的需要指个体对自己的尊严和价值的追求，包括自尊、被尊重和尊重他人。尊重的需要得到满足，可使人有价值、有力量、有成就感，使人自信，否则就会产生自卑、软弱、无助等感觉。

（5）自我实现的需要

自我实现的需要是指一个人需要充分发挥自己的才能与潜力的要求，实现自己在工作、学习及生活上的愿望、理想和抱负，并能从中得到满足。

人的基本需要虽然有层次高低之分，但各层次需要之间彼此关联。首先必须满足较低层次的需要，再考虑较高层次的需要，各种需要得到满足的时间不一定相同，一般是较低层次的需要得到满足后，才会出现更高层次的需要，也可发生各层次需要重叠出现或层次顺序发生改变，越高层的需要满足的方式和程度差异越大，基本需要满足的程度与健康密切相关。

**2. 觊利希的人类基本需要理论**

知识的获取是人类好奇心和探索所致。因此，在生理和安全需要之间增加一个层次即刺激的需要，包括性、活动、探索、好奇心和操纵。性和活动的需要获得虽然属于生理需要，但必须在食物、空气、水、排泄、休息及避免疼痛等生理需要获得满足后，才会寻求此需要。同时，人们为了满足好奇心，在探索和操纵各项事物的时候往往会忽略自身的安全，因此，有时刺激的需要会优先于安全的需要。但每一时期总有一种需要是占支配地位的。

**（三）患者的基本需要**

**1. 生理的需要**

疾病常常导致病人的各种生理需要无法得到满足。

（1）氧气

氧气是最先应被满足的生理需要，尤其是危重病人，必须给予立即和优先满足，否则会危及生命。常见于呼吸困难、呼吸道阻塞等引起的缺氧，护士应针对病人缺氧原因，立即采取措施，满足病人对氧气的需要。

（2）水

常见的问题有脱水、水肿、电解质紊乱、酸碱平衡失调。护士应全面评估病人的症状及原因，及时采取措施，满足病人对水的需要。

（3）营养

常见的问题有消瘦、肥胖、各种营养素缺乏、特殊饮食需要。因此，护士应评估病人的营养状况，确定引起病人营养不良的原因，积极采取措施，帮助病人满足营养的需要。

（4）温度

温度包括人的体温和环境的温度。体温过高过低、环境温度过高过低，不仅会给病人造成一系列身体上的不适反应，还会给病人带来精神上的反应。因此，护士应注意评估病人体温的变化，并提供温度适宜的环境。

（5）排泄

常见问题有便秘、腹泻、大小便失禁、尿潴留、多尿、少尿或无尿等。造成排泄异常的原因非常复杂，护士应及时发现问题，准确评估病人对排泄方面的需要。

（6）休息和睡眠

常见问题有疲劳、各种睡眠紊乱等。造成病人睡眠需要不能满足的原因很多，护士应运用专业知识，满足病人睡眠的需要。

（7）避免疼痛

各种急、慢性疼痛都会给病人带来一定的身心反应。护士应及时正确地评估病人疼痛情况，针对原因采取积极的预防和处理措施，满足病人避免疼痛的需要。

**2. 刺激的需要**

病人在患病的急性期，对刺激的需要往往不明显，待急性期过后逐渐明显起来。长期单调的生活不但会引起情绪低落和体力衰退，智能活动也会受影响。所以护士应注意满足病人刺激的需要，美化病区环境，及时做好健康教育，鼓励病人和周围的人建立良好的人际关系，安排适当的娱乐活动。

**3. 安全的需要**

人在患病时安全感会降低，特别是对医院环境不熟悉，对医疗技术水平不了解，担心治疗效果和医疗护理技术，对各种检查和治疗感到焦虑、恐惧，担心住院带来的经济问题，等等。因此，护士应采取各种措施帮助病人提高安全感，用认真的工作态度、娴熟的操作技能、人文关怀获取病人的信任，从而增强病人战胜疾病的信心。

**4. 爱与归属的需要**

人在患病时无助感增强。因此，爱与归属的需要也就变得更加强烈。病人希望得到家人、朋友、周围人的关心、理解和支持。所以，应建立良好的护患关系，允许家属探视并鼓励其参与病人的护理，帮助病人之间建立友谊。病人只有在获得爱与归属感后，才能真正接受护理。

### 5. 自尊与被尊重的需要

人在爱与归属的需要得到满足后,才会感到被重视和尊重,这两种需要是相互关联的。患病后病人会因某些方面的能力下降而影响自身价值的判断,往往会感到由于疾病而失去自身价值或成为别人的负担,担心被轻视等而影响其自尊需要的满足。因此,护士在与病人交往中要礼貌称呼病人,认真倾听病人意见,尊重病人的个人习惯、价值观念及宗教信仰等。在进行护理操作时,应注意减少病人肢体的暴露,保护病人的隐私,维护病人的自尊,让其体验到自己是重要的、被别人接受的、受人尊重的和有价值的。

### 6. 自我实现的需要

自我实现的需要是个体最高层次的需要,自我实现的需要的产生和满足程度因人而异。护理的功能是切实保证在低层次需要满足的基础上,为自我实现的需要的满足创造条件。在满足基本需要的基础上,护士应鼓励病人表达自己的个性和追求,帮助病人认识自己的能力和条件,鼓励病人积极配合治疗及护理,为达到自我实现而努力。

## 三、沟通理论

### (一)沟通概念

#### 1. 沟通

沟通分为人际沟通和大众传播两个领域。大众传播是通过新闻媒介对信息进行大量的复制和大规模的传递。而人际沟通是指人际的信息交流和传递过程,包括人与人面对面的和非面对面的两种信息交流活动,旨在传达思想、交换意见、表达感情和需要等。人际沟通简称沟通或交流。人际沟通是人类特定的社会现象,是世界万物相互作用的高级形式。本书中所指的沟通是人际沟通。

#### 2. 有效沟通

有效沟通是指接收者所收到的信息与发出者所表达的信息相符。沟通的结果不但能使双方相互影响,还能建立起一定的关系。促进有效沟通的因素包括:护士自身的素质、舒适且有助于沟通的环境、适当的沟通技巧。护士在工作中,保持真诚、中立、同情和同感的态度、敏锐的观察力、反应能力和问题解决能力等是促进有效沟通的重要基础。

#### 3. 治疗性沟通

治疗性沟通是将一般性沟通原则在医疗护理实践中的具体应用,其信息发出者和接收者是医务人员与服务对象,沟通的内容是属于医疗护理范畴内与健康有关的专业性内容。因此,将一切围绕服务对象的健康问题、具有服务精神的、和谐的、有目的的和有治疗作用的沟通行为称为治疗性沟通。其特点是强调以服务对象为中心，体现诚实、关怀、理解、同情和移情。

### （二）沟通过程的基本要素

沟通是一个动态的和多维的复杂过程，由以下六个基本要素组成：

### 1. 信息背景

信息背景是指沟通发生的场所或环境。包括物理的场所、环境，沟通的时间和每个沟通参与者的个人特征。

### 2. 信息的发出者

信息发出者是指发出信息的人，也称为信息源。信息发出者在发出信息前需要先确定信息的含义，然后通过对信息的编码过程以使发出的信息完整而准确。

### 3. 信息

信息是指信息发出者希望传达的思想、感情、意见和观点等。信息包括语言和非语言行为以及这些行为所传递的所有内容。同样的信息内容，可能会因不同个体的沟通风格而传递完全不同的信息。同一个体向两个人发送同样的信息，每个人对信息有可能产生不同的理解。护士可以通过清楚、直接的表达，以及使用信息接收者熟悉的方式向服务对象发送有效的信息。

### 4. 信息传递途径

信息传递途径是指信息由一个人传递到另一个人所通过的渠道，如视觉、听觉、触觉、嗅觉、味觉等。沟通的途径要适合于传递的信息，通常信息发出者在传递信息时所使用的传递途径越多，人们越容易清楚地理解信息的内容。

### 5. 信息的接收者

信息的接收者是接收信息的人。如果要实现有效的信息接收，信息接收者必须主动观察，并参与信息传递的过程。接收者由于其教育程度、抽象思维能力、价值观念、生活背景的影响，对信息可能有不同的理解及诠释。在人际沟通过程中，由于沟通具有双向互动性，因此，信息发出者和信息接收者的角色是不断互换的，甚至发送和接收信息可以同时进行。

### 6. 信息的反馈

信息的反馈是信息接收者返回给信息发出者的信息，即信息接收者对信息发出者的反应。为了保证沟通效果，信息发出者应注意寻找信息接收者各种语言和非语言的反馈，以确认自己发出的信息是否被准确地接收。只有当信息发出者所发出的信息和信息接收者所接收到的信息相同时，沟通才是最有效的。

### （三）沟通的形式

#### 1. 语言性沟通

使用语言和文字进行的沟通称为语言性沟通。自从人类语言产生后，语言性沟通就成了人类社会交往中不可缺少的组成部分。沟通中约 35% 属于语言性沟通。医疗机构中的语言交流分为互通信息性交谈和治疗性交谈两种。

（1）互通信息性交谈

互通信息性交谈的目的是获取或提供信息，如患者入院时护士搜集患者健康信息及介绍医院环境、规章制度等过程，都属于此类交谈。

（2）治疗性交谈

治疗性交谈又分为指导性交谈和非指导性交谈。①指导性交谈：由医护人员为患者提出问题的实质，针对患者存在的问题，提出解决问题的方法，让患者执行，其特点是交谈进程较快，效率较高，但患者主动参与少。②非指导性交谈：是一种商讨性的交谈，在沟通中，医护人员和患者处于平等的地位，患者有较多的自主权参与决策，但比较费时。为了确保语言性沟通的有效性，护士应评估患者的受教育程度和对语言的理解能力，尽量使沟通双方使用相同的语言系统，避免使用患者不能理解的医学术语。

#### 2. 非语言性沟通

不使用词语的信息交换称为非语言性沟通。非语言性沟通是通过面部表情、目光接触、姿态、手势、触摸、类语言等非语言形式进行信息交流，它常常伴随着语言性沟通而发生。非语言性沟通约占沟通形式的 65%。非语言信息是一种不是很清楚的信息，但它往往比语言性信息更真实，因为它更趋向于自发，且难以掩饰。同样一句话可能会由于非语言性行为的不同而有不同的含意和效果，有人认为非语言沟通的重要性甚至超过语言性沟通。护士应注重自身非语言性行为的影响，同时要善于观察患者的非语言信息，提高护患双方的沟通效率。非语言性沟通主要的形式有体态语言、空间效应、类语言等。

### （四）专业性沟通的要素

#### 1. 了解和把握语言环境

这是成功交流的关键环节。语言环境的构成，一是主观因素，它包括使用语言者的身份、思想、职业修养、性格、心情、处境；二是受语言的时间、场合、对象等客观因素的制约。了解这些主、客观因素，是成功交流的基本要素。

#### 2. 了解护士角色在交流中的地位和作用

护士要在与患者的交流中履行"保护生命，减轻痛苦，增进健康"的社会责任。为此，护士在护患交流中处于主动地位，应起主导作用，才能通过交流创造出相应的护理社会价值。

### 3. 了解交流对象

护患交流效应受患者身份、文化、职业、思想、性格、心情、处境等因素的影响。护士应根据患者知识水平、理解能力、性格特征、心情处境，以及不同时间、场合的具体情况，选择患者易于接受的语言形式和内容进行沟通交流。

### 4. 善于综合运用语言和非语言交流技巧

俗话说，"良言一句三冬暖，恶语伤人六月寒"，这句话充分说明了语言艺术的魅力和作用。如将高雅脱俗的言谈，诚挚温馨的笑容，亲切谦逊的态度，庄重稳健的举止互相结合，构成护理语言、非语言交流系统，就不仅是对患者进行心理护理的重要方法，而且是护理艺术和护理道德的本质体现。

### （五）沟通与护理程序

### 1. 评估阶段

评估阶段也称为资料收集阶段。此阶段沟通交谈的目的是收集患者的资料，因而护患双方的沟通应尽量围绕这个主题。护士初次与患者接触，如何快速而完整地收集信息既是工作效率的体现，也是护士在患者心中树立形象的第一步。护士一定要重视"首因效应"，建立良好的第一印象。仪表端庄、态度热情、眼神专注、谈吐温和等良好的第一印象，可大大缩短建立信任关系的时间，对以后的护理工作将产生事半功倍的作用。

### 2. 诊断

此阶段准确而实用的护理诊断是解决护理问题的关键。护理人员应用自身的技术和经验与患者及其家属、其他相关工作人员共同商讨患者存在的问题。由于知识、经验以及所处的角度不同，此阶段易发生问题争议。护理人员认为最须解决的问题可能并不是患者认为最重要的，而患者心目中的最大难题在护士从专业角度看来可能是无关紧要的。在不影响治疗效果的前提下，护理人员应优先解决患者认为最需要解决的问题。

### 3. 计划阶段

问题确定之后，护理人员凭经验对如何解决问题通常按常规确定自己的思路和模式。但每个患者的年龄、职业、文化程度、社会角色等存在差异，护士在制订护理计划时应考虑周到，并先征求患者及其家属和其他医护人员的意见。然后将具体方案列入计划，并随时根据患者的实际情况进行评价和修订。

### 4. 实施阶段

沟通在护理程序的实施阶段更是非常重要。在对患者实施疾病护理和心理护理时应随时与患者进行沟通交流，鼓励患者积极参与护理工作，使患者密切配合，逐步形成良好的护患关系。当患者不配合时，护士应以积极主动的态度及时解决出现的问题，及时纠正不足之处，对患者的意见及时做出解释，努力建立和谐的护患关系。

### 5. 评价阶段

护理人员可以通过和患者的沟通交流、病情观察，以及客观指标的变化来评价计划与实施是否到位。对于没有达到预期护理目标的患者，护理人员更应主动沟通解释，及时发现和调整护患关系中出现的问题，防止出现不良后果。

# 第二节　评判性思维和护理决策

## 一、评判性思维

### （一）评判性思维的定义

评判性思维是指个体在复杂的情景中，能灵活地运用已有的知识及经验，对问题及其解决方法进行选择，识别假设，在反思的基础上进行分析、推理，做出合理判断和正确取舍的高级思维方式。评判性思维是一种逻辑思维方法，人们通过这种思维活动产生想法并加以判断。它由高层次的认识活动过程组成，这个过程包括解决问题、做出决策和进行创造性思考。在护理实践中，运用评判性思维的方法是整体护理实践的需要，护士凭借以往的护理知识和经验发现病人的问题，并独立思考、分析推理，从各种解决问题的方案中选择最佳方案，从而促进问题的解决。

### （二）评判性思维能力的类型

### 1. 一般评判性思维

一般评判性思维包括运用科学的方法、解决问题和决策。运用科学的方法包括探究问题、制订解决方案、验证方案和得出结论。它是一个由经验事实的观察到对事实的理性解释的过程，是通过一系列事实来证实真理的方法。解决问题是用于解决事物应有现象与实际现象之间差距的过程。护士在解决问题的过程中，要获得能阐明问题实质的信息，并提出可能的解决方案，然后仔细地评估这些解决方案，再选择最佳的方案予以实施，在实施过程中，还要不断地监督具体的实施情况以确保一直有效。决策是指一个人面对问题或情境，对行为过程做出选择。决策是评判性思维的最后步骤，导致问题的确定。

一般评判性思维不是护理特有的,它广泛应用于其他学科和其他情境。

### 2. 临床评判性思维

临床评判性思维主要包括诊断推理和推论以及临床决策。①诊断推理和推论:推理是护士根据所获得的患者在特定的临床情境下的资料,确定患者健康状况的过程。患者的临床症状、主诉资料,以及护士遇到他们时的情况都不会自动地形成一幅清晰的患者需求图像呈现在护士面前,采取什么行动来满足这些需要也同样不会自动地显示出来。诊断推理可使护士明确患者行为、体征和症状的意义。诊断推理的过程包括在资料收集过程中或之后的一系列临床判断,并形成非正式的判断或正式的诊断。护士必须密切地监测患者病情,并把所观察到的症状和体征与诊断标准进行比较后,对患者的病情发展做出正确的临床推论和判断。当患者出现某些症状时,除了要考虑其医疗诊断外,护士还要考虑所有可能影响患者的因素,以此来推断患者的病情是好转还是恶化。②临床决策:护士在处理临床问题时必须做出令双方都满意的决策。临床决策思维过程要有理性的推理,以便根据患者的情况和问题的优先性选择最佳的方案,始终尽全力促进或保持患者的健康。

### 3. 护理评判性思维

即护理程序的思维过程。护理程序为护士提供了一种在临床决策中进行评判性思维的方法,也给护士提供了一种思考患者的临床问题并得出结论的通用的语言和思维模式。护士运用评判性思维,采用护理程序的工作方法收集患者资料,评判性地检视和分析资料,确定患者对健康问题的反应,计划预期目标,采取适当的护理行动,然后评价护理行动是否有效。

### (三)护理评判性思维的层次

护理评判性思维的发展从低到高有三个层次:基础层次、复杂层次和尽职层次。

### 1. 基础层次

处于护理评判性思维发展的基础层次的护理人员相信专家对每个问题都有正确答案。此时的思维是建立在一系列规则和原则基础上的具体思维。基础层次的评判性思维者相信复杂问题的答案非正即误,而且每个问题通常都会有一个正确答案。这是推理能力发展的早期阶段,显示个体缺乏足够的评判性思维经验。处于这个发展层次的护理人员,应通过接受专家们的不同观点和价值观来学习和提高评判性思维能力,促进评判性思维能力向更高层次发展。

## 2. 复杂层次

处于护理评判性思维发展的复杂层次的护士开始走出权威，独立地分析和检验选择方案。处于此层次的护士对问题会做出"看情况而定"的回答。此时，个体的思维能力和主动性都发生了改变。护士已经认识到问题总存在各种解决方法，每种方法都可能各有利弊，而且方法之间有可能相互冲突，因此，在做出最终决策前必须仔细权衡。在这个思维层次上，护士的思维会变得越来越有创造性，如在面临复杂的情况时，他们善于冲破标准规程和政策的束缚进行思考，由此学会用不同的方法来解决同一问题。

## 3. 尽职层次

达到护理评判性思维尽职层次的护士期望在没有他人帮助时做出决策，并对此承担责任。他们并不仅仅要对问题引出的各种复杂的备择方案进行思考，还要根据备择方案的可行性来选择行为并实施。他们也可能按照自己的经验和知识选择延迟行动或不采取行动。由于要对自己的决策负责，因此，必须注意决策的可能结果，并确定是否适当，其根本标准应是维护患者利益，并符合护理专业理念。

### （四）护理评判性思维的构成

护理评判性思维的构成要素包括专业知识基础、护理经验、思维技能、态度倾向。

## 1. 专业知识基础

专业知识基础是护理评判性思维的第一个构成要素，根据护士的教育准备水平不同而有所不同。专业知识基础包括来自基础医学、社会人文科学和护理学的知识和理论。护士在护理实践中思考患者的健康问题时，知识基础越广泛，就越能用更整体的观点去看待患者及其健康保健的需要。同时，对护理问题的评判性思维能力也受到知识深度和广度的影响。

## 2. 护理经验

护理评判性思维的第二个构成要素是护理的经验。护士只有在具备护理患者的实践经验的基础上，才能发展其临床实践中的评判性思维能力。临床经验是检验护理知识的"实验室"。护士在临床实践中，通过与患者交流，观察和分析患者病情，并根据既往的经验进行积极的反思，从而形成新的经验。丰富的临床经验是发展专业临床决策技能所必需的，这是构建新知识和产生创新性思维的基石。

## 3. 思维技能

思维技能是评判性思维的核心。无论评判性思维的内涵有多广，其根本还是一种思维过程，护理评判性思维技能包括评判性分析、演绎推理、归纳推理等。

### 4.态度倾向

态度倾向是评判性思维的第四个构成要素，是在护理实践中进行评判性思维的动力。某些特定的态度倾向对评判性思维至关重要。目前普遍认为，发展以下态度倾向对评判性思维的形成很重要：自信、独立思考、公正、诚实、责任心、好奇心、冒险和勇气、创造性、执着、谦虚。一个护理人员想成为评判性思维者就必须去实践或体现这些态度。

## 二、护理临床决策

### （一）护理临床决策的定义

护理决策是一个由护士结合理论知识和实践经验对患者的护理做出判断的复杂过程。这些判断是指通过护士和患者的互动而做出的，是关于患者病情的观察、对所观察到的资料及意义来源的评估，以及应采取什么护理行为的判断。

### （二）护理决策的分类

护理决策通常划分为护理伦理决策、护理临床决策和护理管理决策。对护理决策的分类并不是绝对的，护士在临床上面临的各种各样的决策之间是互相交叉的，可能在做出临床决策的同时还要做出相应的伦理决策。

### （三）护理临床决策程序的步骤

### 1.确定问题

问题是指事物实际现象和应有现象之间的差距，确定问题是进行合理决策的前提。

### 2.陈述目标

确定目标是科学决策的重要环节之一，没有目标的决策是盲目的决策。决策目标既体现决策行动的预期结果，又是选择行动方案的依据。

### 3.寻求备择方案并做出决断

这是决策的核心环节，包括寻求备择方案、评估备择方案、做出选择。

### 4.实施方案

决策活动的最终目的是要付诸实施,而所做决策是否科学,也有待在实施过程中检验。

### 5.评价和反馈

在做出决策的过程中，尤其是实施决策后，决策者要有意识地对决策效果进行适时的评估，反思、总结决策中的得失和经验教训，评价决策的效果，及时地反思、评价、总结和反馈有利于护理临床决策能力的提高。

护士不但要根据上述程序对个体患者做出决策，而且也要对群体患者做出决策。群体患者的决策程序包括：①确定每个患者的问题；②比较患者，根据基本需要、患者病情变化和稳定的程度以及问题的复杂性，确定哪个问题是最紧急的；③预测解决首要问题所需要的时间；④确定怎样联合行动，在同一时间解决一个以上的问题；⑤考虑怎样使患者成为决策者并参与护理。

### （四）影响护理临床决策的因素

#### 1. 个体因素决策

主体的价值观、生活经验、知识基础、喜好和风险倾向、思维方式、情感智力，以及某些个性特征都会影响临床决策。

（1）价值观

个体决策是由价值体系决定的。决策过程中备择方案的产生和最终方案的选定都会受到个体价值体系的限制，价值观还对决策问题的确定造成影响。因此，在临床实践中，不管护士有怎样的好恶、成见和偏见，都必须控制这些因素，否则就很难进行评判性思考和做出客观的决策。

（2）既往经验

每次决策都会受到既往经验的影响，包括所接受的教育和先前的决策经验。个体的决策经验越丰富、个人背景越宽广，就能提出越多的备择方案。每次人们观察到的新行为，看到的新选择，都可能为将来的决策方案多提供一个选择。但是，既往经验在某些情况下也会成为阻碍因素。

（3）知识基础

对护理问题的评判性思维和临床决策能力还受到知识深度和广度的影响。基础医学、社会人文科学和护理学的知识是护士做出合理的临床决策所必需的。护士知识面越广，做出有效临床决策的基础就越坚实。

（4）个人喜好和风险倾向

在决策中，决策者会喜欢某一方案却不喜欢别的方案。决策者会因为某个方案比其他方案的风险高，而选择对他个人而言代价最小的方案。决策中涉及个人的风险和代价包括物质的风险、经济的风险、情感的风险，以及时间、精力的付出等。但是，在护理实践中，尽管个人的喜好和风险倾向会潜移默化地影响决策，但护士不能根据自己的喜好和风险倾向进行临床决策。

（5）思维方式

对信息和备择方案进行评估并做出最终决策，这是一种思维技能。毫无疑问，每个人的思维是不同的，有的人思维方式以分析为主，称为分析性思维；有的人则根据直觉进行思维，则称为直觉性思维。尽管很少有人是纯粹的单一思维者，但是，如果运用单一思维进行决策，而不同时运用分析性和直觉性思维来看问题和进行决策，通常就会影响决策的效果。

（6）情感智力因素

情感智力即运用积极的方式运作情感的能力，也是影响临床决策过程的因素之一。个人对某事物的情感会很大程度地影响他的思维，尽管个体常常并没有意识到这种强烈感情的存在。认识到感情对思维的影响可帮助护士做出更好的决策。

（7）个性特征

许多个性特征如自信、独立、公正等都会影响临床决策过程。

## 2. 环境因素

由于临床决策是在临床情境中做出的，围绕临床决策任务的许多环境因素会对决策的过程和效果造成影响。这些环境因素可分为两类：物理环境因素和社会环境因素。物理环境因素包括病房设置环境、气候等，社会环境因素包括机构政策、护理专业规范、人际关系、可利用资源、任职水平，以及他人的情绪状态等。

## 3. 情境因素

在不同的临床情境中进行临床决策时，一些情境因素可能影响临床决策的过程。

（1）焦虑、应激和疲乏

大部分情况下，这些因素会减弱人的思维能力并阻碍决策过程。但是低水平的焦虑可刺激人们更好地准备决策。

（2）自主、理性和自愿

在具体临床情境中决策时要满足三个条件：自主、理性和自愿。自主是指个体能够自主决策，没有来自他人的压力；理性是指决策者要在深思熟虑的基础上做出合理的、符合实际需要的、最好或最理想的决策；自愿是指决策者自愿进行决策。

（3）相关信息

对具体情境越了解，就越能做出更好的决策。

（4）决策风险性

一般来说，在临床决策时，了解潜在的风险性可使护士更仔细地思考，以确保在采取措施前做出谨慎的决策。但有时意识到风险也会提高护士的焦虑水平，从而影响其评判性思维和临床决策能力。

（5）时间限制

在临床上，高频度的决策要求护士能够快速地进行决策。时间限制既可成为促进因素，也可成为阻碍因素。可行的时间限制就是动力因素，但是，如果时间限制太紧，人们就会匆忙做出尚不满意的决策。护士，尤其是在急诊工作的护士，须培养快速决策的能力。

（6）决策任务的复杂性

这是影响决策的一个综合性因素，普遍认为决策特征的复杂性会对决策过程产生影响。

# 第三节　护理程序与整体护理

## 一、护理程序概述

### （一）定义和组成

护理程序是护士在为护理服务对象提供护理照顾时所运用的工作程序，是一种系统地解决问题的方法，是在临床护理工作中，通过一系列有目的、有计划、有步骤的行动，对护理对象的生理、心理、社会文化、发展及精神等多个层面进行护理，使其达到最佳的健康状态。护理程序包括五个步骤：评估、诊断、计划、实施和评价。

### （二）护理程序的特征

#### 1. 整体性

护士在运用护理程序时需要充分体现护理对象的个体特性，根据护理对象生理、心理和社会等方面的需要计划护理活动。所做的一切均在于解决护理对象的健康问题、满足个体需要，由于同样的问题可能是由不同原因引起，同样的问题可针对护理对象不同需要而采取不同措施，充分体现了以人为中心的整体护理，而不单纯只是针对疾病和症状的护理。

#### 2. 系统性

护理程序是系统理论在护理学科中的应用。护理程序将护理活动中各个要求以有机的方式组合在一起，使每个要素都在系统中发挥最好的功能状态，并协调一致共同实现护理活动的目标。在护理程序的指导下，每项护理任务都是预先安排的系列活动中的一部分，每个护理活动都受先前护理活动结果的影响，并影响到其后的护理活动。

### 3. 动态性

护理程序并不是只将五个步骤执行一次就可以完结，而是需要随着病人反应的变化，不断地、重复地运用护理程序组织护理工作，甚至在某些护理情境中，这五个步骤几乎同时开展。在任何时候，护理对象的新资料都可能导致护理计划改变和护理活动方向的调整。

### 4. 互动性

护士在运用护理程序的过程中，需要随时与病人、家属、医生和其他医务人员进行交流与协作，在制订和实施计划时取得病人的理解，使病人从被动接受护理转变为主动参与配合护理。在参与过程中使病人的健康意识和自我照顾能力得到增强，并且帮助护士探知自身的力量和局限性，取得自我和专业的发展。

### 5. 目标指向性

护理程序的运行过程中，护士制定了与护理对象健康状况相关的特定目标，并选取与之相适应的护理方法。一旦这些被写入护理计划，每一位护士都能清楚地知道如何来执行计划。护理对象将获益于护理工作的连续性，而每位护士的护理工作都可以帮助护理对象达到其目标。

### 6. 普遍适用性

护理程序是一种护理工作的方法，可以在任何护理情境下使用。无论护理对象是个人、家庭还是社区，无论护理场所是医院还是其他健康服务机构，都可以灵活运用护理程序。护理程序独立于医疗程序，却又平行于医疗程序。医疗程序关注的是治疗疾病的过程，而护理程序是直接指向护理对象对健康问题的反应，因此，评判性思维和科学决策贯穿于护理程序的全过程。事实上，护理程序只是科学思维方式的一种简单变化，它帮助护士组织护理实践，并使之系统化和概念化。护士必须应用评判性思维进行判断、推理并采取措施，这样才能成功地应用护理程序。

## 二、护理评估

### （一）资料的类型

### 1. 主观资料

主观资料指护理对象对其健康状况感受的描述，即护理对象的主诉。

## 2. 客观资料

客观资料是护理人员通过观察、体格检查或借助医疗仪器和实验室检查所获得的资料。

### （二）资料的来源

#### 1. 第一来源

护理对象是第一资料来源，是收集资料的主要来源。

#### 2. 第二来源

第二来源包括护理对象的家庭成员或与护理对象关系密切的人员，其他健康保健人员，如各级医生、理疗师、营养师及其他护士，病历、各种检查报告及文献资料等。

### （三）资料的收集

收集的资料不仅涉及护理对象身体状况，还应包括心理、社会、文化、经济等方面的内容。

#### 1. 一般资料

一般资料包括姓名、性别、出生年月、民族、职业、文化程度、住址、婚姻及个人爱好等，以及本次住院的主要原因与要求、入院方式及医疗诊断。

#### 2. 现在健康状况

现在健康状况包括此次发病情况，目前主要不适及当前的饮食、营养、睡眠、排泄、自理、活动等日常生活形态。

#### 3. 既往健康状况

既往健康状况包括既往病史、传染病史、住院史、手术史、药物过敏史以及家族史。女性护理对象还要了解月经史和婚育史。

#### 4. 生活状况及自理程度

如饮食、睡眠或休息、排泄、活动和清洁卫生、个人习惯和爱好等。

#### 5. 护理体检

护理体检主要项目包括身高、体重、生命体征、意识、瞳孔、皮肤、口腔黏膜、四肢活动度、营养状况，以及心、肺、肝、肾的主要阳性体征等。

#### 6. 实验室及其他检查结果

查看护理对象的最近各种检查的报告、实验室检查的数据，了解护理对象病情变化的第一手资料。

### 7. 心理社会状况

有无恐惧、紧张心理，对疾病有无认识，对治疗有无信心，对护理有何要求，希望达到的健康状态，以及影响护理对象的其他心理因素，如家庭关系、经济状况、工作环境、社会支持系统状况、目前享受的医疗保险待遇等。

### （四）收集资料的方法

### 1. 观察

观察是护士运用自己的感官获取信息资料，并对信息资料的价值做出判断的过程。观察通常是指看，但全面的观察要用到视、触、嗅、听等所有感觉器官。通过观察，护士可以获得护理对象的生理、心理、社会、精神、文化等各方面的资料。观察能力的高低与护士的理论知识、临床经验和交往能力密切相关，护士只有在实践中有意识地不断培养和锻炼自己这些能力，才能发展和提高观察能力。

### 2. 交谈

交谈是指通过与护理对象及其家属交谈，了解病人的健康情况。护理评估中的交谈是有计划的、有目的的交谈。其主要目的是：①通过交谈能够有效地收集与护理对象健康相关的信息；②通过交谈有助于建立和发展良好的护患关系；③通过交谈可以使护理对象获得有关病情、检查、治疗、康复的信息，以及心理支持和社会支持系统的资料，对其进行有针对性的健康教育和心理咨询。

交谈可分为正式和非正式两种：①正式交谈是指事先通知护理对象，有计划地进行的交谈，常用来收集或发出信息；②非正式交谈是指护士在日常工作中与护理对象进行的随意而自然的交谈，常使护理对象及家属感到亲切、放松，从而愿意说出内心的真实想法和感受，有利于了解与护理对象疾病相关的一些隐性的资料，常用来评价和解决问题。交谈可分为开始、进行和结束三个阶段：①开始阶段的主要目的是与护理对象建立友好、信任的关系，并告诉护理对象此次交谈的目的、所需要的时间等；②进行阶段的目的是利用有限的时间收集评估的资料，护士常通过开放式的问题按护理评估表中的内容或交谈提纲依次收集资料；③结束阶段应为今后的交谈打下良好的基础，顺利、愉快地结束交谈可以培养良好的护患关系。交谈时应注意下列事项：①灵活运用沟通技巧，做到吐字清晰、语速适当、语义明确、语言通俗易懂，注意倾听，适时反馈，控制好谈话内容；②合理确定交谈时间和地点，注意护理对象的身体状况，保护其隐私；③注意调整交谈时护理对象的体位及其与护士的距离，使其感到舒适。

### 3. 身体评估

身体评估是指护理对象系统地运用视、触、叩、听、嗅等体格检查手段和技术对护理对象的生命体征及各个系统进行的检查而收集资料的方法。护士对护理对象进行身体评估的目的是收集与确定护理诊断、制订护理计划等有关护理对象的身体状况方面的资料，因此，护理体检与医生所做的体格检查是有区别的，护士所做的身体评估应以护理为重点。

### 4. 查阅

查阅包括查阅护理对象的医疗病历、护理记录、实验室及其他检查结果等。

### （五）资料的组织整理

收集所得的资料涉及各个方面，为便于护士能清楚地、迅速地从中发现护理对象的健康问题，需要采用适当方法对其进行分类、整理。

复查审核：对一些不清楚或有疑点的资料须重新调查、确认，补充新资料，以保证所收集到的资料是真实、准确的。要核实的内容是护理对象说的与护士观察到的不一致的资料，或者是缺乏客观资料支持的一类资料。护士可一边收集资料一边核实，也可收集完资料后再核实。

筛选：将所收集的全部资料加以选择，剔除对患者健康无意义或无关联的部分，便于将注意力集中于待解决的问题。

分析：分析资料的目的是发现健康问题，做出护理诊断。因此，护士应掌握常用的正常值，将所收集到的资料与正常值进行比较，并在此基础上进行综合分析，以发现异常情况。

### （六）资料的记录

将收集到的资料及时准确地记录下来，在记录中应注意以下问题：

第一，记录必须反映实际情况，所记录的资料不要带有自己的主观判断和结论，应客观地记录护理对象的诉说和表现。

第二，客观资料的描述应使用专业术语。

第三，记录内容应全面、简洁，文字清晰，避免错别字。

第四，记录格式。目前，资料的记录格式并不统一，可以根据各病区的特点及所采用的资料分类方法自行设计。资料的记录格式应符合以下要求：①反映不同专科疾病的特点；②能够全面、及时和准确地反映护理对象的情况；③简洁清楚，方便护士记录等。

总之，护理评估是指有组织、有系统地收集资料并对资料的价值进行判断的过程。护理评估是护理程序非常重要的第一步，评估时收集的资料是否全面、正确，将直接影响到护理诊断和护理计划的准确性。对于住院患者，最初的评估发生在护士与患者的第一次见面时。除入院时的全面评估之外，护士与患者的每一次接触都是评估的机会。因此，护理评估是一个动态的、连续不断的过程，它贯穿于整个护理工作中，是确立护理诊断和提供有效护理措施的基础，同时，又是评价护理效果的参考。

### 三、护理诊断

#### （一）护理诊断的定义

护理诊断是关于个人、家庭、社区对现存的、潜在的健康问题或生命过程的反应的一种临床判断，是护士为达到预期结果选择护理措施的基础，这些预期结果应由护士负责。

#### （二）NANDA护理诊断的组成部分

NANDA的每个护理诊断基本都是由名称、定义、诊断依据和相关因素四部分组成。

#### 1. 名称

名称是对护理对象的健康问题或疾病产生反应的概括性描述。一般用改变、减少、缺乏、缺陷、不足、过多、增加、功能障碍、受伤、损伤、无效或低效等特定的用语来描述健康问题，但不能说明变化的程度。

#### 2. 定义

定义是对护理诊断名称内涵的一种清晰、正确的描述和解释，并以此与其他诊断做鉴别。

#### 3. 诊断依据

诊断依据是做出诊断时的临床判断标准，即病人被诊断时必须具备的症状、体征以及有关病史，分为主要依据和次要依据。主要依据指80%～100%的病人在确定此诊断时所存在的症状、体征或有关病史；次要依据是50%～70%的病人在确定此诊断时所存在的症状、体征和实验结果。

#### 4. 相关因素

相关因素是指影响个体健康状况，导致健康问题的直接因素、促发因素或危险因素。常见因素包括：生理病理方面的因素、治疗方面的因素、情境方面的因素和年龄方面的因素。

#### （四）护理诊断的类型

护理诊断的类型一般包括四种：现存的、潜在的、可能性的、医护合作性的。

#### 1. 现存的护理诊断

现存的护理诊断是指护理对象目前已经存在的健康问题或症状体征的反应，应采取能够尽快消除或减轻病人感受及反应的护理措施。

### 2. 潜在的护理诊断

潜在的护理诊断是指护理对象目前尚未发生的问题，但存在发生的危险因素，应采取减少或解除危险因素的措施，预防问题的发生，以预防措施为主。

### 3. 可能性护理诊断

可能性护理诊断是指护理对象的问题是否发生目前尚不能肯定，应严密观察，进一步收集资料证实问题存在或排除问题。

### 4. 医护合作性问题

医护合作性问题是指医生、护士共同合作才能解决的问题，多指由于脏器的病理生理改变所致的潜在并发症。应采取预防、观察等方面的措施，预防问题的发生。

### （五）护理诊断的陈述

### 1. 定义

护理诊断的陈述是指描述个体的健康状态以及对助长状态的相关因素的说明。

### 2. 陈述方式

陈述方式有以下三种：

（1）三段式：PSE 方式

P（problem）问题、S（signs/symptoms）症状 / 体征、E（etiology）原因。在临床应用中 P 表示护理诊断，S 表示症状、体征，E 表示相关因素。三段式常用于现存的护理诊断。

（2）二段式：PE 方式

陈述时只列出 P、E 即可。常用于有危险的护理诊断或三段式护理诊断的简化。

（3）一段式：P 方式

因不存在相关因素，陈述时只将问题列出即可。常用于健康性的护理诊断。

### 四、实施

实施步骤中的具体步骤：

### （一）准备

准备工作包括重新评估患者、检查和修改护理计划、分析实施计划所需的护理知识与技术，决定工作中是否需要其他人员的帮助，准备护理对象和环境等。

## （二）执行

将计划内的护理措施进行分配、实施。在执行医嘱时，应将医疗和护理有机结合，保持护理与医疗活动的协调一致。解答护理对象及家属的咨询问题，进行健康教育，指导他们共同参与护理计划的实施活动。要充分调动患者及家属的积极性，与其他医务人员相互配合，熟练运用各种护理操作技术，同时，密切观察执行计划后患者的反应及效果，有无新问题的发生，继续收集资料，及时、准确地完成护理记录，不断补充和修正护理计划。

## （三）记录

护理记录是护理实施阶段的重要内容，做好护理记录可以保存重要资料，为下一步治疗护理提供可靠依据。因此，实施各项护理措施后，要及时、准确地记录护理活动的内容、时间及患者的反应等。

# 第二章　呼吸系统疾病护理

## 第一节　肺炎

肺炎是指终末气道、肺泡和肺间质等在内的肺实质的炎症。常见症状为咳嗽、咳痰或原有呼吸道症状加重，并出现脓性痰或血痰，伴或不伴胸痛。大多数患者有发热，早期肺部体征无明显异常，重症者可有呼吸困难、呼吸窘迫。可由病原微生物、理化因素、免疫损伤、过敏及药物所致，其中，以感染因素最多见，是呼吸系统多发病、常见病。肺炎可以是原发病，也可以是其他疾病的并发症。老年人、儿童、伴有基础疾病或免疫功能低下者，如COPD、心力衰竭、肿瘤、应用免疫抑制剂、器官移植、久病体衰、糖尿病、尿毒症、艾滋病等并发肺炎时病死率高。

### 一、分类及特点

#### （一）按病因分类

**1. 细菌性肺炎**

此病最为常见，致病菌包括：①需氧革兰阳性球菌，如肺炎链球菌、金黄色葡萄球菌、甲型溶血性链球菌等；②需氧革兰阴性杆菌，如肺炎克雷白杆菌、流感嗜血杆菌、铜绿假单胞菌等；③厌氧杆菌，如梭形杆菌、棒状杆菌等。

**2. 病毒性肺炎**

如冠状病毒、腺病毒、呼吸道合胞病毒、流感病毒、麻疹病毒、巨细胞病毒等。

**3. 非典型病原体所致肺炎**

如支原体、衣原体、军团菌等。

### 4.真菌性肺炎

如白色念珠菌、曲霉菌、放线菌等。

### 5.其他病原体所致肺炎

如立克次体（如Q热立克次体）、弓形虫、寄生虫（如肺包虫、肺吸虫、肺血吸虫）、原虫等。

### 6.理化因素所致的肺炎

如放射性损伤引起的放射性肺炎，胃酸吸入引起的化学性肺炎，吸入刺激性气体、液体等化学物质引起的化学性肺炎，等等。

### （二）按解剖学分类

### 1.大叶性（肺泡性）肺炎

病原体先在肺泡引起炎症，经肺泡间孔向其他肺泡扩散，致使部分肺段或整个肺段、肺叶发生炎症改变。典型者表现为肺实质炎症，通常不累及支气管，致病菌以肺炎链球菌最为常见。X线胸片显示肺叶或肺段的实质阴影。

### 2.小叶性（支气管性）肺炎

病变起于支气管或细支气管，继而累及终末细支气管和肺泡。支气管腔内有分泌物，故常可闻及湿啰音，无实变的体征。病原体有肺炎链球菌、葡萄球菌、病毒、肺炎支原体等。X线显示沿肺纹理分布的不规则斑片阴影，边缘密度浅而模糊，无实变征象。

### 3.间质性肺炎

以肺间质炎症为主，累及支气管壁、支气管周围间质组织及肺泡壁。因病变仅在肺间质，故呼吸道症状较轻，异常体征较少。可由细菌、支原体、衣原体、病毒或肺泡子菌等引起。X线表现为一侧或双侧肺下部的不规则条索状阴影，从肺门向外伸展，可呈网状，其间可有小片肺不张阴影。

### （三）按患病环境和宿主状态分类

由于病因学分类在临床上应用及实施较为困难，而在不同环境中和不同宿主体内所发生的肺炎病原体分布及临床表现各有不同特点，目前，按肺炎的获得环境分成两类。

### 1.社区获得性肺炎（CAP）

CAP也称院外肺炎，是指在医院外罹患的感染性肺实质炎症。包括有明确潜伏期的病原体感染而在入院后平均潜伏期内发病的肺炎。肺炎链球菌是CAP最主要的病原体，流感嗜血杆菌和卡他莫拉菌也是 CAP 的重要病原体，特别是合并 COPD 基础病者。非典型病原体所占比例增加，与肺炎链球菌合并存在，尤其多见于肺炎衣原体。

### 2. 医院获得性肺炎（HAP）

HAP 也称医院内肺炎，是指病人在入院时既不存在也不处于潜伏期，而是在住院 48 h 后在医院内（包括老年护理院、康复院等）发生的肺炎，也包括在医院内发生感染而于出院后 48 h 内发生的肺炎。多发生在老年、体弱、慢性病或危重症患者，临床症状常不典型、治疗困难，预后差、死亡率高。常见病原体为革兰阴性杆菌，如铜绿假单胞菌、大肠杆菌、克雷白杆菌等。

## 二、发病机制

正常的呼吸道免疫防御机制（支气管内黏液—纤毛运载系统、肺泡巨噬细胞等细胞防御的完整性等）使气管隆凸以下的呼吸道保持无菌。是否发生肺炎取决于两个因素：病原体和宿主因素。

### （一）病原体的侵入

①吸入，即直接吸入或通过人工气道吸入空气中的致病菌；②误吸，包括上呼吸道定植菌及胃肠道的定植菌误吸（胃食管反流）；③血行播散；④邻近感染部位蔓延。

### （二）机体的防御功能降低

各种因素使宿主呼吸道局部和全身免疫防御系统损害，即可发生肺炎。这些因素通常称为肺炎的易患因素，包括吸烟、酗酒、年老体弱、长期卧床，长期使用糖皮质激素或免疫抑制剂，接受机械通气及胸腹部大手术的患者。

## 三、诊断要点

### （一）肺炎的诊断

根据症状和体征、胸部 X 线检查、血液和房原学等实验室检查来确定肺炎的诊断。

### （二）评估严重程度

评价肺炎病情的严重程度对于决定病人在门诊或入院治疗甚至 ICU 治疗中至关重要。肺炎的严重性取决于三个主要因素：局部炎症程度、肺部炎症的播散和全身炎症反应程度。重症肺炎目前还没有普遍认同的诊断标准，许多国家制定了重症肺炎的诊断标准，虽有所不同，但均注重肺部病变的范围、器官灌注和氧合状态。我国制定的重症肺炎标准为：①意识障碍；②呼吸频率高于 30 次 / 分钟；③ $PaO_2$ 低于 60 mmHg、$PaO_2/FiO_2$ 低于 300，须行机械通气治疗；④血压低于 90/60 mmHg；⑤胸片显示双侧或多肺叶受累，或入院 48h 内病变扩大不少于 50%；⑥少尿：尿量低于 20 ml/h，或低于 80 ml/4 h 或急性肾衰竭需要透析治疗。

### （三）确定病原体

痰标本做涂片镜检和细菌培养可帮助确定致病菌，必要时可同时做血液和胸腔积液细菌培养，以帮助确定病原菌。

## 四、治疗要点

抗感染治疗是肺炎治疗的最主要环节。一旦怀疑为肺炎应尽早给予首剂抗菌药物，病情稳定后可从静脉途径转为口服治疗。选用抗生素应遵循抗菌药物治疗原则，针对性用药。可根据本地区肺炎病原体的流行病学资料，按社区获得性肺炎或医院感染肺炎选择抗生素进行经验性治疗，再根据病情演变和病原学检查结果进行调整。肺炎抗菌药物治疗至少为 5 天，大多数患者需要 7 ～ 10 天或更长疗程。如体温正常 48 ～ 72 h，无肺炎任何一项临床不稳定征象可停用抗菌药物。肺炎临床稳定标准：① T 不高于 37.8 ℃；②心率不高于 100 次 / 分钟；③呼吸频率不高于 24 次 / 分钟；④血压：收缩压不低于 90 mmHg；⑤呼吸室内空气条件下动脉血氧饱和度不低于 90% 或 $PaO_2$ 不低于 60 mmHg；⑥能够经口进食；⑦精神状态正常。

抗菌药物治疗后 48 ～ 72 h 应对病情进行评价，治疗有效表现为体温下降、症状改善、血白细胞逐渐降低或恢复正常，而 X 线胸片病灶吸收较迟。

## 五、护理评估

### （一）病史

#### 1. 患病及治疗经过

询问本病的有关病因，如有无着凉、淋雨、劳累等诱因；有无上呼吸道感染史；有无 COPD、糖尿病等慢性病史；是否使用过抗生素、激素、免疫抑制剂等；是否吸烟，吸烟量多少。

#### 2. 目前病情与一般状况

日常活动与休息、饮食、排便是否规律，如是否有食欲减退、恶心、呕吐、腹泻等表现。

## （二）身体评估

### 1. 一般状态

意识是否清楚，有无烦躁、嗜睡、反复惊厥、表情淡漠等；有无急性病容，鼻翼扇动；有无生命体征异常，如血压下降、体温升高或下降等。

### 2. 皮肤、淋巴结

有无面颊绯红、口唇发绀、皮肤黏膜出血、浅表淋巴结肿大。

### 3. 胸部

有无三凹征；有无呼吸频率、节律异常；胸部压痛、有无叩诊实音或浊音；有无肺泡呼吸音减弱或消失、异常支气管呼吸音、干湿啰音、胸膜摩擦音等。

## （三）辅助检查

### 1. 血常规

有无白细胞计数升高、中性粒细胞核左移、淋巴细胞升高。

### 2.X 线检查

有无肺纹理增粗、炎性浸润影等。

### 3. 痰培养

有无细菌生长，药敏试验结果如何。

### 4. 血气分析

是否有 $PaO_2$ 减低和（或）$PaCO_2$ 升高。

## 六、主要护理诊断／问题

### （一）体温过高

与肺部感染有关。

### （二）清理呼吸道无效

与胸痛、气管、支气管分泌物增多、黏稠及疲乏有关。

### （三）气体交换受损

与肺实质炎症、呼吸面积减少有关。

### （四）疼痛

胸痛与肺部炎症累及壁层胸膜有关。

### （五）潜在并发症

感染性休克、呼吸衰竭、中毒性肠麻痹。

## 七、护理目标

①病人体温降至正常范围。

②有效咳嗽、咳爽后呼吸平稳，呼吸音清。

③发生休克时能被及时发现和得到处理，减轻其危害。

## 八、护理措施

### （一）体温过高

#### 1. 生活护理

发热病人应卧床休息，高热者绝对卧床休息；躁动、惊厥、抽搐者加床栏，必要时使用约束带，以防坠床。为病人提供安静、整洁、舒适的病房，室温 18 ～ 20 ℃，湿度 50% ～ 60%，保持室内空气新鲜，每天通风 2 次，每次 15 ～ 30 min。做好口腔护理，每天两次，鼓励病人经常漱口。

#### 2. 饮食护理

提供足够热量、蛋白质和维生素的流质饮食或半流质饮食，以补充高热引起的营养物质消耗，避免油腻、辛辣刺激性食物。轻症且能自行进食者无须静脉补液，鼓励病人多饮水，1 ～ 2 L/d；失水明显，尤其是食欲差或不能进食者可遵医嘱静脉补液，补充因发热而丢失较多的水和盐，加快毒素排泄和热量散发。心脏病或老年人应注意补液速度，避免过快导致急性肺水肿和心力衰竭。

#### 3. 对症护理

①高热：可采用酒精擦浴、温水擦浴、冰袋、冰帽等措施物理降温，以逐渐降温为宜，防止虚脱。寒战时注意保暖，适当增加被褥。病人出汗时，应及时补充水分，协助擦汗、更换衣服，避免受凉。有惊厥病史者要预防高热惊厥。慎用阿司匹林或其他解热药，以免大汗脱水和干扰热型的观察。

②咳嗽、咳痰。

③胸痛：可采取病侧卧位，病人胸痛剧烈难以忍受时可遵医嘱使用止痛药。

④发绀：有发绀、低氧血症者协助取半卧位或端坐位，并予以氧疗。

⑤口唇疱疹：可涂液状石蜡或抗病毒软膏，防止继发感染。

### 4.病情观察

①定时测血压、体温、脉搏和呼吸，观察热度及热型，注意咳嗽、咳痰及胸痛的变化。

②重症或老年病人密切观察神志、血压及尿量变化，早期发现休克征象。

③协助医生做好相关检查，并注意观察检查结果报告，如血常规、血气分析等的变化。

### 5.用药护理

遵医嘱使用抗生素，观察疗效和不良反应。应用头孢唑啉钠可出现发热、皮疹、胃肠道不适等不良反应，偶见白细胞减少和丙氨酸氨基转移酶增高，喹诺酮类药（氧氟沙星、环丙沙星）偶见皮疹、恶心等；氨基糖苷类抗生素有肾、耳毒性，老年人或肾功能减退者，应特别注意观察是否有耳鸣、头晕、唇舌发麻等不良反应的出现。

### （二）潜在并发症（感染性休克）

#### 1.病情监测

①生命体征：有无心率加快、脉搏细速、血压下降、脉压变小、体温不升或高热、呼吸困难等，必要时进行心电监护。

②精神和意识状态：有无精神萎靡、表情淡漠、烦躁不安、神志模糊等。昏迷者观察瞳孔大小、对光反射情况。

③皮肤、黏膜：有无发绀、肢端湿冷、体表静脉塌陷及皮肤花斑。

④出入量：有无尿量减少，疑有休克应留置导尿管，测量每小时尿量及尿比重。

⑤实验室检查：有无血气分析等指标的异常。

#### 2.实施抢救

①体位：病人取仰卧中凹位，抬高头胸 20°，抬高下肢 30°，有利于呼吸和静脉血回流。体温不升时注意保暖。避免不必要的搬动，上护栏，防止病人坠床。

②吸氧：高流量吸氧，必要时使用面罩吸氧，维持 $PaO_2$ 高于 60 mmHg。

③保持呼吸道通畅：呼吸困难时，配合医生做好气管插管、气管切开及呼吸机辅助呼吸。

④补充血容量：扩容是抗休克最关键的措施，应快速建立两条静脉通道，遵医嘱给予右旋糖酐或平衡液以维持有效血容量，降低血液黏稠度，防止弥散性血管内凝血。

⑤纠正酸中毒：有明显酸中毒者可应用 5% 碳酸氢钠静滴，因其配伍禁忌较多，宜

单独输入。

⑥血管活性药物：在补充血容量和纠正酸中毒后，末梢循环仍无改善时可遵医嘱输入多巴胺、间羟胺等血管活性药物，但应根据血压调整滴速，以维持收缩压在 90 ～ 100 mmHg 为宜，保证重要器官的血液供应，改善微循环。输注过程中要防止药液外渗，避免引起局部组织坏死和影响疗效。

⑦控制感染：联合使用抗菌药控制感染时，应注意按时输注药物，保证抗菌药的血药浓度。

⑧密切观察病情：随时监测病人一般情况、血压、尿量、血细胞比容等；监测中心静脉压，作为调整补液速度的指标，中心静脉压达到 10 cmH$_2$O 时输液应慎重，不宜过快，以免诱发急性心力衰竭。下列证据提示血容量已补足：口唇红润、肢端温暖、收缩压＞90 mHg，尿量低于 30 ml/h 以上。如血容量已补足，尿量低于 400 ml/d，比重低于 1.018，应怀疑急性肾衰竭，须及时报告医生。

## 九、护理评价

①病人体温恢复至正常，无胸痛不适，能进行有效咳嗽，痰容易咳出。

②发生休克时能被及时发现和得到处理，减轻其危害。

# 第二节　肺结核

肺结核是结核分枝杆菌引起的肺部慢性传染性疾病。结核分枝杆菌可侵及全身几乎所有器官，但以肺部最为常见，在 21 世纪仍然是严重危害人类健康的主要传染病。在我国，结核病是成年人十大死亡病因之一，属于重点控制的重大疾病之一。

## 一、发病机制

在结核病的发病机制中，细菌在细胞内的存在和长期存活引发的宿主免疫反应是影响发病、疾病过程和转归的决定性因素。

### （一）免疫力

人体对结核菌的免疫力，有非特异性免疫力（先天或自然免疫力）和特异性免疫力（后天获得性免疫力）两种。后者是通过接种卡介苗或感染结核菌后获得的免疫力，其免疫力强于自然免疫。T细胞介导的细胞免疫是宿主获得性结核免疫力的最主要免疫反应。它包括巨噬细胞吞噬结核菌以及处理与呈递抗原、T细胞对抗原的特异性识别与结合，然后增殖与分化，释放细胞因子及杀菌等步骤。免疫力对防止结核病的保护作用是相对的。机体免疫力强可防止发病或使病情轻微，而营养不良、婴幼儿、老年人、糖尿病、艾滋病及使用糖皮质激素、免疫抑制剂等使人体免疫功能低下时，容易受结核菌感染而发病，或使原已稳定的病灶重新活动。

### （二）迟发性变态反应

结核菌侵入人体后4～8周，身体组织对结核菌及其代谢产物所发生的敏感反应称为变态反应，为第IV型（退发型）变态反应，可通过结核菌素试验来测定。

### （三）初感染与再感染

将结核菌皮下注射到未感染的豚鼠，10～14日后注射局部红肿、溃烂，形成深的溃疡乃至局部淋巴结肿大，最后，豚鼠因结核菌播散到全身而死亡。结核菌素试验呈阴性反应。但对3～6周前受少量结核菌感染、结核菌素试验阳性的豚鼠注射同等量的结核菌，2～3日后局部出现红肿，形成表浅溃烂，继之较快愈合，无淋巴结肿大，无全身散播和死亡。此即Koch现象，解释了机体对结核菌初感染和再感染所表现的不同反应。前者为初次感染，机体无DTH和CMI。后者由于事先致敏，出现剧烈的局部反应，是DTH的表现，而病灶趋于局限化无散播，则是获得CMI的证据。

## 二、病理

结核病的基本病理变化：①炎性渗出为主的病变，表现为充血、水肿和白细胞浸润；②增生为主的病变，表现为结核结节形成，为结核病的特征性病变；③干酪样坏死，为病变恶化的表现，常发生在渗出或增生性病变的基础上，是一种彻底的组织凝固性坏死，可多年不变，既不吸收也不液化，若局部组织变态反应剧烈，干酪样坏死组织液化，经支气管壁排出即形成空洞，其内壁含有大量代谢活跃、生长旺盛的结核菌，成为支气管播散的来源。上述三种病理变化多同时存在，也可以某一种变化为主，且可相互转化。这主要取决于结核分枝杆菌的感染量、毒力大小以及机体的抵抗力和变态反应状态。

## 三、临床表现

轻症结核病人可无任何表现而仅在X线检查时发现。各型肺结核临床表现不尽相同，但有共同之处。

### （一）症状

#### 1. 全身症状

发热最常见，多为长期午后低热，即体温在下午或傍晚开始升高，翌晨降至正常，可伴有乏力、食欲减退、盗汗和体重减轻等，育龄女性可有月经失调或闭经。有的患者表现为体温不稳定，于轻微劳动后体温略见升高，休息半小时以上体温仍难平复。妇女于月经期前体温升高，月经期后体温仍不能迅速恢复正常。若病灶急剧进展播散时，可有高热，呈稽留热或弛张热。患者虽有持续发热但精神状态相对良好，有别于其他感染如败血症发热患者的极度衰弱或委顿。

#### 2. 呼吸系统症状

（1）咳嗽、咳痰

咳嗽、咳痰是肺结核最常见症状。浸润性病灶咳嗽较轻，干咳或少量白色黏液痰。有空洞形成时，痰量增多，若合并其他细菌感染，痰呈脓性；并发厌氧菌感染时有大量脓臭痰；合并支气管结核，则咳嗽剧烈，表现为刺激性呛咳，伴局限性哮鸣或喘鸣。

（2）咯血

1/3～1/2患者有不同程度咯血，多为小量咯血，少数为大咯血。咯血易引起结核播散，特别是中大量咯血时，病人往往出现咯血后持续高热。

（3）胸痛

病变累及壁层胸膜时胸壁有固定性针刺样痛，并随呼吸和咳嗽加重而患侧卧位减轻，为胸膜性胸痛。膈胸膜受累时，疼痛可放射至肩部或上腹部。

（4）呼吸困难

多见于干酪样肺炎和大量胸腔积液患者。

### （二）体征

体征取决于病变的性质范围，病变范围较小者多无异常体征；渗出性病变范围较大或干酪样坏死时可有肺实变体征，如触觉语颤增强、叩诊浊音、听诊闻及支气管呼吸音和细湿啰音。当有较大范围的纤维条索形成时，气管向患侧移位、患侧胸廓塌陷、叩诊浊音、听诊呼吸音减弱并可闻及湿啰音。结核性胸膜炎有胸腔积液体征。支气管结核可有局限性哮鸣音。

### （三）发病过程和临床类型

#### 1. 原发性肺结核

原发性肺结核指初次感染即发病的肺结核病，含原发复合征和支气管淋巴结结核。

多见于儿童，或边远山区、农村初进城市的未受感染的成年人。多有结核病密切接触史，结核菌素试验多呈强阳性。

首次入侵呼吸道的结核菌被肺泡巨噬细胞吞噬并在其内繁殖，达到一定数量后结核菌便从中释放出来并在肺泡内繁殖，这部分肺组织即可出现结核性炎症，称为原发病灶。原发病灶中的结核菌沿着肺内引流淋巴管到达肺门淋巴结，引起淋巴结肿大。原发病灶和肿大的气管、支气管、淋巴结合称为原发复合征，X线胸片表现为哑铃形阴影。若X线仅显示肺门或纵隔淋巴结肿大，则又称为支气管淋巴结结核。此时机体尚未形成特异性免疫力，病菌沿所属淋巴管到肺门淋巴结，进而入血，可形成早期菌血症。4～6周后免疫力形成，上述病变可迅速被控制，原发灶和肺门淋巴结炎症自行吸收消退或仅遗留钙化灶，播散到身体各脏器的病灶也逐渐愈合。大多数原发性肺结核症状多轻微而短暂，类似感冒，如低热、轻咳、食欲减退等，数周好转。病灶好发于通气良好的肺区，如肺上叶下部和下叶上部，很少排菌。但少数原发性肺结核体内仍有少量结核菌未被消灭，可长期处于休眠状态，成为继发性结核的潜在来源。

若原发感染机体不能建立足够的免疫力或变态反应强烈，则发展为原发性肺结核病。少数严重者肺内原发病灶可发展为干酪样肺炎，淋巴结干酪样坏死破入支气管引起支气管结核和沿支气管播散，早期菌血症或干酪样病变侵及血管可引起血行播散型肺结核。

### 2. 血行播散型肺结核

该型结核多发生在免疫力极度低下者，特别是营养不良、患传染病和长期应用免疫抑制剂导致抵抗力明显下降时。急性血行播散型肺结核多由原发性肺结核发展而来，以儿童多见，因一次性或短期内大量结核菌侵入血循环，侵犯肺实质，形成典型的粟粒大小的结节（急性粟粒型肺结核）。起病急，全身毒血症状重，如持续高热、盗汗、气急、发绀等。临床表现复杂多变，常并发结核性脑膜炎和其他脏器结核。若人体抵抗力较强，少量结核菌分批经血流进入肺部，则形成亚急性、慢性血行播散型肺结核，病变局限于肺的一部分，临床可无明显中毒症状，病情发展也较缓慢。急性血行播散型肺结核X线胸片显示双肺满布粟粒状阴影，大小、密度和分布均匀，结节直径2 mm左右。X线胸片显示双上、中肺野对称性分布，大小不均匀、新旧不等病灶，则为亚急性或慢性血行播散型肺结核。

### 3. 继发型肺结核

这是由于原发性结核感染后的潜伏病灶内结核菌重新活动、繁殖和释放而发生的结核病（内源性感染），极少数是外源性结核菌的再感染（外源性感染）。可发生于原发感染后的任何年龄，多发生在青春期女性、营养不良、抵抗力弱的群体以及免疫功能受损的患者。此时人体对结核菌有一定的免疫力，病灶多局限于肺内，好发于上叶尖后段和下叶背段。结核菌一般不播散至淋巴结，也很少引起血行播散，但肺内局限病灶处炎症反应剧烈，容易发生干酪样坏死及空洞，排菌较多，有传染性，是防治工作的重点。由于免疫和变态反应的相互关系及治疗措施等因素的影响，继发型肺结核病在病理和X线形态上有多形性，分述如下：

（1）浸润性肺结核

浸润性肺结核在继发型肺结核中最多见。病变多发生在肺尖和锁骨下。X线胸片显示为小片状或斑点状阴影，可融合形成空洞。渗出性病变易吸收，纤维干酪增殖病变吸收很慢，可长期无变化。

（2）空洞性肺结核

空洞形态不一，多呈虫蚀样空洞。空洞型肺结核多有支气管散播病变，临床表现为发热、咳嗽、咳痰和咯血等，患者痰中经常排菌。应用有效的化学治疗后，出现空洞不闭合，但长期多次查痰阴性，空洞壁由纤维组织或上皮细胞覆盖，诊断为"净化空洞"。但有些患者空洞还残留一些干酪组织，长期多次查痰阴性，临床上诊断为"开放菌阴综合征"，仍须随访。

（3）结核球

结核球多由干酪样病变吸收和周边纤维膜包裹或干酪空洞阻塞性愈合而形成。结核球内有钙化灶或液化坏死形成空洞，同时80%以上结核球有卫星灶，直径在2～4 cm，多小于3 cm，可作为诊断和鉴别诊断的参考。

（4）干酪样肺炎

发生在机体免疫力低下、体质衰弱、大量结核分枝杆菌感染的患者，或有淋巴结支气管瘘，淋巴结内大量干酪样物质经支气管进入肺内而发生。大叶性干酪样肺炎症状体征明显，可有高热、盗汗、咳嗽、发绀、气急等。X线呈大叶性密度均匀的磨玻璃状阴影，逐渐出现溶解区，呈虫蚀样空洞，可有播散病灶，痰中能查出结核菌。小叶性干酪样肺炎的症状和体征都比大叶性干酪样肺炎轻，X线呈小斑片播散病灶，多发生在双肺中下部。

（5）纤维空洞性肺结核

肺结核未及时发现或治疗不当，使空洞长期不愈，出现空洞壁增厚和广泛纤维化，随机体免疫力的高低，病灶吸收、修复与恶化交替发生，形成纤维空洞。特点是病程长、反复进展恶化，肺组织破坏重，肺功能严重受损，由于肺组织广泛纤维增生，造成肺门抬高，肺纹理呈垂柳样，纵隔向患侧移位，健侧呈代偿性肺气肿。X线胸片可见一侧或两侧有单个或多个纤维厚壁空洞，多伴有支气管散播病灶和明显的胸膜肥厚。结核菌检查长期阳性且常耐药。常并发慢性支气管炎、肺气肿、支气管扩张，继发肺部感染和肺源性心脏病。若肺组织广泛破坏，纤维组织大量增生，可导致肺叶全肺收缩，称"毁损肺"。初治时给予合理化学治疗，可预防纤维空洞的发生。

### （四）其他表现

少数患者可以有类似风湿热样表现，称为结核性风湿症。多见于青少年女性，常累及四肢大关节，在受累关节附近可见结节性红斑或环形红斑，间歇出现。重症或血行播散型肺结核可有贫血、白细胞数减少，甚至三系同时降低，属于骨髓抑制，被称为"骨髓痨"。

## 四、辅助检查

### （一）痰结核菌检查

这是确诊肺结核、制订化学治疗方案和考核治疗效果的主要依据。每一个有肺结核可疑症状或肺部有异常阴影的患者都必须查痰。有痰涂片和痰培养。痰菌阳性肯定属活动性肺结核且病人具有传染性。肺结核患者的排菌具有间断性和不均匀性的特点，所以，要多次查痰。通常初诊患者要送3份痰标本，包括清晨痰、夜间痰和即时痰，如夜间无痰，宜在留清晨痰后2～3小时再留一份痰标本。复诊患者每次送2份痰标本。

### （二）影像学检查

### 1. 胸部 X 线检查

胸部X线检查是肺结核的必备检查，可以早期发现肺结核，判断病变的部位、范围、性质、有无空洞或空洞大小、洞壁厚薄等。胸片上表现为边缘模糊不清的斑片状阴影，可有中心溶解和空洞（除净化空洞外），或出现散播病灶均为活动性病灶。胸片表现为钙化、硬结或纤维化，痰检查不排菌，无任何症状，为无活动性肺结核。

## 2. 肺部 CT

肺部 CT 可发现微小或隐蔽性病灶，对诊断困难病例有重要参考价值。

### （三）结核菌素（简称结素）皮肤试验

该试验用于检查结核菌感染，不能检出结核病。试验方法是：我国推广国际通用的皮内注射法（Mantoux 法），将纯蛋白衍化物（PPD）0.1 ml（5 IU）PPD 原液注入左前臂屈侧上中 1/3 交界处，使局部形成皮丘，48 ～ 96 h（一般为 72 h）观察和记录结果，手指轻摸硬结边缘，测量皮肤硬结的横径和纵径，得出平均直径＝（横径＋纵径）/2，而不是测量红晕的直径。硬结是特异性变态反应，红晕是非特异性变态反应。硬结直径不大于 4 mm 为阴性，5 ～ 9 mm 为弱阳性，10 ～ 19 mm 为阳性，不少于 20 mm 或不足 20 mm 但局部有水疱和淋巴管炎为强阳性。

结核菌素试验反应愈强，对结核病的诊断，特别是对婴幼儿的结核病诊断愈重要。TST 阳性仅表示曾有结核菌感染，并不一定是现症病人，但在 3 岁以下婴幼儿按活动性结核病论，应进行治疗。成人强阳性反应提示活动性肺结核病可能，应进一步检查。如果 2 年内结核菌素反应从小于 10 mm 增加至 10 mm 以上，可认为有新近感染。

阴性反应结果的儿童，一般来说，表明没有受过结核菌的感染，可以除外结核病。阴性还可见于：①结核感染后 4 ～ 8 周以内，处于变态反应前期；②免疫力下降或免疫受抑制，如应用糖皮质激素或免疫抑制剂、淋巴细胞免疫系统缺陷、麻疹、百日咳、严重结核病和危重病人。

### （四）其他检查

活动性肺结核可有血沉增快，血常规白细胞计数可在正常范围或轻度增高。急性粟粒型肺结核时白细胞计数降低或出现类白血病反应。严重病例常有继发性贫血。纤维支气管镜检查对支气管结核的诊断有重要价值。对疑有肺结核而痰标本不易获取的儿童或痰涂阴的肺结核病患者可进行抗原抗体检测。

## 五、诊断要点

根据结核病的症状和体征、肺结核接触史、结核结核菌素试验、影像学检查、痰结核菌检查和纤维支气管镜检，多可做出诊断。凡咳嗽持续 2 周以上、咯血、午后低热、乏力、盗汗、女性月经不调或闭经，有开放性肺结核密切接触史，或结核病的诱因尤其是糖尿病、免疫抑制性疾病、长期接受激素或免疫抑制剂治疗者，应考虑肺结核的可能性，须进行痰结核菌和胸部 X 线检查。如诊断为肺结核，应进一步明确有无活动性，活动性病变必须给予治疗。明确是否排菌，及时给予隔离治疗。

### （一）肺结核病分类标准

肺结核病可分为：原发性肺结核病（Ⅰ型）、血行播散型肺结核病（Ⅱ型）、继发型肺结核病（Ⅲ型）、结核性胸膜炎（Ⅳ型）、其他肺外结核病（Ⅴ型）。肺结核对肺功能的损害，与病变的类型有关。原发型肺结核、血行播散型肺结核、浸润性肺结核，经治疗后对肺功能的影响不大；干酪性肺炎、纤维空洞性肺结核则可导致不同程度的肺功能损害。

### （二）菌阴肺结核病

菌阴肺结核为 3 次痰涂片及 1 次培养阴性的肺结核，诊断标准：①典型肺结核临床症状和胸部 X 线表现；②抗结核治疗有效；③临床可排除其他非结核性肺部疾患；④ PPD（5 IU）强阳性，血清抗结核抗体阳性；⑤痰结核菌 PCR 和探针检查呈阳性；⑥肺外组织病理证实结核病变；⑦支气管肺泡灌洗液中检出抗酸分枝杆菌；⑧支气管或肺部组织病理证实结核病变。具备①~⑥中 3 项或⑦~⑧中任何 1 项即可确诊。

### （三）肺结核病的记录方式

按结核病分类、病变部位、范围、痰菌情况、化学治疗史程序书写。可在化学治疗史后顺序书写并发症（如支扩）、并存病（如糖尿病）、手术（如肺切除术后）等。

记录举例：纤维空洞性肺结核双上涂（+），复治，肺不张糖尿病肺切除术后。

有下列情况之一者为初治：①未开始抗结核治疗的病人；②正进行标准化疗治疗方案用药而未满疗程的患者；③不规则化学治疗未满 1 个月的患者。

有下列情况之一者为复治：①初治失败的患者；②规则用药满疗程后痰菌又复阳的病人；③不规则化学治疗超过 1 个月的患者；④慢性排菌患者。

## 六、治疗要点

### （一）化学药物治疗

目标是杀菌、防止耐药菌产生，最终灭菌，杜绝复发。

#### 1. 原则

早期、联合、适量、规律和全程。整个治疗方案分强化和巩固两个阶段。

（1）早期

一旦发现和确诊结核后均应立即给予化学治疗。早期化学治疗有利于迅速发挥化学药的杀菌作用，使病变吸收和减少传染性。

（2）联合

根据病情及抗结核药的作用特点，联合使用两种以上抗结核药物，以提高疗效，同时通过交叉杀菌作用减少或防止耐药菌的产生。

（3）适量

严格遵照适当的药物剂量用药，药物剂量过低不能达到有效血浓度，剂量过大易发生药物毒副反应。

（4）规律、全程

用药不规则、未完成疗程是化疗失败的最重要原因之一。病人必须严格遵照医嘱要求规律用药，保证完成规定的治疗期。

## 2. 常用抗结核病药物

根据抗结核药物抗菌作用的强弱，可分为杀菌剂和抑菌剂。血液中（包括巨噬细胞内）药物浓度在常规剂量下，达到试管内最低抑菌浓度的 10 倍以上时才能起杀菌作用，否则仅有抑菌作用。

（1）异烟肼（INH）和利福平（RFP）

对巨噬细胞内外代谢活跃、持续繁殖或近乎静止的结核菌均有杀菌作用，称全杀菌剂。INH 是肼化的异烟酸，能抑制结核菌叶酸合成，可渗透入全身各组织中，为治疗肺结核的基本药物之一。RFP 属于利福霉素的衍生物，通过抑制 RNA 聚合酶，阻止 RNA 合成发挥杀菌活性。利福霉素其他衍生物利福喷汀（RFT）、利福布汀（RBT）疗效与 RFP 相似。

（2）链霉素（SM）和吡嗪酰胺（PZA）

SM 对巨噬细胞外碱性环境中结核分枝杆菌作用最强，对细胞内结核分枝杆菌作用较小。PZA 能杀灭巨噬细胞内酸性环境中的结核分枝杆菌。因此，链霉素和吡嗪酰胺只能作为半杀菌剂。SM 属于氨基糖苷类，通过抑制蛋白质合成来杀菌，目前，已很少用，仅用于怀疑 INH 初始耐药者。PZA 为类似于 INH 的烟酸衍生物，为结核短程化疗中不可缺少的主要药物。

（3）乙胺丁醇（EMB）和对氨基水杨酸钠（PAS）

这两种为抑菌剂。

为使治疗规范化，提高病人的依从性，近年来，有固定剂量复合剂出现，主要有卫非特（INH+RFP+PZA）和卫非宁（INH+RFP）。

### 3. 化学治疗的生物机制

（1）作用

结核菌根据其代谢状态分为 A、B、C、D 四群。A 菌群快速繁殖，多位于巨噬细胞外和空洞干酪液化部分，占结核分枝杆菌的绝大部分。由于细菌数量大，易产生耐药变异菌。B 菌群处于半静止状态，多位于巨噬细胞内酸性环境中和空洞壁坏死组织中。C 菌群处于半静止状态，可有突然间歇性短暂的生长繁殖。D 菌群处于休眠状态，不繁殖，数量很少。随着药物治疗作用的发挥和病变变化，各菌群之间也互相变化。通常大多数抗结核药物可以作用于 A 菌群，异烟肼和利福平具有早期杀菌作用，在治疗 48 h 内迅速杀菌，使菌群数量明显减少，传染性减少或消失，痰菌阴转。B 和 C 菌群由于处于半静止状态，抗结核药物的作用相对较差，有"顽固菌"之称。杀灭 B 和 C 菌群可以防止复发。抗结核药物对 D 菌群无作用，须依赖机体免疫机制加以消除。

（2）耐药性

耐药性分为先天耐药和继发耐药。先天耐药为结核分枝杆菌在自然繁殖中，由于染色体基因突变而出现的极少量天然耐药菌。单用一种药物可杀死大量敏感菌，但天然耐药菌却不受影响，继续生长繁殖，最终菌群中以天然耐药菌为主，使该抗结核药物治疗失败。继发耐药是药物与结核分枝杆菌接触后，有的细菌发生诱导变异，逐渐能适应在含药环境中继续生存，因此，强调在联合用药的条件下，也不能中断治疗，短程疗法最好应用全程督导化疗。

（3）间歇化学治疗

结核分枝杆菌与不同药物接触后产生不同时间的延缓生长期。如接触异烟肼和利福平 24 h 后分别可有 6～9 天和 2～3 天的延缓生长期。在结核分枝杆菌重新生长繁殖前再次投以高剂量药物，可使细菌持续受抑制直至最终被消灭。

（4）顿服

抗结核药物血中高峰浓度的杀菌作用，要优于经常性维持较低药物浓度水平的情况。每天剂量 1 次顿服要比每天 2 次或 3 次服用所产生的高峰血药浓度高 3 倍。

### 4. 化学治疗方案

在全面考虑到化疗方案的疗效、不良反应、治疗费用、患者接受性和药源供应等条件下，执行全程督导短程化学治疗管理，有助于提高病人在治疗过程的依从性，达到最高治愈。

### （二）对症治疗

#### 1. 咯血

咯血是肺结核的常见症状，在活动性和痰涂阳肺结核患者中，咯血症状分别占30%和40%。咯血处置要注意镇静、止血，患侧卧位，预防和抢救因咯血所致的窒息并防止肺结核播散。

#### 2. 毒性症状

结核病的毒性症状在合理化疗 1 ～ 2 周内可很快减轻或消失，无须特殊处理。结核毒性症状严重者，可考虑在有效抗结核药物治疗的情况下加用糖皮质激素。使用剂量依病情而定，一般用泼尼松口服每日 20 mg，顿服，1 ～ 2 周，以后每周递减 5 mg，用药时间为 4 ～ 8 周。

### （三）手术治疗

适应证是经合理化学治疗无效，多重耐药的厚壁空洞、大块干酪灶、结核性脓胸、支气管胸膜瘘和大咯血保守治疗无效者。

肺结核经积极治疗可望临床治愈。愈合的方式因病变性质、范围、类型、治疗是否合理及机体免疫功能等差异而不同，可有吸收（消散）、纤维化、钙化、形成纤维干酪灶、空洞愈合。上述各种形式的愈合使病灶稳定，并停止排菌，结核毒性症状可完全消失，但病灶内仍可能有结核分枝杆菌存活，并有再次活跃、繁殖而播散的可能。若病灶彻底消除，包括完全吸收或手术切除，或在上述愈合方式中确定病灶内已无结核分枝杆菌存活则为痊愈。

## 七、主要护理诊断 / 问题

### （一）体温过高

与结核分枝杆菌感染有关。

### （二）疲乏

与结核病毒性症状有关。

### （三）焦虑

与呼吸道隔离或不了解疾病的预后有关。

### （四）营养失调

低于机体需要量，与机体消耗增加、食欲减退有关。

### （五）知识缺乏

缺乏配合结核病药物治疗的知识。

### （六）潜在并发症

大咯血、窒息、胸腔积液、气胸。

## 八、护理措施

### （一）休息与活动

结核病毒性症状明显或病灶处于高度活动状态时，或有咯血、大量胸腔积液等，应卧床休息。恢复期可适当增加户外活动，如散步、打太极拳、做保健操等，加强体质锻炼，充分调动人体内在的自身康复能力，增强机体免疫力。轻症病人在坚持化学治疗的同时，可进行正常工作，但应避免劳累和重体力劳动，保证充足的睡眠，做到劳逸结合。

### （二）饮食护理

肺结核病是慢性消耗性疾病，须指导病人采取高热量、高蛋白（1.5～2.0g/kg）、富含维生素饮食。病人每天应补充鱼、肉、蛋、牛奶、豆制品等含蛋白质食物，以增强机体的抗病能力及修复能力。每天摄入一定量的新鲜蔬菜和水果，以补充维生素。维生素C有减轻血管渗透性的作用，可以促进渗出病灶的吸收；维生素B对神经系统及胃肠神经有调节作用，可促进食欲。鼓励患者多饮水，以弥补发热、盗汗造成的水分丢失。

### （三）用药护理

结核病化疗的成功取决于遵循正确的化疗原则和合理地选用药物。护士应帮助病人及家属系统了解有关抗结核药物治疗的知识，督促病人遵医嘱规律全程服药。不漏服、不随意停药或自行更改方案，以免产生耐药性造成化疗失败。遵医嘱在用药前及用药疗程中定期检查肝功能和听力、视力情况，观察抗结核药物不良反应。不良反应常在治疗初2个月内发生，如出现巩膜黄染、肝区疼痛、胃肠不适、眩晕、耳鸣等不良反应要及时与医生联系，不要自行停药，大部分不良反应经相应处理可以完全消失。

### （四）心理护理

肺结核病患者常有自卑、焦虑、悲观等负性心理。护士应加强对患者及家属的心理咨询和卫生宣教，告知肺结核的病因明确，有成熟的预防和治疗手段，只要切实执行，本病大部分可获临床治愈或痊愈。消除患者的负性情绪，使其保持良好心态，积极配合治疗。一般来说，痰涂阴性和经有效抗结核治疗4周以上的病人，没有传染性或只有极低的传染性，应鼓励病人过正常的家庭和社会生活，有助于减轻肺结核病人的社会隔离感和因患病引起的焦虑情绪。

### （五）消毒与隔离

①涂阳肺结核病人住院治疗时须进行呼吸道隔离，室内保持良好通风，阳光充足，每天用紫外线消毒；②对病人进行治疗护理时要戴口罩，收集痰液时戴手套，接触痰液后用流水清洗双手，留置于容器中的痰液须经灭菌处理再丢弃；③告诫病人注意个人卫生，严禁随地吐痰，不可面对他人打喷嚏或咳嗽，以防飞沫传播。在咳嗽或打喷嚏时，用双层纸巾遮住口鼻，纸巾焚烧处理，外出时戴口罩；④餐具煮沸消毒或用消毒液浸泡消毒，同桌共餐时使用公筷，以预防传染；⑤被褥、书籍在烈日下暴晒6h以上。

# 第三节 支气管哮喘

支气管哮喘是由多种细胞（如嗜酸性粒细胞、肥大细胞、T淋巴细胞、中性粒细胞、气道上皮细胞等）和细胞组分参与的气道慢性炎性疾病。这种慢性炎症与气道高反应性相关，通常出现广泛多变的可逆性气流受限，并引起反复发作性的喘息、气急、胸闷或咳嗽等症状，常在夜间和（或）清晨发作或病情加剧，多数患者可自行缓解或经治疗后缓解。

## 一、病因与发病机制

### （一）病因

哮喘的病因还不十分清楚，患者个体过敏体质及外界环境的影响是发病的危险因素。环境因素中主要包括某些激发因素，如尘螨、花粉、真菌、动物毛屑、二氧化硫、氨气等各种特异和非特异性吸入物；感染，如细菌、病毒、原虫、寄生虫等；食物，如鱼、虾、蟹、蛋类、牛奶等；药物，如普萘洛尔（心得安）、阿司匹林等；气候变化、运动、妊娠等都可能是哮喘的激发因素。

## （二）发病机制

哮喘的发病机制不完全清楚，可概括为免疫—炎症反应、神经机制和气道高反应性及其相互作用。

## 二、临床表现

### （一）症状

症状为发作性伴有哮鸣音的呼气性呼吸困难或发作性胸闷和咳嗽。严重者被迫采取坐位或呈端坐呼吸，干咳或咳大量白色泡沫痰，甚至出现发绀等，有时咳嗽可为唯一的症状（咳嗽变异型哮喘）。哮喘症状可在数分钟内发作，经数小时至数天，用支气管舒张药或自行缓解。某些患者在缓解数小时后可再次发作。在夜间及凌晨发作和加重常是哮喘的特征之一。

### （二）体征

发作时胸部呈过度充气状态，有广泛的哮鸣音，呼气音延长。但在轻度哮喘或非常严重哮喘发作时，哮鸣音可不出现。心率增快、奇脉、胸腹反常运动和发绀常出现在严重哮喘患者中。非发作期体检可无异常。

## 三、辅助检查

### （一）痰液检查

涂片在显微镜下可见较多嗜酸性粒细胞。

### （二）呼吸功能检查

#### 1.通气功能检测

在哮喘发作时呈阻塞性通气功能改变，呼气流速指标均显著下降，1秒钟用力呼气容积（FEV1）、1秒率以及最高呼气流量（PEF）均减少。肺容量指标可见用力肺活量减少、残气量增加、功能残气量和肺总量增加，残气占肺总量百分比增高。缓解期上述通气功能指标可逐渐恢复。病变迁延、反复发作者，其通气功能可逐渐下降。

#### 2.支气管激发试验（BPT）用以测定气道反应性

吸入激发剂后其通气功能下降、气道阻力增加。运动亦可诱发气道痉挛，使通气功能下降。一般适用于通气功能在正常预计值的70%以上的患者。如FEV1下降不低于20%，可诊断为激发试验阳性。

### 3. 支气管舒张试验（BDT）用以测定气道可逆性

有效的支气管舒张药可使发作时的气道痉挛得到改善，肺功能指标好转。常用吸入型的支气管舒张药如沙丁胺醇、特布他林及异丙托溴铵等。舒张试验阳性诊断标准：① FEV1 较用药前增加 12% 或以上，且其绝对值增加 200 ml 或以上；② PEF 较治疗前增加每分钟 60 L 或增加不低于 20%。

### 4. 呼气峰流速（PEF）及其变异率测定

PEF 可反映气道通气功能的变化。哮喘发作时 PEF 下降。此外，由于哮喘有通气功能时间节律变化的特点，常于夜间或凌晨发作或加重，使其通气功能下降。若 24 h 内 PEF 或昼夜 PEF 波动率不低于 20%，也符合气道可逆性改变的特点。

### （三）动脉血气分析

哮喘发作时由于气道阻塞且通气分布不均，通气 / 血流比值失衡，可致肺泡—动脉血氧分压差（PA ～ aDO$_2$）增大；严重发作时可有缺氧，PaO$_2$ 降低，由于过度通气可使 PaCO$_2$ 下降，pH 值上升，表现呼吸性碱中毒。若重症哮喘，病情进一步发展，气道阻塞严重，可有缺氧及 CO$_2$ 潴留，PaCO$_2$ 上升，表现呼吸性酸中毒。若缺氧明显，可合并代谢性酸中毒。

### （四）胸部 X 线检查

早期在哮喘发作时可见两肺透亮度增加，呈过度通气状态；在缓解期多无明显异常。如并发呼吸道感染，可见肺纹理增加及炎性浸润阴影。同时要注意肺不张、气胸或纵隔气肿等并发症的存在。

### （五）特异性变应原的检测

哮喘患者大多数伴有过敏体质，对众多的变应原和刺激物敏感。测定变应性指标结合病史有助于对患者的病因诊断和脱离致敏因素的接触。

## 四、治疗原则

目前，尚无特效的治疗方法，但长期规范化治疗可使哮喘症状得到控制，减少复发乃至不发作。

### （一）脱离变应原

积极寻找引起哮喘发作的变应原或其他非特异性的刺激因素，立即使患者脱离变应原接触是防治最有效的办法。

### （二）药物治疗

#### 1. 缓解哮喘发作

此类药物主要作用为舒张支气管，故也称支气管舒张药。

（1）$\beta_2$ 肾上腺素受体激动药（简称 $\beta_2$ 激动药）

$\beta_2$ 激动药是控制哮喘急性发作的首选药物。常用的短效 $\beta_2$ 受体激动药有沙丁胺醇、特布他林和非诺特罗，作用时间为 4～6 h。长效 $\beta_2$ 受体激动药有福莫特罗、沙美特罗及丙卡特罗，作用时间为 10～12 h。

（2）抗胆碱药

吸入抗胆碱药如异丙托溴铵，为胆碱能受体（M 受体）拮抗药，可以阻断节后迷走神经通路，降低迷走神经兴奋性而起舒张支气管作用，并有减少痰液分泌的作用。与 $\beta_2$ 受体激动药联合吸入有协同作用，尤其适用于夜间哮喘及多痰的患者。

（3）茶碱类

茶碱类是目前治疗哮喘的有效药物。茶碱与糖皮质激素合用具有协同作用。口服给药包括氨茶碱和控（缓）释茶碱，后者因其昼夜血药浓度平稳，不良反应较少，且可维持较好的治疗浓度，平喘作用可维持 12～24 h，可用于控制夜间哮喘。最好在用药中监测血浆氨茶碱浓度，其安全有效浓度为 6～15 fig/ml。

## 2. 控制或预防哮喘发作

此类药物主要治疗哮喘的气道炎症，亦称消炎药。由于哮喘的病理基础是慢性非特异性炎症，糖皮质激素是当前控制哮喘发作最有效的药物。可分为吸入、口服和静脉用药。

（1）吸入治疗

吸入治疗是目前推荐长期消炎治疗哮喘的最常用方法。常用吸入药物有倍氯米松、布地奈德、氟替卡松、莫米松等，后两者生物活性更强，作用更持久。吸入治疗药物全身性不良反应少，少数患者可引起口咽念珠菌感染、声音嘶哑或呼吸道不适，吸药后用清水漱口可减轻局部反应和胃肠吸收。

（2）口服剂

有泼尼松（强的松）、泼尼松龙（强的松龙）。

（3）静脉用药

重度或严重哮喘发作时应及早应用琥珀酸氢化可的松，注射后 4～6 h 起作用，常用量为每日 100～400 mg，或甲泼尼龙（甲基强的松龙，每日 80～160 mg），起效时间更短（2～4 小时）。地塞米松因在体内半衰期较长、不良反应较多，宜慎用，一般为每日 10～30 mg。

（4）LT调节剂

通过调节LT的生物活性而发挥消炎作用，同时具有舒张支气管平滑肌的作用，可以作为轻度哮喘的一种控制药物的选择。常用半胱氨酰LT受体拮抗药，如孟鲁司特10 mg。

## （三）免疫疗法

分为特异性和非特异性两种。采用特异性变应原做定期反复皮下注射，剂量由低至高，以产生免疫耐受性，使患者脱（减）敏。除常规的脱敏疗法外，季节前免疫法对于一些季节性发作的哮喘患者（多为花粉致敏），可在发病季节前3～4个月开始治疗。非特异性疗法，如注射卡介苗、转移因子、疫苗等生物制品抑制变应原反应的过程，有一定辅助的疗效。

## 五、护理

### （一）评估

### 1. 病史

（1）患病及治疗经过

询问病人发病时的症状，如喘息、呼吸困难、胸闷或咳嗽的程度、持续时间、诱发和缓解因素。了解既往和目前的检查结果、治疗经过和病人的病情程度。了解病人对所用药物的名称、剂量、用法、疗效、不良反应等知识的掌握情况，尤其是病人能否掌握药物吸入技术，是否进行长期规律的治疗，是否熟悉哮喘急性发作先兆和正确处理方法，急性发作时有无按医嘱治疗等。评估疾病对病人日常生活和工作的影响程度。

（2）评估与哮喘有关的病因和诱因

①有无接触变应原：室内是否密封窗户，是否使用毛毯、尼龙饰品，或使用空调等而造成室内空气流通减少，室内有无尘螨滋生、动物的皮毛和排泄物、花粉等；②有无主动或被动吸烟，吸入污染空气如臭氧、杀虫剂、油漆和工业废气等；③有无进食虾、蟹、鱼、牛奶、蛋类等食物；④有无服用普萘洛尔、阿司匹林等药物史；⑤有无受凉、气候变化、剧烈运动、妊娠等诱发因素；⑥有无易激动、紧张、烦躁不安、焦虑等精神因素；⑦有无哮喘家族史。

### 2. 身体评估

（1）一般状态

评估病人的生命体征和精神状态：有无失眠，有无嗜睡、意识模糊等意识状态改变，有无痛苦面容。观察呼吸频率和脉率的情况，有无奇脉。

（2）皮肤和黏膜

观察口唇、面颊、耳郭等皮肤有无发绀，唇舌是否干燥，皮肤弹性是否降低。

（3）胸部体征

胸部有无过度膨胀，观察有无辅助呼吸肌参与呼吸和三凹征出现。听诊肺部有无哮鸣音、呼吸音延长，有无胸腹反常运动。但应注意轻度哮喘或非常严重哮喘发作时，可不出现哮鸣音。

### 3. 实验室及其他检查

（1）血常规

有无嗜酸性粒细胞增高、中性粒细胞增高。

（2）动脉血气分析

有无 $PaO_2$ 降低，$PaCO_2$ 是否增高，有无呼吸性酸中毒、代谢性碱中毒。

（3）特异性变异原的检测

特异性 IgE 有无增高。

（4）痰液检查

涂片有无嗜酸性粒细胞，痰培养有无致病菌。

（5）肺功能检查

有无 FEV1、FEV1/FVC%、VC 等下降，有无残气量、功能残气量、肺总量增加，有无残气/肺总量比值增高。

（6）X 线检查

有无肺透亮度增加。若出现肺纹理增多和炎性浸润阴影，提示并发现感染。注意观察有无气胸、纵隔气肿、肺不张等并发症的征象。

### （二）护理要点及措施

### 1. 病情观察

观察病人的意识状态，呼吸频率、节律、深度及辅助呼吸肌是否参与呼吸运动等，监测呼吸音、哮鸣音变化，监测动脉血气分析和肺功能情况，了解病情和治疗效果。哮喘严重发作时，如经治疗病情无缓解，做好机械通气准备工作。加强对急性期病人的监护，尤其是夜间和凌晨哮喘易发作，严密观察有无病情变化。

### 2. 环境与体位

有明确过敏源者，应尽快脱离。提供安静、舒适、温湿度适宜的环境，保持室内清洁、空气流通。根据病情提供舒适体位，如为端坐呼吸者提供床旁桌支撑，以减少体力消耗。病室不宜摆放花草，避免使用皮毛、羽绒或蚕丝织物。

### 3. 氧疗护理

重症哮喘病人常伴有不同程度的低氧血症，应遵医嘱给予鼻导管或面罩吸氧，吸氧流量为每分钟 1～3 L，吸入浓度一般不超过 40%。为避免气道干燥和寒冷气流的刺激而导致气道痉挛，吸入的氧气应尽量温暖湿润。在给氧过程中，检测动脉血气分析。

### 4. 饮食护理

约 20% 的成年病人和 50% 的患儿可因不适当饮食而诱发或加重哮喘，应提供清淡、易消化、足够热量的饮食，避免进食硬、冷、油煎食物，若能找出与哮喘发作有关的食物，应避免食用。某些食物添加剂也可诱发哮喘发作，应当引起注意。戒酒、戒烟。哮喘急性发作时，病人呼吸增快、出汗，常伴脱水、痰液黏稠，形成痰栓阻塞小支气管加重呼吸困难。应鼓励病人每天饮水 2500～3000 ml，以补充丢失的水分，稀释痰液。重症者应建立静脉通道，遵医嘱及时、充分补液，纠正水、电解质和酸碱平衡紊乱。

### 5. 口腔与皮肤护理

哮喘发作时，病人常会大量出汗，应每天以温水擦浴，勤换衣服和床单，保持皮肤的清洁、干燥和舒适，协助并鼓励病人咳嗽后用温水漱口，保持口腔清洁。

### 6. 用药护理

观察药物疗效和不良反应。

（1）$\beta_2$ 受体激动药：指导病人按医嘱用药，不宜长期、规律、单一、大量使用。因为长期应用可引起 $\beta_2$ 受体功能下降和气道反应性增高，出现耐药性。指导病人正确使用雾化吸入器，以保证药物的疗效。静脉滴注沙丁胺醇时应注意控制滴速。用药过程观察有无心悸、骨骼肌震颤、低血钾等不良反应。

（2）糖皮质激素

吸入药物治疗，全身性不良反应少，少数病人可出现口腔念珠菌感染、声音嘶哑或呼吸道不适，指导病人喷药后必须立即用清水充分漱口以减轻局部反应和胃肠吸收。口服用药宜饭后服用，以减少对胃肠道黏膜的刺激。气雾吸入糖皮质激素可减少其口服量，当用吸入剂时，通常需同时使用 2 周后再逐步减少口服量，指导病人不得自行减量或停药。

（3）茶碱类

静脉注射时浓度不宜过高、速度不宜过快、注射时间宜在 10 min 以上，以防中毒症状发生，其不良反应有恶心、呕吐等胃肠道症状，心律失常、血压降低和兴奋呼吸中枢作用，严重者可致抽搐甚至死亡。用药时监测血药浓度可减少不良反应发生，发热、妊娠、小儿或老年有心、肝、肾功能障碍及甲状腺功能亢进症者不良反应增加。合用西咪替丁、大环内酯类药物等可影响茶碱代谢而使其排泄减慢，应加强观察。茶碱缓（控）释片有控释材料，不能嚼服，必须整片吞服。

（4）其他

色甘酸钠及尼多酸钠，少数病人吸入后可有咽喉不适、胸闷、偶见皮疹，孕妇慎用。抗胆碱药吸入后，少数病人可有口苦或干感。酮替芬有镇静、头晕、口干、嗜睡等不良反应，对高空作业人员、驾驶员、操控精密仪器者应予以强调。

# 第四节　支气管扩张

支气管扩张是支气管慢性异常扩张的疾病，多发于儿童或青年。大多继发于急、慢性呼吸道感染和支气管阻塞后，反复支气管炎症导致支气管管壁结构被破坏，引起支气管管腔的异常和持久扩张。临床特点为慢性咳嗽、咳大量脓痰和（或）反复咯血。

## 一、常见病因

支气管扩张可分为先天性与继发性两种。继发性支气管扩张的主要发病因素为急、慢性呼吸道感染，支气管阻塞。感染引起支气管管腔黏膜充血水肿，分泌物阻塞管腔，管腔变窄而引流不畅，加重感染，两者互相影响，促进支气管扩张的发生、发展。

## 二、临床表现

### （一）症状

### 1. 慢性咳嗽伴大量脓性痰

痰量与体位改变有关，如晨起或入夜卧床时咳嗽痰量增多，呼吸道感染急性发作时黄绿色脓痰明显增加，一日数百毫升，若有厌氧菌混合感染则有臭味。

### 2.反复咯血

大多数患者有反复咯血表现，从小量痰血至大量咯血，咯血量与病情严重程度有时不一致。

### 3.继发感染

支气管引流不畅，痰不易咳出，可感到胸闷不适，炎症扩展到病变周围的肺组织，出现高热、食欲缺乏、盗汗、消瘦、贫血等症状。

### （二）体征

一般在扩张部可听到大小不等的湿性啰音，其特点是持久存在。此外，可伴有阻塞性肺炎、肺不张或肺气肿的体征。在慢性病程的支气管扩张患者，可见杵状指（趾）及全身营养较差的情况。

## 三、辅助检查

### （一）病史

过去曾患过百日咳、麻疹、肺炎、肺结核、肺部感染史等及慢性咳嗽、咳大量脓痰和反复咯血及呼吸道感染等症状，痰液静置后分三层，细菌培养可有细菌生长。

### （二）听诊

肺部有局限性固定的啰音，病程长的有杵状指（趾）。

### （三）胸部 X 线检查

常显示肺纹理明显粗乱增多，在增多的纹理中可有管状透明区，为管壁增厚的支气管影，称为轨道征。

### （四）支气管造影

支气管造影是诊断支气管扩张的最重要步骤，可明确病变部位、程度和范围。

## 四、治疗原则

### （一）治疗基础性疾病

对活动性肺结核伴支气管扩张症应抗结核治疗，低免疫球蛋白血症可用免疫球蛋白代替治疗。

### （二）控制感染

控制感染是支气管扩张急性感染期治疗的主要措施。

### （三）保持呼吸道通畅

#### 1. 清除呼吸道分泌物

化痰药物，以及震动、拍背和体位引流等有助于清除呼吸道分泌物。

#### 2. 支气管舒张药

可改善气流受限并帮助清除支气管分泌物，对伴有气道高反应性可逆性气道受限的患者常有明显疗效。

## 五、护理

### （一）评估

#### 1. 病史

过去是否患过百日咳、麻疹、肺炎、肺结核、肺部感染史等及慢性咳嗽、咳大量脓痰和反复咯血及呼吸道感染等症状。

#### 2. 身体状况

①有无慢性咳嗽伴大量脓性痰、咯血等症状；②观察营养状况及有无杵状指。

#### 3. 辅助检查

听诊肺部是否有啰音，X 线检查有无肺纹理明显粗乱增多，有无轨道征。支气管造影检查有无气管扩张等。

### （二）护理要点及措施

#### 1. 病情观察

观察痰液的量、颜色、性质及黏稠度，与体位关系，痰液是否有臭味、静置后是否有分层现象。观察发热、消瘦、贫血等全身症状，定时监测生命体征，记录 24 h 内的痰量。病情严重者注意有无缺氧情况。观察咯血的颜色、量及性质，止血药的作用及不良反应。咯血时密切观察患者有无胸闷、烦躁不安、气急、面色苍白、大汗淋漓等窒息前症状。

#### 2. 一般护理

（1）心理护理

以尊重、亲切的态度多与患者交谈，了解患者心理状态，解除焦虑情绪，使患者情绪稳定。

（2）补充营养

给予高热量、高蛋白质、高维生素饮食。发热患者给予高热量流质饮食，多饮水，每日饮水量在 1 500 ～ 2 000 ml。做好口腔处理，以除口臭，增进食欲，减少呼吸道感染机会。

### 3. 专科护理

（1）指导患者有效咳嗽

患者取舒适体位，先行 5 ～ 6 次深呼吸，而后于深呼气末保持张口状，连续咳嗽数次使痰液到咽部附近再用力将痰排出；或患者取坐位，两腿上置一枕头顶住腹部，咳嗽时身体前倾，头颈屈曲，张口咳痰将痰液排出。应用一次性痰杯，及时倾倒痰液。

（2）采取不同体位引流

依病变部位不同，采取相应的体位，使病变部位处于高处，引流支气管开口向下。同时辅以叩背，以借助重力作用使痰液流出。每次 15 ～ 20 min，每日 2 ～ 3 次。引流完毕，擦干口周痰液，给予漱口，并记录排出的痰量及性质，必要时送检。引流宜在饭前进行，以免引流致呕吐。痰液黏稠者可先进行雾化吸入以提高引流效果。

（3）咯血的护理

①密切观察病情变化，小量咯血时嘱患者安静休息，做好精神护理，解除紧张心理状态，可以加用小量镇静药；②大咯血的抢救护理：大量咯血时要安慰病人，保持镇静，配合医护人员积极治疗，防止窒息。首先要准备好抢救物品和药品；采取患侧卧位，头偏向一侧，尽量把血咯出，保持气道通畅，必要时可用吸痰管吸引；迅速建立静脉通路，给予垂体后叶素静脉滴入，可使全身小动脉收缩，回心血流减少，肺循环减少，制止肺的出血；静脉输入垂体后叶素应调好输入速度，观察血压的变化，速度过快易发生恶心、呕吐、血压升高、心率增快等，因此高血压、冠心病患者禁用；如果大咯血骤然停止，病人面色发青，表情呆滞，应考虑有窒息的可能，必须立即将患者置于头低足高位，拍背、用粗吸引管吸出气管内血块，必要时行气管插管或气管切开吸引，解除梗阻；同时给予输血、补液等抗休克治疗。

## 第五节　肺栓塞

肺栓塞是由于内源性或外源性栓子堵塞肺动脉或其他分支引起肺循环障碍的临床综合征。当栓子为血栓时，称为肺血栓栓塞症。栓子的来源通常为血栓，也可以是脂肪、空气或其他外源性物质。

## 一、评估

### （一）一般评估

神志、生命体征、皮肤等。

### （二）专科评估

评估患者咳嗽、咯血、胸痛、气促、呼吸困难、发绀情况以及动脉血气分析、胸片、超声心动图等实验检查项目。

## 二、护理要点

### （一）一般护理

#### 1. 环境

保持室内清洁、整齐、安静、室温 20 ℃左右，空气相对湿度 70%，紫外线空气消毒，每日 2 次，每次 1 h，为患者创造良好和谐的环境。

#### 2. 饮食护理

患者进低脂、清淡饮食，保持大便通畅，避免便秘、咳嗽等，以免增加腹腔压力，影响下肢静脉血回流，溶栓术后患者应食用蛋白质、维生素、纤维素含量高的软食，禁食硬、辣等刺激性的食物，少食用油腻、高胆固醇的食物。鼓励患者在卧床期间多饮水，以防止血液黏稠。应用华法林抗凝药物治疗时，不可多食用对其有影响的食物。

#### 3. 休息和体位

下肢深静脉血栓形成的患者，应抬高患肢，保持患肢高于心脏水平面 20 ～ 30 cm，以利于静脉血液回流，减轻患肢肿胀。急性期患者应绝对卧床休息，严禁挤压、按摩、热敷患肢，防止血栓脱落，造成再次栓塞。

#### 4. 基础护理

保持口腔清洁，做好口腔护理，密切观察患者口腔黏膜及牙龈有无出血情况。保持床单整洁、舒适，每 2 h 协助患者翻身，预防压疮发生。

#### 5. 保持呼吸道通畅

根据血气分析化验结果，给予氧气吸入。保持呼吸道的通畅，及时吸痰，以防痰液堵塞，有舌后坠时，可口咽通气道解除呼吸困难，必要时协助医生气管插管并使用呼吸机。

给氧原则：①氧分压的正常值 80～100 mmHg，二氧化碳分压的正常值 35～45 mmHg；②氧分压低于 60 mmHg，二氧化碳分压正常，给予高流量吸氧；③氧分压低于 60 mmHg，二氧化碳分压高于 50 mmHg，给予低流量吸氧。

### （二）病情观察

①密切观察患者的病情变化，如生命体征、神志、四肢皮肤颜色的变化，防止急性大块肺栓塞引起休克、猝死。如患者突然发生呼吸急促、发汗和烦躁不安等，应及时处置并给予高流量吸氧 4～6 L/min，以纠正低氧血症，保持呼吸道通畅，观察缺氧状态是否改善，严密监护，监测生命体征，心电图、血气及血氧饱和度（SPO$_2$）变化。

②密切观察右心功能和血压的情况，胸痛时给予患侧卧位，监测呼吸、心率、血压、静脉压及血气的变化。

③及时准确记录 24 h 内的出入量。

④观察痰液的性状、颜色及量，及时留取标本。

### （三）用药护理

密切观察各种药物的效果及不良反应，如抗生素类引起各种反应，溶栓药（尿激酶）、抗凝药物（华法林、低分子肝素）引起出血现象，血管扩张药引起直立性低血压，等等。

#### 1. 应用尿激酶溶栓的护理

①绝对卧床休息，避免搬动。

②尿激酶不得用酸性液体稀释，应现配现用，在静脉灌注过程中要准确调节输液泵的灌注速度。

③注意观察患者皮肤黏膜、齿龈、胃肠道有无出血，注射部位有无血肿，避免不必要的肌内注射。静脉穿刺时尽量做到一针见血，拔针后按压时间要适当延长。

④要定时测定出凝血时间、凝血酶原时间及大便隐血试验。

⑤做好抗凝期间的自我护理指导。发现出血倾向，要及时报告医师，及时给予处理。溶栓后绝对卧床休息 1 周，1 周后可做床上活动，10 天左右下床做床边活动，勿劳累，软质饮食。

#### 2. 应用抗凝药物的护理

①给予华法林口服，低分子肝素腹壁皮下注射，这两种药物均易引起出血，因此，

用药期间应注意观察有无出血倾向，协助医生定期监测出凝血时间，凝血酶原时间一般控制在 18～24 s，国际化标准比率在 2～3 h 停用低分子肝素，注意严格遵医嘱服药，不要随意增减药物剂量，护士要告知患者预防出血的措施，如不要挖鼻，避免碰撞，不要用锋利剃须刀，保持大便通畅。

②低分子肝素腹壁皮下注射的方法：注射部位在脐左右 10 cm 范围内，注射时一手捏起皮肤，形成皱褶，另一手持针垂直刺入 1 cm，回抽无回血后方可注射药物，注射后用棉球按压。

# 第六节　原发性支气管肺癌

肺癌发生于支气管黏膜上皮，亦称支气管肺癌。肺癌一般指的是肺实质部的癌症，通常不包含其他胸膜起源的中胚层肿瘤，或者其他恶性肿瘤如类癌、恶性淋巴瘤或是转移自其他来源的肿瘤。

## 一、评估

### （一）一般评估

神志、生命体征、皮肤、饮食、睡眠、大小便等。

### （二）专科评估

评估患者有无咳嗽、咳痰、发绀、呼吸困难、疼痛、发热等。

## 二、护理要点

### （一）一般护理

#### 1. 环境

保持病室安静、舒适，保持空气流通、新鲜，保持适宜的温度和湿度，并做好患者的安全管理。

#### 2. 体位

保证患者充分休息，采取舒适卧位，呼吸困难者取患侧卧位或坐位。

### 3. 饮食和营养

给予高蛋白、高热量、高维生素、易消化的饮食,根据病情的不同采取经口食入或鼻饲,保证营养的供给。必要时酌情输血、血浆、复方氨基酸等,以增强患者的免疫力。

### 4. 基础护理

做好皮肤护理、口腔护理,协助生活护理,保持良好卫生。

### 5. 保持呼吸道通畅

①指导患者有效咳嗽、咳痰,痰液黏稠者,可给予超声雾化吸入,雾化液中加入抗生素、祛痰药和解痉平喘药,每日 2～3 次,给予拍背或振荡排痰仪,促进排痰;对意识不清或无力咳痰患者必要时可行鼻导管吸痰或支气管镜吸痰。并发肺炎者应积极抗感染治疗,出现呼吸衰竭时需机械辅助呼吸。

②氧疗护理:间断吸氧,氧流量每分钟 2～3 L,浓度 29%～33%。

### (二)病情观察

密切观察生命体征及意识的变化,肺癌晚期患者常有肿瘤不同部位的转移,引起不同症状,应注意观察并给予相应的护理。

### (三)对症护理

①疼痛护理时采取体表止痛法、注意力转移止痛法、放松止痛法,正确理解和应用三阶梯止痛方案。

②发热为肺癌的主要症状之一,应嘱患者注意保暖,做好基础护理,预防感冒。

③咳嗽者保持口腔清洁无异味,多饮水避免刺激咽喉部,咳嗽明显,痰不多者,遵医嘱适当给予镇咳药。

④咯血时,立即通知医生,同时,使患者头偏向一侧,及时清除口腔内积血防止窒息,并协助医生抢救。

### (四)化疗的护理

①化疗前选择粗直的血管,静脉给药要谨慎,防止外渗。

②按医嘱定时定量给药,掌握药物的不良反应,密切观察用药反应,及时报告医生。

③输注化疗药前后须用无药液体冲净输液管内的药液,使用精密输液器。

④严密观察血常规的变化,白细胞降至 3.5×109/L 时应暂停治疗。白细胞降至 1×109/L 时应采取紧急措施,并注意采取保护性隔离。

⑤嘱患者大量饮水。

### （五）放疗的护理

#### 1. 照射野皮肤的护理

选用全棉柔软内衣，避免粗糙衣物摩擦；照射野可用温水和柔软毛巾轻轻蘸洗，局部禁用肥皂擦洗或热水浸浴；局部皮肤禁用碘酒、乙醇等刺激性消毒剂，避免冷热刺激如热敷、冰袋等；照射区皮肤禁做注射点；忌用化妆品外涂，不可贴胶布，因氧化锌为重金属，可产生二次射线，加重皮肤放射性损伤，照射区皮肤禁涂氧化锌，同时，禁止剃毛发，宜用电剃须刀，防止损伤皮肤造成感染。勿用手抓痒或手撕脱屑，以保护皮肤，防止破损，有湿性皮炎时，应停止放疗，对症处理。

#### 2. 放射性食管炎的护理

少量多餐，进食速度宜慢，选择高蛋白、高热量、高维生素易消化饮食。

#### 3. 放射性肺炎的护理

早期给予抗生素、激素，协助进行有效的咳嗽、排痰，持续低流量吸氧。

# 第三章 循环系统疾病护理

## 第一节 心力衰竭

心力衰竭是各种心血管疾病的最严重阶段。据国内 50 家住院病例调查，心力衰竭住院率只占同期心血管病的 20%，但病死率却高达 40%。根据病变部位可分为左心衰竭、右心衰竭和全心衰竭；根据发病情况可分为急性心力衰竭和慢性心力衰竭。

### 一、慢性心力衰竭

慢性心力衰竭是各种心脏结构或功能性疾病导致心室充盈和（或）射血能力受损而引起的一组综合征。由于心室收缩功能下降，射血功能受损，心排血量不能满足机体代谢的需要，器官、组织血液灌注不足，同时，出现肺循环和（或）体循环瘀血，主要表现是呼吸困难和无力而致体力活动受限和水肿；由于心肌舒张功能障碍左心室充盈压异常增高，使肺静脉回流受阻，而导致肺循环瘀血。

#### （一）病因与诱发因素

#### 1. 病因

（1）原发性心肌损害

缺血性心肌损害，如冠心病心肌缺血和心肌梗死，心肌炎和心肌病；心肌代谢障碍性疾病，如糖尿病心肌病，其他维生素 $B_1$ 缺乏及心肌淀粉样变性。

（2）压力负荷过重

左心室压力负荷过重，常见于高血压、主动脉瓣狭窄；右心室压力负荷过重，常见于肺动脉高压、肺动脉瓣狭窄、肺栓塞。

（3）容量负荷过重

如二尖瓣、主动脉瓣关闭不全；先天性心脏病，如房室间隔缺损、动脉导管未闭。此外，伴有全身血容量增多或循环血量增多的疾病有慢性贫血、甲状腺功能亢进症。

## 2. 诱发因素

诱发因素包括感染、心律失常、生理或心理压力过大、过度疲劳、情绪激动、精神过于紧张、妊娠和分娩、血容量增加，其他原因有疾病治疗不当，如风湿性心脏瓣膜病出现了风湿活动；合并甲状腺功能亢进或贫血；不恰当停用洋地黄制剂。

### （二）临床表现

#### 1. 左心衰竭

（1）症状

①呼吸困难：左侧心力衰竭的主要症状，可表现为劳力性呼吸困难、夜间阵发性呼吸困难或端坐卧位；②咳嗽、咳痰和咯血：开始常发生于夜间，由于肺泡和支气管黏膜瘀血导致咳嗽和咳痰，坐位或立位时可减轻或消失，慢性肺瘀血、肺静脉压力升高，导致肺循环和支气管血液循环之间形成侧支，支气管黏膜下形成扩张的血管，一旦破裂可引起大咯血；③疲倦、乏力、头晕、心悸：心排血量减低，器官、组织血液灌注不足以及代偿性心率加快所致；④少尿及肾功能损害症状：可出现少尿，长期慢性肾血流量减少进一步导致血尿素氮、肌酐升高，并可伴有肾功能不全的全身症状。

（2）体征

①肺部湿性啰音：随着病情加重，肺部啰音从局限性肺底部到全肺，双肺底可闻及细湿啰音，并伴有单侧或双侧胸腔积液和双下肢水肿；②心脏体征：心脏扩大、心率快不低于 100 次 / 分，第一心音减弱心尖部可闻及 S3 奔马律，肺动脉瓣区第二心音亢进，若有瓣膜病在各听诊区可闻及杂音。

（3）辅助检查

①心电图：窦性心动过速，可见二尖瓣 P 波，V1 导联反映左心房、左心室肥厚、扩大，可有左、右束支传导阻滞和室内传导阻滞，急性、陈旧性梗死或心肌缺血，以及多种室性或室上性心律失常；②胸部 X 线检查：心影增大，心胸比例增加，左心房、左心室或全心扩大，肺瘀血，间质性肺水肿和肺泡性肺水肿，上、下腔静脉影增宽，胸腔积液；③超声心动图：可见左心房、左心室扩大或全心扩大，或有室壁瘤存在；左心室整体或节段性收缩运动严重低下，左室射血分数低于 40%，重度

心力衰竭时，反映每搏量的主动脉瓣区血流频谱降低；二尖瓣或主动脉瓣严重狭窄或反流，大量心包积液，严重肺动脉高压；④血气分析：低氧血症伴呼吸性碱中毒，少数可伴有呼吸性酸中毒。

### 2. 右心衰竭

（1）症状

①消化道症状：胃肠道及肝瘀血引起恶心、呕吐、腹胀、食欲缺乏；②劳力性呼吸困难。

（2）体征

①水肿首先出现在身体最低部位，如卧床病人背骶部、会阴或阴囊部，非卧床病人的足踝部、胫前部，为对称性压陷性水肿；重者可延及全身，出现胸、腹腔积液，同时，伴有尿量减少和体重增加；②颈静脉征：颈静脉怒张、充盈，肝颈静脉反流征阳性；③肝脏体征：肝大伴压痛，肝硬化，黄疸，腹水；④心脏体征：右心室显著扩大出现三尖瓣关闭不全的反流性杂音。

（3）检查

①心电图：P波高尖，电轴右偏、AVR 导联 R 波为主，V1 导联 R/S 高于 1，右束支阻滞等右心房、左心室肥厚扩大；②胸部 X 线：右心房、右心室扩大和肺动脉段凸（有肺动脉高压）或凹；上、下腔静脉增宽和胸腔积液症；③超声心动图：右心房、右心室扩大或增厚，肺动脉增宽和高压，二尖瓣和肺动脉狭窄或关闭不全以及心包积液，等等。

### 3. 全心衰竭

（1）症状

先有左侧心力衰竭症状，随后出现右侧心力衰竭症状，由于右心排血量下降能减轻肺瘀血或肺水肿，故左侧心力衰竭症状可随右侧心力衰竭症状出现而减轻。

（2）体征

既有左侧心力衰竭体征，又有右侧心力衰竭体征，全心衰竭时，由于右侧心力衰竭的存在，左侧心力衰竭的体征可因肺瘀血或水肿的减轻而减轻。

（3）辅助检查

①心电图：反映左心房、左心室肥厚扩大为主，或左、右心房，左、右心室均肥厚扩大及房、室性心律失常，房室传导阻滞、束支传导阻滞和室内阻滞图形，QRS 波群低电压；②胸部 X 线检查：心影增大或以左心房、左心室增大为主；可见肺瘀血、肺

水肿，上、下腔静脉增宽和胸腔积液；③超声心动图：左、右心房，左、右心室均增大或以左心房、左心室扩大为主，左心室整体和节段收缩功能低下，左室射血分数（LVEF）降低（低于40%）；④心导管检查：肺毛细血管楔压（PCWP）和中心静脉压（CVP）均增高，分别大于 18 mmHg 和 15 cmH$_2$O。

### （三）治疗原则

提高运动耐量，改善生活质量；阻止或延缓心室重构；防止心肌损害进一步加重；降低病死率。

#### 1. 基本病因治疗

控制高血压，使用药物、介入或手术改善冠心病心肌缺血，心瓣膜病换瓣手术以及先天畸形的纠治手术。

#### 2. 消除诱因

控制感染；纠正心房颤动，房颤不能及时复律应尽快控制心室率；甲状腺功能亢进症、贫血的病人注意检查并予以纠正。

#### 3. 一般治疗

①休息：控制体力活动，避免精神刺激，降低心脏的负荷；②控制钠盐摄入：但应注意在应用强效排钠利尿药时，过分严格限盐可导致低钠血症。

#### 4. 药物治疗

（1）利尿药的应用

利尿药是心力衰竭治疗中最常用的药物，常用的利尿药如下。①噻嗪类利尿药：注意补充钾盐，否则可因低血钾导致各种心律失常；②襻利尿药：以呋塞米（速尿）为代表，在排钠的同时也排钾，为强效利尿药；低血钾是这类利尿药的主要不良反应，必须注意补钾；③保钾利尿药：常用的有螺内酯（安体舒通）、氨苯蝶呢、阿米洛利。

（2）肾素、血管紧张素、醛固酮系统抑制药

①血管紧张素转化酶抑制药；②血管紧张素受体阻滞药；③醛固酮受体拮抗药。

（3）正性肌力药

①洋地黄类药物，如地高辛、洋地黄毒苷等；②非洋地黄类正性肌力药，肾上腺素能受体兴奋药。

### 5. 左心室射血分数降低的治疗

（1）药物治疗

常规合用利尿药、血管紧张素转化酶抑制药或血管紧张素受体拮抗药、β受体阻滞药、洋地黄。

（2）运动

运动锻炼可以减少神经激素系统的激活和减慢心室重塑的进程，因此建议锻炼与药物治疗相结合。

（3）心脏再同步化治疗

置入双心腔起搏装置，用同步化方式刺激右心室和左心室，从而治疗心脏的非同步收缩，缓解症状。

（4）室性心律失常与猝死的预防

采用减缓疾病进展的有效治疗方法、β受体阻滞药、醛固酮拮抗药、胺碘酮，可降低猝死和总病死率，致命性的快速心律失常病人应置入心脏复律除颤器。

（5）其他治疗方法

重组人脑利钠肽、置入性血流动力学监测装置和体内心脏支持装置、体外反搏、心肌生长因子、干细胞移植等治疗方法仍在观察和实验阶段。

### 6. 左心室射血分数正常的治疗

心力衰竭但是左心室射血分数相对或接近正常的病人多达20%～60%。无瓣膜病时，认为心室顺应性降低是这种综合征的主要原因，主要是控制对心室舒张产生重要影响的生理学因素，如血压、心率、血容量和心肌缺血，通过降低静息和运动状态心脏充盈来减轻症状。

### 7. 难治性心力衰竭的治疗

纠正引起难治性心力衰竭的原因，加强治疗措施，严格控制液体入量，给予合理足量的血管扩张药，可考虑静脉应用非洋地黄类正性肌力药物和扩血管药物以减轻症状。

### （四）护理

### 1. 评估

（1）健康史和相关因素

①一般状况：病人的年龄、性别、职业、婚姻状态、营养状况，尤其注意与现患疾

病相关疾病史和药物使用情况、过敏史、手术史、家族史；②发病特点：患者有无呼吸困难、水肿、尿少、夜间阵发性呼吸困难表现；③相关因素：包括既往史、心力衰竭病因和诱因、病情病程发展、精神状态，初步判断心功能分级以及对生活质量的影响。

（2）身体状况

第一，病情：①体温、心律、心率、有无交替脉、血压的高低、神志、精神、营养、皮肤色泽及缺氧程度；②水肿部位及程度。轻度水肿，距小腿关节以下；中度水肿，膝关节以下；重度水肿，膝关节以上，和（或）伴胸腔积液、腹水；③体位。是否平卧、半卧还是端坐；④心肺：心脏扩大，心尖冲动的位置和范围，有无心尖部舒张期奔马律、病理性杂音，双肺有无湿啰音或哮鸣音；⑤其他：有无颈静脉怒张、肝颈静脉回流征阳性，肝脏大小、质地，有无胸腹水，此外，还要特别关注电解质、血气分析。

第二，病情发展：有无劳力性呼吸困难，有无夜间憋醒、阵发性呼吸困难或端坐卧位，有无咳嗽、咳粉红色泡沫痰，有无疲乏、头晕、失眠等左心衰竭的表现；有无恶心、呕吐、食欲缺乏、腹胀、体重增加、身体低垂部位水肿等右心衰竭表现。

第三，辅助检查。

X线检查：心影大小及外形为心脏病的病因诊断提供重要的参考资料。

超声心动图：比X线更准确地提供各心腔大小变化、心瓣膜结构、功能情况以及估计心脏功能。

放射性核素检查：放射性核素心血池显影，除有助于判断心室腔大小外，以收缩末期和舒张末期的心室影像的差别计算EF值。

有创性血流动力学检查：对急性重症心力衰竭患者必要时采用漂浮导管，经静脉插管直至肺小动脉，测定各部位的压力及血液含氧量，计算心脏指数（CI）及肺小动脉楔压（PCWP），直接反映左心功能，正常时每分钟 $CI > 2.5L/m^2$，$PCWP < 12 \, mmHg$。

## 2. 护理要点及措施

（1）病情观察

①观察生命体征，心率、心律、血压、呼吸频率、节律、氧饱和度；②观察水肿的部位和程度并做好护理记录；③观察有无下肢肿胀、疼痛；④观察电解质平衡状况；⑤观察患者情绪，有无焦虑、抑郁和自杀等异常心理；⑥观察药物反应：地高辛和利尿药。

（2）并发症的观察与护理

第一，下肢静脉血栓的护理。①评估发生下肢静脉血栓的危险因素：慢性心功能不全患者长期卧床、全身水肿、活动受限是导致下肢静脉血栓的直接因素；②协助病人床上翻身，被动活动四肢、抬高下肢；③原发病无使用抗凝药禁忌证的疾病，可预防性的口服抗凝血药或皮下注射低分子肝素；④密切观察下肢血液循环，天气寒冷时注意保暖；⑤避免在下肢输液。

第二，洋地黄中毒的治疗护理。①评估发生洋地黄中毒的危险因素，老年人、心肌缺血缺氧、重度心力衰竭、低钾低镁血症、肾功能减退的病人对洋地黄较敏感；②洋地黄与奎宁丁、胺碘酮、维拉帕米、阿司匹林等药物合用可增加中毒机会，避免合用。③地高辛治疗起始和维持剂量是每日 0.125～0.25 mg，血浆药物浓度 0.5～1.0 ng/ml；④发药前数脉搏，当心率＜60 次/分或节律不规则时，应暂停服药，报告医生并注意血压、心电图的变化；⑤观察洋地黄中毒的临床表现：常见的胃肠道反应有恶性、呕吐、食欲缺乏；神经系统表现有头痛、倦怠、视物模糊、黄视、绿视和复视。最重要的心电图表现是各类的心律失常，最常见的有室性期前收缩，多呈二联或三联；⑥发生洋地黄中毒时应立即停药，低钾病人可口服或静脉补钾，停用利尿药；⑦快速纠正心律失常可用利多卡因或苯妥英钠；⑧有传导阻滞或缓慢型心律失常患者静脉注射阿托品或安装临时起搏器治疗。

## 二、急性左侧心力衰竭

急性左侧心力衰竭是由急性心脏病变引起心排血量显著、急骤降低导致的组织器官灌注不足和急性瘀血综合征，以急性肺水肿或心源性休克为主要表现。

### （一）病因与发病机制

急性左侧心力衰竭的病因是与冠心病有关的急性广泛前壁心肌梗死、乳头肌梗死断裂、室间隔破裂穿孔，感染性心内膜炎引起的瓣膜穿孔、腱锁断裂所致的瓣膜性急性反流，还有其他高血压心脏病血压急剧增高，原有心脏病的基础上快速心律失常或严重缓慢性心律失常，输液过多、过快，上述各种病因导致心脏解剖或功能的突发异常，使心排血量急剧降低和肺静脉压突然升高均可发生急性左侧心力衰竭。

### （二）临床表现

根据心脏排血功能减退的程度、速度和持续时间的不同，以及代偿功能的差别有四种不同表现。

### 1. 心源性昏厥

心脏本身排血功能减退，心排血量减少引起脑部缺血、发生短暂的意识丧失，发作持续时间数秒钟时可有四肢抽搐、呼吸暂停、发绀等表现，称为阿—斯综合征。

### 2.休克

由于心排血功能低下，导致心排血量不足而引起的休克。临床上除一般休克的表现外，多伴有心功能不全、颈静脉怒张等表现。

### 3.急性肺水肿

典型发作是突然、严重气急，伴严重呼吸困难，呼吸频率高于 30～40 次，端坐呼吸，阵阵咳嗽，口唇青紫、大汗，咳出泡沫样痰，心率增快，血压在起始时增高，以后降至正常或降低，肺啰音和端坐呼吸，血脉氧饱和度低于 90%。

### 4.心搏骤停

严重心功能不全的表现。

### （三）辅助检查

### 1.急性肺水肿

典型 X 线示蝴蝶形状大片阴影由肺门向周围扩散。

### 2.心电图

帮助确诊急性左侧心力衰竭的病因以及了解心室负荷情况。

### 3.动脉血气

评估氧合情况、通气情况、酸碱平衡和碱缺失。

### 4.NＴ～pro 血浆 B 型利钠钛

以高于 300 pg/ml 和 BNP 为 100 pg/ml 作为诊断分界线。

### （四）治疗原则

### 1.一般治疗

（1）抗感染

有针对性地选择抗生素治疗。

（2）控制血糖

根据血糖监测结果控制血糖。

（3）分解代谢产物

保证能量和氮平衡。

（4）保护肾功能

在合理治疗的情况下，实时监测肾功能。

## 2. 氧气和通气支持

开放气道，急性左心功能不全伴有低氧血症给予高流量吸氧，将氧饱和度维持在高于 95% ～ 98%；无创性通气支持有 2 种，持续气道正压通气和（或）无创性正压机械通气，在这些措施无效的情况下，予以气管插管。

## 3. 药物治疗

（1）吗啡

静脉注射 3 ～ 5 mg，必要时可重复 1 次，用药后注意观察有无呼吸抑制。

（2）血管扩张药

使用多功能重症监护设备，严密观察血压、心率、心律变化。

（3）利尿

静脉注射呋塞米后 15 ～ 30 min 观察尿量。

（4）洋地黄制剂

毛花苷 C（西地兰）静脉注射须缓慢。

### （五）护理

## 1. 评估

（1）健康史和相关因素

①一般情况：病人的年龄、性别、职业、婚姻状态、营养状况，尤其注意与现患疾病相关疾病史和药物使用情况、过敏史、手术史、家族史；②发病特点：患者有无导致急性左侧心力衰竭的病因和诱因，病情严重性以及心功能分级；③相关因素：是否合并其他脏器官功能不全的表现。

（2）身体状况

①生命体征：体温、心律、心率、血压、神志、精神、营养、皮肤色泽、尿量以及缺氧程度；②水肿部位及程度：轻度水肿小腿关节以下；中度水肿膝关节以下；重度水肿膝关节以上和（或）伴胸腔积液、腹水；③体位：半卧位或端坐卧位，减轻呼吸困难。

## 2. 护理要点及措施

第一，心理护理：由于交感神经系统兴奋性增高，呼吸困难进行性加重，病人易产生恐惧心理。医护人员在抢救病人时应保持镇静、操作熟练、忙而不乱；注意保护性医疗措施，不在患者床旁谈论病情，做好护理记录。

第二，保持环境整洁、安静，室内温度适宜，避免增加感染的可能性，限制探视人员出入。

第三，病情观察：患者劳力性或夜间阵发性呼吸困难，心率增快、乏力、尿量减少、心尖部闻及舒张期奔马律时，应及时与医师联系。出现急性肺水肿征兆，应立即救治，协助患者取端坐位，双腿下垂，肺水肿伴严重低氧血症和二氧化碳潴留，药物不能纠正者应考虑气管插管和呼吸机辅助呼吸。

第四，密切观察记录患者神志、面色、心率、心律、呼吸频率、血压、尿量、药物反应情况，检查血电解质、血气分析以及缺氧程度，持续高流量高浓度吸氧，每分钟 6～8 L，氧气湿化罐内加入 20%～30% 乙醇，病情严重者采用无气管插管通气支持，包括持续气道正压或无创正压机械通气，必要时行气管插管呼吸机辅助呼吸，通过氧疗将氧饱和度维持在 95%～98%。

第五，使用静脉留置针穿刺：迅速建立两条静脉通道，遵医嘱使用药物并观察药物不良反应。①吗啡：静脉注射 3～5 mg，用药后注意观察有无呼吸抑制；②快速利尿：静脉注射呋塞米 20～40 mg，4 小时后可重复 1 次，用后注意协助患者排尿；③血管扩张药：可采用微量输液泵控制药物速度；④洋地黄制剂：用于快速心房颤动的病人或已知有心脏扩大伴左心室收缩功能不全者，毛花苷 C 静脉注射，首次剂量是 0.4～0.8 mg；氨茶碱对解除气管痉挛有效，注意缓慢注射。

# 第二节　心律失常

## 一、窦性心律失常

### （一）窦性心动过速

成人窦房结冲动形成的速率超过每分钟 100 次，称为窦性心动过速，速率常为每分钟 101～160 次。

### 1. 常见病因

窦性心动过速的发生主要与交感神经兴奋及迷走神经张力减低有关。

（1）生理因素

正常人的体力活动、情绪激动、饱餐、饮浓茶、饮咖啡、吸烟、饮酒等，使交感神经兴奋、心率加快。

（2）病理因素

常见于心力衰竭、甲状腺功能亢进症、急性心肌梗死、休克、急性心肌炎，其他器质性心脏病及贫血、发热、感染、缺氧、自主神经功能紊乱等。

### 2. 临床表现

（1）症状和体征

①心悸或出汗、头晕、眼花、乏力，或有原发疾病的表现。

②可诱发其他心律失常或心绞痛。

（2）心电图表现

①符合窦性心律的特征。

②通常突然开始和终止。

③心率多为 100 ～ 150 次 / 分，偶有高达 200 次 / 分。

### 3. 治疗原则

①消除诱因，治疗原发病。

②对症处理。

### （二）窦性心动过缓

成人窦性心律的频率低于 60 次 / 分，称为窦性心动过缓。

### 1. 病因与发病机制

窦性心动过缓系由窦房结起搏细胞 4 相上升速度减慢、最大舒张期电位负值增大阈电位水平上移等，使窦房结自律性强度降低所致。大多通过神经（主要为迷走神经兴奋）、体液机制经心脏外神经而起作用，或是直接作用于窦房结而引起窦性心动过缓。

①生理性：在正常睡眠时，运动员白昼可在 50 次 / 分左右；夜间个别可低至 38 次 / 分左右；体力劳动者也常出现窦性心动过缓。

②迷走神经中枢兴奋性增高所致。

③反射性迷走神经兴奋。

④代谢降低。

⑤药物所致。

⑥某些传染病的极期或恢复期。

⑦电解质紊乱。

⑧消化性溃疡合并窦性心动过缓。

⑨家族性窦性心动过缓。

### 2. 临床表现

（1）症状和体征

多无自觉症状，当心率过缓出现心排血量不足时，病人可有胸闷、头晕，甚至晕厥等症状。

（2）心电图表现

①窦性 P 波，频率低于 60 次 / 分，一般不低于 40 次 / 分。24 小时动态心电图窦性心搏低于 8 万次。

②P ～ R 间期，0.12 ～ 0.25 s。

③QRS 波：正常。

### 3. 治疗原则

①窦性心动过缓如心率不低于每分钟 50 次，无症状者，无须治疗。

②如心率低于每分钟 40 次，且出现症状者可用提高心率药物（如阿托品、麻黄碱或异丙肾上腺素）。

③显著窦性心动过缓伴窦性停搏且出现晕厥者可考虑安装人工心脏起搏器。

④原发病治疗。

⑤对症、支持治疗。

### （三）窦性停搏

窦性停搏或窦性静止是指窦房结不能产生冲动。心电图表现为在较正常 P-P 间期显著长的间期内无 P 波发生，或 P 波与 QRS 波群均不出现，长的 P-P 间期与基本的窦性 P-P 间期无倍数关系。长时间的窦性停搏后，下位的潜在起搏点，如房室交界处或心室，可发出单个逸搏或逸搏性心律控制心室。过长时间的窦性停搏，并且无逸搏发生时，患者可出现黑蒙、短暂意识障碍或晕厥。

### 1. 常见病因

迷走神经张力增高或颈动脉窦过敏均可发生窦性停搏。此外，急性心肌梗死、窦房结变性与纤维化、脑血管意外等病变，应用洋地黄类药物、奎尼丁、钾盐、乙酰胆碱等药物亦可引起窦性停搏。

### 2. 临床表现

（1）症状和体征

过长时间的窦性停搏可令病人出现晕眩、视蒙或短暂意识障碍，严重者甚至发生抽搐。

（2）心电图表现

①在正常窦性心律中，突然出现显著的长间歇。

②长间歇中无 P-QRS-T 波群出现。

③长间歇的 P-P 间歇与正常的窦性 P-P 间期不成倍数。

④在长的 P-P 间歇后，可出现逸搏或逸搏心律，以房室交接区性逸搏或逸搏心律较常见，室性或房性逸搏较少见。

⑤凡遇逸搏心律这种单一心律时，应考虑持久性原发性窦性停搏的可能。

### 3. 治疗原则

（1）对症治疗

停搏时间较短时可无症状，时间较长时可发生晕厥，出现"心脑综合征"应及时抢救。

（2）积极治疗

对晕厥反复发作者可安装人工心脏起搏器。

（3）静脉注射钙剂

钙离子有助于恢复细胞膜的兴奋性，尤其是对心电图 P 波消失 QRS 波增宽者效果显著。

（4）应用异丙肾上腺素

其作用于心脏 $\beta$ 受体，提高窦房结的自律性，对抗高钾血症对窦房结的抑制作用。

## 二、房性心律失常

### （一）房性期前收缩

房性期前收缩，起源于窦房结以外心房的任何部位。各种器质性心脏病患者均可发生房性期前收缩，且经常是快速性房性心律失常出现的先兆。

## 1.临床表现

（1）症状与体征

可有不同程度的头晕、心悸、乏力。

（2）心电图表现

①期前出现的房性异位 P 波，其形态与窦性 P 波不同。

②P～R 间期在正常范围（高于 0.10 s）或有干扰性 P～R 间期延长。

③异位 P 波之后的 QRS 波与窦性 QRS 波相同，如发生差异性传导，则 QRS 波形态有变异，如异位 P 波发生过早房室交界区尚处于绝对不应期，则 P 波之后无 QRS 波称为未下传的房性期前收缩。

④代偿间歇多为不完全性。

## 2.治疗原则

通常无须治疗。当症状明显或因房性期前收缩触发室上性心动过速时，应给予治疗。吸烟、饮酒与咖啡因可诱发。治疗药物包括镇静药、$\beta$ 受体阻滞药等，亦可选用洋地黄或钙通道阻滞药。

### （二）房性心动过速

大多数伴有房室传导阻滞的阵发性房性心动过速，因自律性增高引起。

## 1.常见病因

心肌梗死、慢性肺部疾病、大量饮酒以及各种代谢障碍均可为致病原因。洋地黄中毒特别在低血清钾时易发生这种心律失常。

## 2.临床表现

（1）症状和体征

发作呈短暂、间歇或持续发生。当房室传导比率发生变动时，听诊心律不恒定，第一心音强度变化。颈静脉见到 a 波数目超过听诊心搏次数。

（2）心电图表现

①心动过速的 P 波形态和心房激动顺序不同于窦性心律。

②心房刺激不能诱发、拖带和终止心动过速，但（不总是）可被超速起搏所抑制。

③心动过速发作与终止时可出现温醒与冷却现象；异常自律性房性心动过速。

④房内传导或房室结传导延缓，甚至房室结传导阻滞不影响心动过速的存在。

⑤刺激迷走神经和静脉注射腺苷不能终止心动过速。

### 3. 治疗原则

（1）洋地黄引起者

①立即停用洋地黄。

②如血清钾不升高，首选氯化钾口服或静脉滴注氯化钾，同时，进行心电图监测，以避免出现高血钾。

③已有高血钾或不因氯化钾者，可选用普萘洛尔、苯妥英钠、普鲁卡因胺与奎尼丁。心室率不快者，仅需停用洋地黄。

（2）非洋地黄引起者

①口服或静脉注射洋地黄。

②如未能转复窦性心律，可应用奎尼丁、丙吡胺、普鲁卡因胺、普罗帕酮或胺碘酮。

### （三）心房扑动

心房扑动是指快速、规则的心房电活动。在心电图上表现为大小相等、频率快而规则（心房率一般在 240 ～ 340 次 / 分）、无等电位线的心房扑动波。心房扑动的发生常提示合并有器质性心脏病。

### 1. 常见病因

①绝大多数发生在有器质性心脏病的患者，其中以风湿性二尖瓣病变、冠心病和风湿性心脏病最为常见。

②亦可见于原发性心肌病、甲状腺功能亢进、慢性缩窄性心包炎和其他病因的心脏病。

③低温麻醉、胸腔和心脏手术后、急性感染及脑血管意外也可引起。

### 2. 发病机制

（1）异常自律性

心房内一个异位起搏点以高频率反复发出冲动，发出的冲动如有规律，即形成心房扑动；如发出的冲动不规则，或心房内有多个异位起搏点同时活动，互相竞争，则形成心房颤动。

（2）环行运动或多处微型折返学说

由于生理或病理原因使心房肌不应期长短差别显著时，冲动在房内传导可呈规则或不规则的微型环形折返，分别引起心房扑动和心房颤动。

### 3. 临床表现

（1）症状和体征

①轻者可无明显不适，或仅有心悸、心慌、乏力。

②严重者头晕、晕厥、心绞痛或心功能不全，少数患者可因心房内血栓形成脱落而引起脑栓塞。

③心室率规则，140～160次/分，伴不规则房室传导阻滞时，心室率可较慢，且不规则。

（2）心电图表现

①心房活动呈现规律的锯齿状扑动波，扑动波之间的等电线消失，在Ⅱ、Ⅲ、aVF或V1导联最为明显，常呈倒置。典型心房扑动的心房率通常为250～350次/分。

②心室率规则或不规则，取决于房室传导比率是否恒定。当心房率为300次/分，未经药物治疗时，心室率通常为150次/分（2：1房室传导）。心房率减慢至200次/分以下，房室传导比率可恢复1：1，导致心室率显著加速。预激综合征、甲状腺功能亢进症等并发之房扑，房室传导可达1：1，产生极快的心室率。不规则的心室率系由传导比率发生变化，例如，2：1与4：1传导交替所致。

③QRS波群形态正常，当出现室内差异传导或原先有束支传导阻滞时，QRS波群增宽、形态异常。

### 4. 治疗原则

①病因治疗。

②控制心室率：有器质性心脏病，尤其合并心功能不全者，首选洋地黄制剂。

③转复心律：方法有药物复律和同步直流电复律，后者效果好。药物复律常用奎尼丁或胺碘酮。

④经电生理检查选择的病人可做射频消融治疗。

⑤预防复发：常用奎尼丁、胺碘酮等。

⑥预防血栓栓塞：持续心房扑动，伴心功能不全或和二尖瓣病变、心肌病者，宜长期服华法林、阿司匹林等抗凝药物预防血栓形成。

## 三、室性心律失常

室性心律失常指起源于心室的心律失常，包括室性期前收缩（室早）、室性心动过速（室速）、心室颤动（室颤）等。

### （一）室性期前收缩

室性期前收缩指在窦性激动尚未到达之前，自心室中某一起搏点提前发生激动，引起心室除极，为常见的心律失常之一。

#### 1. 常见病因

（1）自主神经功能因素

此系室性期前收缩最常见的原因之一。当自主神经功能失调时，不论是迷走神经兴奋，还是交感神经兴奋，均可使心肌的快、慢纤维的兴奋性失去均衡，可使不应期和传导速度发生改变，引发折返性室性期前收缩。

（2）器质性心脏病

①心肌炎：室性期前收缩发生率为 34.3% ～ 81.3%。

②扩张性心肌病：室性心律失常的发生率高达 83% ～ 100%，尤其是当 EF 低于 0.40 时易诱发室性心律失常。

③急性心肌梗死：以起病最初数小时发生率最高。急性心肌梗死在监护期中室性期前收缩的检出率为 63.2%。R ～ on ～ T 型室性期前收缩是诱发快速性室性心动过速及心室颤动的先兆。

④高血压左心室肥厚：在无心功能不全时，室性期前收缩和短阵室性心动过速的发生率为 2% ～ 10%；如有心功能不全，发生率可明显增高。

⑤甲状腺功能亢进性心脏病：室性心律失常的发生率约为 14%，以室性期前收缩多见。

⑥心力衰竭：常合并各种心律失常，以室性心律失常最多见。

（3）电解质平衡失调

低血钾、低血镁。

（4）抗心律失常药

可致心律失常最常见的是洋地黄。室性期前收缩在洋地黄中毒性心律失常中最多见，亦最早出现，发生率为 50% ～ 60%。可呈频发、二联律、三联律多源性等心房颤动，伴室性期前收缩二联律、三联律是洋地黄中毒的特征性表现；双向性室性期前收缩亦是洋地黄中毒的特征。多源性或多形性室性期前收缩的出现常提示为重度洋地黄中毒。

## 2. 临床表现

（1）症状

室性期前收缩最常见的症状是心悸、心脏"停搏"感，也有无症状者。可有胸闷心前区不适、头晕、乏力，摸脉有间歇。偶发室性期前收缩，通常很少影响每分钟心排血量，当出现二联律、三联律、多源性室性期前收缩或短阵室性心动过速时，心排血量就会受到明显影响症状。

（2）心电图特征

第一，提前发生的 QRS 波群，时限通常超过 0.12 s，宽大畸形，ST 段随 T 波移位，T 波的方向与 QRS 波群主波方向相反。

第二，室性期前收缩与其前面的窦性搏动之间期（称为配对间期）恒定。

第三，室性期前收缩后出现完全性代偿间歇。

第四，室性期前收缩的类型：室性期前收缩可孤立或规律出现。二联律是指每个窦性搏动后跟随一个室性期前收缩；三联律是指每两个正常搏动后出现一个室性期前收缩；如此类推。连续发生 2 个室性期前收缩称为连发室性期前收缩；连续 3 个或以上室性期前收缩称为室性心动过速。

第五，室性并行心律：心室的异位起搏点规律地自行发放冲动，并能防止窦房结冲动入侵。其心电图表现为：①异位室性搏动与窦性搏动的配对间期不恒定；②长的两个异位搏动之间距，是最短的两个异位搏动间期的整倍数；③主导心律的冲动下传与心室异位起搏点的冲动几乎同时抵达心室，可产生室性融合波，其形态介于以上两种 QRS 波群形态之间。

## 3. 治疗

（1）室性期前收缩治疗对策

①无器质性心脏病、无明显症状者不必用药，应向患者解释清楚。

②无器质性心脏病有症状而影响工作和生活者，可先用镇静药，无效时可选用美西律、普罗帕酮；心率偏快、血压偏高者可用 $\beta$ 受体阻滞药。

③有器质性心脏病伴轻度心功能不全者：原则上只处理基础心脏病。

④有器质性心脏病并有较重的心功能不全：尤其是成对或成串的室性期前收缩患者宜选用胺碘酮、利多卡因、美西律等药。

⑤急性心肌梗死早期出现的室性期前收缩：宜静脉使用胺碘酮、利多卡因。

⑥室性期前收缩伴发于心力衰竭低血钾、洋地黄中毒、感染肺心病等情况时，应先治疗上述病因。

⑦曾有室性心动过速心室颤动发作史或在室性心动过速发作间歇期时的室性期前收缩，应选用曾对室性心动过速有效的药物来治疗室性期前收缩。

（2）治疗室性期前收缩用药方法

第一，紧急处理。

①胺碘酮：降低心源性猝死的发生率。

②利多卡因。

③$\beta$受体阻滞药：对没有血流动力学改变和房室传导阻滞的急性心肌梗死病人，常规使用$\beta$受体阻滞药，可降低早期心室颤动的发生率，可用普萘洛尔、阿替洛尔、美托洛尔、纳多洛尔等。

④维拉帕米：对特发性室性心动过速及极短联律间期型室性心动过速有显著效果，并对间歇期出现的室性期前收缩尤其是极短联律间期型室性期前收缩也有明显的疗效，并可明显减少其猝死发生率。

第二，非紧急处理（缓解症状的药物治疗）。①$\beta$受体阻滞药：普萘洛尔、阿替洛尔、美托洛尔，可使心率减慢；如心率低于55次/分应减量至停药；长期使用$\beta$受体阻滞药时不应突然停药，以免产生停药综合征；②钙拮抗药：维拉帕米（异搏定）；③美西律（慢心律）；④普罗帕酮（心律平）；⑤胺碘酮。

第三，射频消融治疗：对药物治疗无效的顽固性室性期前收缩症状明显者可考虑。适应证：①无器质性心脏病；②急性心肌缺血；③慢性心脏病变。

### （二）室性心动过速

室性心动过速是指起源于希氏束分叉处以下的3～5个以上宽大畸形QRS波组成的心动过速。与阵发性室上性心动过速相似，但症状比较严重。小儿烦躁不安、苍白、呼吸急促；年长者可诉心悸、心前区疼痛，严重病例可有晕厥、休克、充血性心力衰竭等。发作持续24 h以上者，则可发生显著的血流动力学改变。体检发现心率增快，常在150次/分以上，节律整齐，心音可有强弱不等现象。

### 1. 常见病因

室性心动过速常发生于各种器质性心脏病患者，最常见为冠心病。可由心脏手术、心导管检查、严重心肌炎、先天性心脏病、感染、缺氧、电解质紊乱等原因引起。

## 2. 临床表现

（1）症状

①轻者可无自觉症状或仅有心悸、胸闷、乏力、头晕、出汗。

②重者发绀、气促、晕厥、低血压、休克、急性心力衰竭、心绞痛，甚至衍变为心室颤动而猝死。

③快而略不规则的心律，心率多在 120～200 次 / 分，心尖区第一心音强度不等，可有第一心音分裂，颈静脉搏动与心搏可不一致，偶可见"大炮波"。

（2）心电图表现

第一，心室率常在 150～250 次 / 分，QRS 波宽大畸形，时限增宽。

第二，T 波方向与 QRS 主波相反，P 波与 QRS 波之间无固定关系。

第三，Q～T 间期多正常，可伴有 Q～T 间期延长，多见于多形室速。

第四，心电图特征：① 3 个或以上的室性期前收缩连续出现；② QRS 波群形态畸形，时限超过 0.12 秒，ST～T 波方向与 QRS 波群主方向相反；③心室率通常为 100～250 次 / 分，心律规律，但亦可不规律；④心房独立活动与 QRS 波群无固定关系，形成室房分离，偶尔个别或者所有心室激动逆传夺获心房；⑤通常发作突然开始；⑥心室夺获与室性融合波，室速发作时少数室上性冲动可下传心室，产生心室夺获，表现为在 P 波之后，突前发生一次正常的 QRS 波群。

## 3. 治疗原则

①利多卡因 0.5～1.0 mg/kg，经静脉滴注或缓慢推注。必要时可每隔 10～30 min 重复，总量不超过 5 mg/kg。此药能控制心动过速，但作用时间很短，剂量过大能引起惊厥、传导阻滞等毒性反应。

②伴有血压下降或心力衰竭者首选同步直流电击复律（每秒钟 1～2 J/kg），转复后再用利多卡因维持。预防复发可用口服普罗帕酮、美西律、莫雷西嗪。

③对多型性室速伴 Q～T 间期延长，如为先天性因素，则首选 $\beta$ 受体阻滞药，禁忌 Ⅰa、Ⅰc 及Ⅲ类药物和异丙基肾上腺素。而后天性因素所致者，可选用异丙肾上腺素，必要时可试用利多卡因。

④预防复发的首要步骤为去除病因，如治疗心肌缺血，纠正水、电解质平衡紊乱，治疗低血压、低血钾，治疗充血性心力衰竭等有助于减少室速发作的次数。

### （三）心室扑动与心室颤动

心室扑动和心室颤动分别为心室肌快而微弱的收缩或不协调的快速乱颤，其结果是心脏无排血，心音和脉搏消失，心、脑等器官和周围组织血液灌注停止，阿一斯综合征发作和猝死。

心室颤动是导致心源性猝死的严重心律失常，也是临终前循环衰竭的心律改变；而心室扑动则为心室颤动的前奏。

### 1. 常见病因

①冠心病，尤其是发生不稳定型心绞痛、急性心肌梗死、心功能不全和（或）室壁瘤以及急性心肌梗死后 6 个月内的患者。

②原发性扩张型和肥厚型心肌病。

③瓣膜病，尤其是主动脉瓣狭窄或关闭不全合并心绞痛或心功能不全的患者。

④洋地黄药物过量等。

### 2. 临床表现

临终前心室颤动一般难以逆转，突然意外地发生于无循环衰竭基础的原发性心室颤动，可呈短阵或持久发作，给药及时且治疗恰当的，有长期存活的可能。心电图示 P ～ QRS ～ T 波群消失，代之以 150 ～ 250 次 / 分振幅较大而规则的心室扑动波，或 500 次 / 分振幅大小不一且不规则的心室颤动波。

### 3. 治疗

①防治其病因。

②用 24 h 动态心电图监测室性心律失常，或以心电图运动负荷试验或临床电生理技术诱发室性快速心律失常，以识别有发生原发性室颤的高危险的患者。

③应用抗心律失常药物消除室速、减少复杂性室性期前收缩（如室性期前收缩连发、多源性室性期前收缩、R 在 T 上型的室性期前收缩）。以动态心电图、心电图运动负荷试验、临床电生理技术或血药浓度评价疗效。

④用起搏器或手术治疗慢性反复发作的持久性室速或预激综合征伴心室率快速的房颤、房扑患者。

⑤做冠状动脉旁路移植术，或经皮冠状动脉球囊扩张术、旋切术、旋磨术、激光

消融术、支架放置术等以改善心肌供血;室壁膨胀瘤及其边缘部内膜下组织切除,以切断室性心律失常的折返途径。

⑥急性心肌梗死后长期应用$\beta$受体阻滞药。

## 四、心律失常的介入治疗及护理

心脏电复律指在严重快速型心律失常时,用外加的高能量脉冲电流通过心脏,使全部或大部分心肌细胞在瞬间同时除极,造成心脏短暂的电活动停止,然后由最高自律性的起搏点(通常为窦房结)重新主导心脏节律的治疗过程。在心室颤动时的电复律治疗也常被称为电击除颤。

### 1. 电复律分类

(1)同步电复律

同步触发装置能利用病人心电图中 R 波来触发放电,使电流仅在心动周期的绝对不应期中发放,避免诱发心室颤动,可用于转复心室颤动以外的各类异位性快速心律失常,称为同步电复律。

(2)非同步电复律

非同步触发装置则可在任何时间放电,用于转复心室颤动,称为非同步电复律。仅用于心室颤动,此时病人神志多已丧失。立即将电极板涂布导电糊或垫以生理盐水浸湿的纱布分置于胸骨右缘第 2 ~ 3 肋间和左背或胸前部心尖区,充电到功率达 300 J 左右,将电极板导线接在电复律器的输出端,非同步放电,此时病人身躯和四肢抽动一下,通过心电示波器观察病人的心律是否转为窦性。

### 2. 电复律并发症

①心律失常:电击后有时可再现频发性期前收缩,甚至心室颤动,此时应立即加以处理,前者可用利多卡因,后者即行直流电非同步除颤。

②电击后,偶可出现肺循环及大循环的栓塞。

③约有 3% 的病人于电击后出现心肌损伤,甚至再现心肌梗死之图形,可持续数月,特别是在使用高能量电击时,最易发生此现象。

④偶可发生心脏停搏。

## 第三节　冠心病

### 一、心绞痛

心绞痛是冠状动脉供血不足，导致心肌急剧的、暂时的缺血与缺氧所引起的临床综合征。其特点为阵发性的前胸压榨性疼痛感觉，主要位于胸骨后部，可放射至心前区和左上肢，常发生于劳动或情绪激动时，持续数分钟，休息或用硝酸酯制剂后消失。

#### （一）评估

#### 1. 一般评估

神志、生命体征、生活方式等。

#### 2. 专科评估

心前区疼痛的部位及性质、持续时间、发作诱因及发作时间。

#### （二）护理要点

#### 1. 一般护理

（1）吸氧

给予氧气吸入每分钟 2～4 L，增加血液中的氧含量，利于缓解心绞痛。

（2）休息和活动

心绞痛发作时立即停止活动，卧床休息。指导患者适当活动，活动的强度以不诱发心绞痛的发作为限度。

（3）饮食护理

低盐、低脂、低胆固醇饮食。忌饱餐和刺激性食物，以免诱发心绞痛。

#### 2. 病情观察

（1）疼痛部位

常见于胸骨中段或上段之后，其次为心前区，有手掌大小范围，界限不是很清楚，可放射至颈、咽部、左肩与左臂内侧。

（2）疼痛性质

突发的胸痛，常呈压榨、紧缩感、窒息感，常使患者停止原有动作。

（3）疼痛持续时间

疼痛出现后常逐渐加重 3 ～ 5 min 逐渐消失，可数天或数周发作一次，也可一天内多次发作。

（4）诱发因素

多发于体力劳动、情绪激动、饱餐、受寒冷刺激等情况下。

（5）缓解方式

休息或含服硝酸甘油后可缓解。

### 3. 用药护理

（1）硝酸酯类

应用硝酸酯类药物可出现面部潮红、头部胀痛、头晕、心悸等症状，服用时宜坐位或卧位，以免引起直立性低血压。

（2）$\beta$ 受体拮抗药

服用时监测心率和脉率的变化，若小于每分钟 50 次时应立即停用。

（3）钙通道阻滞药

须严密观察药物不良反应，如下肢水肿、头晕、头痛、失眠等。

硝酸甘油：①含服时，外出可随身携带，避光保存，开瓶后有效期为 6 个月；胸痛发作时每隔 5 分钟舌下含服 0.5 mg，如疼痛持续 15 ～ 30 min 仍未缓解（或连续含服 3 片后），应警惕急性心肌梗死的发生；含服后最好平卧位，必要时吸氧；②静脉滴注时，监测患者心率、血压的变化，掌握好用药浓度和输液速度，防止低血压的发生；青光眼、低血压时忌用。

## 二、心肌梗死

心肌梗死是指在冠状动脉病变的基础上，供应心肌某一节段的冠状动脉血流急剧减少或中断，而引起相应心肌的缺血性坏死。临床表现为持续而剧烈的胸痛、特征性心电图动态演变、心肌酶增高，可发生心律失常、心力衰竭或心源性休克。

### （一）评估

### 1. 一般评估

神志、生命体征等。

## 2. 专科评估

疼痛的部位及性质，面色苍白、皮肤发冷或出汗，发作诱因及发作时间等。

### （二）护理要点

#### 1. 一般护理

（1）吸氧

给予间断或持续性吸氧每分钟 2～4 L，以增加心肌氧的供应。

（2）休息与活动

发病 24 h 内绝对卧床休息，第 1 周生命体征平稳可协助患者进行床上洗漱，使用床边便椅，在床上进行轻微的四肢活动，第 2～3 周可在病区内缓慢行走，独立上厕所。

（3）饮食护理

发作时应禁食，缓解时给予低热量、低脂、低盐、低胆固醇、少产气的食物，少食多餐，避免过饱。

#### 2. 病情观察

（1）先兆症状

患者在发病前数日有乏力、胸部不适，活动时心悸、气急、心绞痛等前驱症状。

（2）疼痛

为最早出现的症状，疼痛部位和性质与心绞痛相似，但常发生在安静或睡眠时，疼痛程度更重，范围更广，持续时间较长，休息和含服硝酸甘油多不能缓解。

（3）急性期的护理

患者入住监护病房连续心电监护，严密监测生命体征的变化，详细记录患者监护情况，随时监测心肌酶谱及电解质的变化，备抢救车和除颤器于患者床旁。

（4）并发症

心脏破裂、心律失常、栓塞、心室壁瘤等。

#### 3. 用药护理

（1）溶栓药物

溶栓药物的共同不良反应为：易造成组织或器官出血，使用前应详细询问患者有无出血病史及近期有无出血倾向或潜在的出血危险。如常用的尿激酶（UK），应用时须保证药物在 30 min 内滴完。

（2）抗凝药物

有肝素或低分子肝素、阿司匹林、华法林等，用药期间均应密切观察患者的出血情况，如牙龈出血、血尿等。

# 第四节　原发性高血压

原发性高血压是以血压升高为主要临床表现，伴或不伴有多种血管危险因素的综合征，通常简称为高血压病。原发性高血压是临床常见的心血管疾病之一，也是多种心、脑血管疾病的重要危险因素，长期高血压状态可影响重要脏器如心、脑、肾的结构与功能，最终导致这些器官的功能衰竭。原发性高血压应与继发性高血压相区别，后者约占5%，其血压升高只是某些疾病的临床表现之一，如能及时治疗原发病，血压可恢复正常。

## 一、病因与发病机制

原发性高血压为多因素疾病，是在一定的遗传易感性基础上，多种后天环境因素综合作用的结果。一般认为，遗传因素占40%，环境因素约占60%。

### （一）病因

#### 1. 遗传因素

本病有较明显的家族聚集性，约60%高血压患者可询问到有高血压家族史。双亲均有高血压的正常血压子女，成年后发生高血压的比例增高。这些均提示本病是一种多基因遗传病，有遗传学基础或伴有遗传生化异常。

#### 2. 环境因素

（1）饮食

人群中钠盐（氯化钠）摄入量与血压水平和高血压患病率呈正相关，而钾盐摄入量与血压水平呈负相关。高钠、低钾膳食是我国大多数高血压患者发病的主要危险因素。但改变钠盐摄入并不能影响所有病人的血压水平，摄盐过多导致血压升高主要见于对盐敏感的人群中。低钙、高蛋白质摄入、饮食中饱和脂肪酸与不饱和脂肪酸比值较高也属于升压饮食。吸烟、过量饮酒或长期少量饮酒也与血压水平线性相关。

（2）超重与肥胖

超重与肥胖是血压升高的另一重要危险因素。身体脂肪含量、体重指数（BMI）与血压水平呈正相关。BMI 不低于 24 $kg/m^2$ 者发生高血压的风险是正常体重指数者的 3～4倍。身体脂肪的分布与高血压发生也相关，腹部脂肪聚集越多，血压水平就越高。腰围男性不低于 90 cm，女性不低于 85 cm，发生高血压的危险比正常腰围者大 4 倍以上。

（3）精神应激

人在长期精神紧张、压力、焦虑或环境噪声、视觉刺激下也可引起高血压，因此，城市脑力劳动者高血压患病率超过体力劳动者，从事精神紧张度高的职业和长期在噪声环境中工作者患高血压较多。

### 3. 其他因素

服用避孕药、阻塞性睡眠呼吸暂停综合征（SAHS）也与高血压的发生有关。口服避孕药引起的高血压一般为轻度，并且停药后可逆转。SAHS 患者 50% 有高血压。

### （二）发病机制

高血压的发病机制，即遗传与环境通过什么途径和环节升高血压，至今还没有一个完整统一的认识。高血压的血流动力学特征主要是总外周阻力相对或绝对增高。从总外周血管阻力增高出发，目前，高血压的发病机制较集中在以下几个环节：

### 1. 交感神经系统亢进

长期反复的精神应激使大脑皮质兴奋、抑制平衡的功能失调，导致交感神经系统活性亢进，血浆儿茶酚胺浓度升高，从而使小动脉收缩，周围血管阻力增强，血压上升。

### 2. 肾性水钠潴留

各种原因引起肾性水钠潴留，机体为避免心排血量增高使器官组织过度灌注，则通过血流自身调节机制使全身阻力小动脉收缩增强，而致总外周血管阻力和血压升高。也可能通过排钠激素分泌释放增加，例如，内源性类洋地黄物质，在排泄水钠的同时使外周血管阻力增高。

### 3. 肾素—血管紧张素—醛固酮系统（RAAS）激活

肾脏球旁细胞分泌的肾素可激活肝脏合成的血管紧张素原（AGT）转变为血管紧张素 I（ATI），后者经过肺、肾等组织时在血管紧张素转换酶（ACE，又称激肽酶 U）的活化作用下转化成血管紧张素 U（ATU）。后者还可在酶的作用下转化成 ATIB。此外，脑、心脏、肾、肾上腺、动脉等多种器官组织可局部合成 ATU、醛固酮，成为组织 RAAS 系统。ATU 是 RAAS 的主要效应物质，它作用于血管紧张素Ⅱ受体（ATQ），使小动脉平滑肌收缩；可刺激肾上腺皮质球状带分泌醛固酮，引起水钠潴留；通过交感神经末梢突触前膜的正反馈使去甲肾上腺素分泌增加而升高血压。总之，RAAS 过度激活将导致高血压的产生。

### 4. 细胞膜离子转运异常

血管平滑肌细胞有许多特异性的离子通道、载体和酶，组成细胞膜离子转运系统，维持细胞内外钠、钾、钙离子浓度的动态平衡。遗传性或获得性细胞离子转运异常，可导致细胞内钠、钙离子浓度升高，膜电位降低，激活平滑肌细胞兴奋—收缩耦联，使血管收缩反应性增强和平滑肌细胞增生与肥大，血管阻力增高。

### 5. 胰岛素抵抗

大多数高血压病人空腹胰岛素水平增高，而糖耐量有不同程度降低，提示有胰岛素抵抗现象。胰岛素抵抗致血压升高的机制可能是胰岛素水平增高：①肾小管对钠的重吸收增加；②增强交感神经活动；③使细胞内钠、钙浓度增加；④刺激血管壁增生肥厚。

## 二、病理

小动脉病变是本病最重要的病理改变，早期是全身小动脉痉挛，长期反复的痉挛最终导致血管壁的重构，即管壁纤维化，变硬，管腔狭窄，导致重要靶器官如心、脑、肾、视网膜组织缺血损伤。高血压后期可促进动脉粥样硬化的形成及发展，该病变主要累及体循环大、中动脉而致主动脉夹层或冠心病。全身小动脉管腔狭窄导致外周血管阻力持续上升引起的心脏结构改变，主要是左心室肥厚和扩大。

## 三、临床表现

根据起病和病情进展的缓急及病程的长短，原发性高血压可分为两型：缓进型和急进性。前者又称良性高血压，绝大部分患者属于此型；后者又称恶性高血压，仅占患病率的 1% ～ 5%。

### （一）缓进型（或良性）高血压

### 1. 临床特点

缓进型高血压多在中年以后起病，有家族史者发病可较早。起病多数隐匿，病情发展慢，病程长。早期患者血压波动，血压时高时正常，在劳累、精神紧张、情绪波动时易有血压升高。休息、去除上述因素后，血压常可降至正常。随着病情的发展，血压可趋向持续性升高或波动幅度变小。患者的主观症状和血压升高的程度可不一致，约半数患者无明显症状，只是在体检或因其他疾病就医时才发现有高血压，少数患者则在发生心、脑、肾等器官的并发症时才明确高血压的诊断。

### 2. 症状

早期患者由于血压波动幅度大，可有较多症状。而在长期高血压后即使在血压水平较高时也可无明显症状。因此，无论有无症状，都应定期检测患者的血压。

（1）神经精神系统表现

头痛、头晕和头涨是高血压常见的神经系统症状，也可有头枕部或颈项扳紧感。高血压直接引起的头痛多发生在早晨，位于前额、枕部或颞部。经降压药物治疗后头痛可减轻。高血压引起的头晕可为暂时性或持续性，伴有眩晕者较少，与内耳迷路血管障碍有关，经降压药物治疗后症状可减轻。但要注意有时血压下降得过快过多也可引起头晕。部分患者有乏力、失眠、工作能力下降等。

（2）靶器官受损的并发症

①脑血管病：包括缺血性脑梗死、脑出血。

②心脏：出现高血压性心脏病（左心室肥厚、扩张）、冠心病、心力衰竭。

③肾脏：长期高血压致肾小动脉硬化，肾功能减退，称为高血压肾病，晚期出现肾功能衰竭。

④其他：主动脉夹层、眼底损害。

### 3. 体征

听诊可闻及主动脉瓣区第二心音亢进、主动脉瓣区收缩期杂音（主动脉扩张致相对主动脉瓣狭窄）。长期高血压可有左心室肥厚，体检心界向左下扩大。左心室扩大致相对二尖瓣关闭不全时心尖区可闻及杂音及第四心音。

### （二）急进型（或恶性）高血压

此型多见于年轻人，起病急骤，进展迅速，典型表现为血压显著升高，舒张压持续2130 mmHg。头痛且较剧烈、头晕、视力模糊、心悸、气促等。肾损害最为突出，有持续蛋白尿、血尿与管型尿。眼底检查有出血、渗出和乳头水肿。如不及时有效降压治疗，预后很差，常死于肾衰竭，少数因脑卒中或心力衰竭而死亡。

### （三）高血压危象

在紧张、疲劳、寒冷、嗜铬细胞瘤发作、突然停服降压药等诱因下，全身小动脉发生暂时性强烈痉挛，周围血管阻力明显增加，血压急剧上升，累及靶器官缺血而产生一系列急诊临床症状，称为高血压危象。在高血压早期与晚期均可发生。临床表现血压显著升高，以收缩压突然升高为主，舒张压也可升高。心率增快，可大于 110 次 /min。患者出现头痛、烦躁、多汗、尿频、眩晕、耳鸣、恶心、呕吐、心悸、气急及视力模糊等症状。每次发作历时短暂，持续几分钟至数小时，偶可达数日，去除诱因或及时降压，症状可逆转，但易复发。

### （四）高血压脑病

产生的机制可能是由于过高的血压突破了脑血流自动调节范围，导致脑部小动脉由收缩转为被动性扩张，脑组织血流灌注过多引起脑水肿。临床表现除血压升高外，有脑水肿和颅内高压，表现为弥漫性剧烈头痛、呕吐，继而烦躁不安、视力模糊、黑蒙、心动过缓、嗜睡甚至昏迷。如发生局限性脑实质损害，可出现定位体征，如失语、偏瘫和病理反射等。眼底检查视盘水肿、渗出和出血。颅部 CT 检查无出血灶或梗死灶。经积极降压治疗后临床症状和体征消失，一般不会遗留脑损害的后遗症。

## 四、辅助检查

### （一）实验室检查

检查血常规、尿常规、肾功能、血糖、血脂分析、血尿酸等，可发现高血压对靶器官损害情况。

### （二）心电图

可见左心室肥大、劳损。

### （三）X 线检查

可见主动脉弓迂曲延长，左室增大，出现心力衰竭时肺野可有相应的变化。

### （四）超声心动图

了解心室壁厚度、心腔大小、心脏收缩和舒张功能、瓣膜情况等。

### （五）眼底检查

有助于对高血压严重程度的了解，目前采用 Keith-Wagener 分级法，其分级标准如下：Ⅰ级，视网膜动脉变细，反光增强；Ⅱ级，视网膜动脉狭窄，动静脉交叉压迫；Ⅲ级，眼底出血或棉絮状渗出；Ⅳ级，视神经盘水肿。

## （六）24 h 动态血压监测

有助于判断高血压的严重程度，了解其血压变异性和血压昼夜节律；指导降压治疗和评价降压药物疗效。

## 五、诊断要点

### （一）高血压诊断

主要依据诊室血压，采用经核准的水银柱或电子血压计，测量安静休息坐位时上臂肱动脉部位血压。在未使用降压药的情况下，非同日（一般间隔 2 周）3 次测量血压，收缩压不低于 140 mmHg 和（或）舒张压不低于 90 mmHg 即诊断为高血压。收缩压不低于 140 mmHg 和舒张压＜ 90 mmHg 为单纯收缩期高血压。患者既往有高血压病史，目前正在使用降压药，血压虽然低于 140/90 mmHg，也诊断为高血压。根据血压升高的水平，可进一步分为高血压 1、2、3 级。排除继发性高血压。

### （二）高血压的危险分层

高血压病的严重程度并不单纯与血压的高度成正比，必须结合患者所具有的心血管疾病危险因素、靶器官的损害及并存的临床情况做出全面的评价。

#### 1. 心血管疾病危险因素

①高血压 1 ～ 3 级；②吸烟；③男性大于 55 岁，女性大于 65 岁；④糖耐量异常和（或）空腹血糖升高；⑤血脂异常；⑥早发心血管疾病家族史（一级亲属发病年龄女性小于 50 岁）；⑦腹型肥胖（腰围：男性不低于 90 cm，女性不低于 85 cm）或肥胖（BMI 不低于 28 kg/m$^2$）。

#### 2. 靶器官损害

①左心室肥厚（心电图或超声心动图）；②蛋白尿和（或）血肌酐轻度升高；③超声或 X 线证实有动脉粥样硬化斑块（颈、器、股或主动脉）；④视网膜动脉局灶或广泛狭窄；⑤颈、股动脉脉搏波速度高于 12 m/s（选择使用）；⑥踝 / 臂血压指数低于 0.9（选择使用）。

#### 3. 并存临床情况

①心脏疾病：心肌梗死、心绞痛、冠状动脉血运重建术后、心力衰竭；②脑血管疾病：脑出血、缺血性脑卒中、短暂性脑缺血发作；③肾脏疾病：糖尿病肾病、肾功能受损；蛋白尿＞ 300 mg/24 h；④血管疾病：主动脉夹层、外周血管病；⑤视网膜病变：出血或渗出、视盘水肿；⑥糖尿病：空腹血糖不低于 7.0 mmol/L，餐后血

糖不低于 ll.1 mmol/L。

## 六、治疗要点

### （一）治疗目的

高血压治疗的最终目的是降低高血压水平，减少高血压患者心、脑血管病的发病率和死亡率。

### （二）血压控制目标

采取综合治疗措施（干预患者存在的危险因素或并存的临床情况），将血压降到患者能耐受的水平，目前主张一般高血压患者血压控制目标值至 140/90 mmHg 以下，血压达标时间 4 ～ 12 周。65 岁或以上的老年人单纯收缩期高血压的降压目标水平是收缩压（SBP）140 ～ 150 mmHg，舒张压（DBP）低于 90 mmHg 但不低于 65 ～ 70 mmHg。老年人对药物耐受性差，血压达标时间可适当延长。伴有糖尿病、慢性肾脏病、病情稳定的冠心病或脑血管疾病的高血压患者，治疗更应个体化，一般血压控制目标值低于 130/80 mmHg。

### （三）治疗内容

包括非药物治疗和药物治疗两大类。

#### 1. 非药物治疗

即改变不良的生活方式，是治疗高血压的首要和基本措施，对全部高血压病患者均适用。

#### 2. 药物治疗

凡高血压 2 级或以上病人；高血压合并糖尿病，或者已有心、脑、肾靶器官损害和并发症的病人；血压持续升高 6 个月以上，非药物治疗手段仍不能有效控制血压者，必须使用降压药物治疗。

（1）常用降压药

目前常用降压药物可归纳为 5 类，即利尿剂、$\beta$ 受体阻滞剂、钙通道阻滞剂、血管紧张素转换酶抑制剂及血管紧张素 II 受体拮抗剂。$\alpha$ 受体阻滞剂或其他中枢性降压药有时亦可用于某些高血压患者。

（2）用药原则

概括为"小剂量开始，联合用药，优先选用长效降压药，个体化降压，降压达标，长期维持"。

小剂量：选用的降压药应从小剂量开始，逐步递增剂量，达到满意血压水平所需药物的种类与剂量后进行长期维持降压治疗。

推荐应用长效制剂：可以有效控制夜间血压和晨峰血压，减少血压的波动，降低主要心血管事件的发生危险和防治靶器官损害，并提高用药的依从性。

联合用药：增强降压疗效又减少不良反应，在低剂量单药降压效果不理想时，可以采用两种或多种药物联合治疗。

个体化：根据患者具体情况和耐受性及个人意愿或长期经济承受能力，选择适合患者的降压药。

（3）常见药物组合

目前优先推荐的 2 种降压药物联合治疗方案是二氢吡啶类钙通道阻滞剂（D～CCB）与 ARB/ACEI；ARB/ACEI/D～CCB 与噻嗪类利尿剂；D～CCB 与 $\beta$ 受体阻滞剂。3 种降压药物合理的联合治疗方案除有禁忌证外必须包含利尿剂。

### 3. 高血压急症的治疗

高血压急症是指短时期内（数小时或数天）血压急骤升高，收缩压高于 200 mmHg 和（或）舒张压高于 130 mmHg，同时，伴有心、脑、肾、视网膜等重要的靶器官功能损害的一种严重危及生命的临床综合征，其发生率占高血压患者的 5% 左右。

（1）一般处理

高血压急症的护理措施内容。

（2）迅速降压

静脉给予适宜有效的降压药物，并加强血压监测。

（3）控制性降压

短时间血压骤降，可能造成重要器官的血流灌注明显减少，应采取逐步控制性降压的方式，即开始的 24 h 内血压降低 20%～25%，再将血压逐步降到适宜水平，48 h 内血压不低于 160/100 mmHg。

（4）降压药物选择

①硝普钠：首选药物，适用于大多数高血压急症；为动脉和静脉扩张剂，可即刻起效，静滴停止后作用持续时间 1～2 min；剂量 0.25～10 $\mu g$ / (kg•min)；②其他：硝酸甘油、尼卡地平、地尔硫章、拉贝洛尔、乌拉地尔、酚妥拉明可根据病情选择使用。

（5）降低颅内压

有高血压脑病时宜给予脱水剂，如甘露醇，或选择快速利尿剂如呋塞米静注。

（6）镇静止痉

伴烦躁、抽搐者应用地西泮、巴比妥类药物肌注或水合氯醛灌肠。

## 七、主要护理诊断 / 问题

①疼痛：头痛与血压升高有关。

②有受伤的危险与头晕、视力模糊、意识改变或发生直立性低血压有关。

③潜在并发症：高血压急症。

④营养失调：高于机体需要量与摄入过多、缺少运动有关。

⑤焦虑：与血压控制不满意、已发生并发症有关。

⑥知识缺乏：缺乏疾病预防、保健知识和高血压用药知识。

## 八、护理措施

### （一）休息与活动

高血压初期可不限制一般的体力活动，但应避免重体力劳动，保证充足的睡眠。血压较高、症状频繁或有并发症的患者应多卧床休息，避免体力或脑力过度兴奋。

### （二）病情观察

观察患者头痛情况，如疼痛程度、持续时间，是否伴有头晕、耳鸣、恶心、呕吐等症状。一旦发现血压急剧升高、剧烈头痛、呕吐、大汗、视力模糊、面色及神志改变、肢体运动障碍等症状，立即通知医生。

### （三）对症护理

#### 1. 头痛

及时进行头痛原因解释，指导使用放松方法，如听柔和音乐法、缓慢呼吸等。协助病人卧床休息，抬高床头，改变体位的动作应缓慢。保持病室安静，减少声光刺激，限制探视人员。遵医嘱使用降压药，并半小时后监测血压。症状缓解后告知病人平时避免劳累、情绪激动、精神紧张、环境嘈杂等不良因素；教会患者及家属采取肩颈部按摩及放松等技巧，以改善头痛。

### 2. 视力模糊

保证病人安全，应清除活动范围内的障碍物，保持地面干燥、室内光线良好。外出时有人陪伴。

### 3. 体位性低血压

又称直立性低血压，是由于体位的改变，如从平卧位突然转为直立，或长时间站立发生的脑供血不足引起的低血压。通常认为，在改变体位为直立位的 3 min 内，收缩压下降高于 20 mmHg 或舒张压下降高于 10 mmHg，同时伴有肢软乏力、头晕目眩、站立不稳、视物模糊、心悸、出汗、恶心、呕吐等，即为体位性低血压。措施：①告知患者直立性低血压的表现。应特别注意在联合用药、服首剂药物或加量时容易发生体位性低血压，服药后不要突然站起，最好静卧 1 ～ 2 h 再缓慢起床活动；②指导患者预防体位性低血压的方法：避免长时间站立，尤其是在服药后最初几个小时；改变姿势，特别是从卧、坐位起立时，动作宜缓慢；服药时间可选在平静休息时，服药后继续休息片刻再活动；如有睡前服药，夜间起床排尿时应注意体位性低血压的发生；大量出汗、热水浴或蒸汽浴、饮酒等都是发生体位性低血压的诱因，应该注意避免；③发生体位性低血压时可平卧并抬高下肢，以促进下肢血液回流。

### 4. 高血压急症

①患者绝对卧床休息，抬高床头，避免一切不良刺激和不必要的活动，协助生活护理；②保持呼吸道通畅：有抽搐者用牙垫置于上下磨牙间防止舌咬伤；呕吐时头偏向一侧，以防止误吸；呼吸道分泌物较多但患者无法自行排出时，应及时用吸引器吸出；③吸氧 4 ～ 5 U/min，连接床边心电监护仪，实时监测心电、血压、呼吸；④安定患者情绪，必要时用镇静剂；⑤迅速建立静脉通路，遵医嘱应用降压药物，尽早将血压降至安全范围；⑥严密观察病情：定时观察并记录生命体征、神志、瞳孔、尿量，特别注意避免出现血压骤降；观察患者头痛、烦躁等症状有无减轻，有无肢体麻木、活动不灵、语言不清、嗜睡等情况；⑦硝普钠使用注意事项：本药对光敏感，溶液稳定性较差，滴注溶液应现配现用并注意避光。新配溶液为淡棕色，如变为暗棕色、橙色或蓝色应弃去重新配制。溶液内不宜加入其他药品，应单独使用一条静脉通路，以微量泵控制注入滴速，若静脉滴注已达 10 Mg/（kg•min），经 10 min 降压仍不满意，应通知医生考虑停用本药，更换降压药。持续静脉滴注一般不超过 72 h，以免发生氰化物中毒。

## （四）用药护理

遵医嘱应用降压药物，测量血压的变化以判断疗效，观察药物不良反应。

# 第五节　心脏瓣膜病

心脏瓣膜病是心脏瓣膜及其附属结构因各种原因造成的以瓣膜增厚、粘连、纤维化、缩短为主要病理改变，以单个或多个瓣膜狭窄和（或）关闭不全为主要临床表现的一组心脏病。若瓣膜互相粘连、增厚、变硬、畸形致瓣膜开放受到限制，从而阻碍血液流通，称瓣膜狭窄；若瓣膜因增厚、缩短，以致不能完全闭合，导致部分血液反流，则称瓣膜关闭不全。二尖瓣最常受累，其次为主动脉瓣；若两个或两个以上瓣膜同时累及，临床上称为多瓣膜病。

引起本病的病因有炎症、黏液瘤样变性、退行性改变、先天性畸形、缺血性坏死、结缔组织疾病及创伤等。其中，风湿性心脏病（简称风心病）是我国常见的心脏瓣膜病之一，它是由反复风湿热发生所造成的心脏瓣膜损害。风湿热是一种自身免疫性结缔组织疾病，主要累及心脏和关节，也可侵犯皮下组织、脑、浆膜及小血管等，与甲族乙型溶血性链球菌感染密切相关，患者多有反复链球菌扁桃体炎或咽峡炎病史。多发于冬春季节，寒冷潮湿环境下及医疗较差的地区。主要累及 40 岁以下人群，女性居多。最常累及的瓣膜是二尖瓣。急性风湿热后，至少需 2 年始形成明显二尖瓣狭窄。目前随着风湿热的减少，其发生率有所降低，而非风湿性的瓣膜病，如瓣膜黏液样变性和老年人的瓣膜钙化，日益增多。

## 一、二尖瓣狭窄

### （一）病理生理

二尖瓣狭窄主要累及左心房和右心室。正常人的二尖瓣口面积为 $4 \sim 6 \ cm^2$，当瓣口面积减少一半即出现狭窄的相应表现。瓣口面积 $1.5 \ cm^2$ 以上为轻度狭窄，$1 \sim 1.5 \ cm^2$ 为中度狭窄，小于 $1 \ cm^2$ 为重度狭窄。其病理演变经历 3 个阶段。

### 1. 左房代偿期

瓣口面积减至 $2 \ cm^2$ 以下，左房压升高，左房代偿性扩大、肥厚以加强收缩，此时病人多无症状。

### 2. 左房失代偿期

瓣口面积小于 1.5 cm² 时，左房扩大超过代偿极限，左房内压力持续升高，使肺静脉和肺毛细血管压力相继增高，导致肺顺应性减低，临床出现劳力性呼吸困难。

### 3. 右心受累期

左房压和肺静脉压升高，引起肺小动脉反应性收缩，最终导致肺小动脉硬化，肺血管阻力增高。肺动脉压力升高，可引起右心室肥厚、扩张，直至右心衰竭。

### （二）临床表现

### 1. 症状

轻度二尖瓣狭窄和二尖瓣关闭不全者，可无明显症状。当二尖瓣中度瓣狭窄（瓣口面积小于 1.5 cm²）时始有症状出现。

（1）呼吸困难

呼吸困难为最常见的早期症状。最先为劳力性呼吸困难，常因运动、精神紧张、性交、感染、妊娠或心房颤动而诱发。随着狭窄加重，出现静息时呼吸困难、阵发性夜间呼吸困难和端坐呼吸，严重狭窄者可反复发生急性肺水肿。

（2）咯血

可表现为痰中带血伴有夜间阵发性呼吸困难。突然咯出大量鲜血，通常见于严重二尖瓣狭窄，可为首发症状。它主要是由薄而扩张的支气管静脉破裂所致，常由左房压力突然升高引起。急性肺水肿时咳粉红色泡沫痰。肺梗死伴咯血为晚期伴有心衰时少见的并发症。

（3）咳嗽

常见，尤其在冬季明显，有的患者在平卧时干咳，可能与支气管黏膜淤血水肿易引起支气管炎，或左心房增大压迫左主支气管有关。

（4）声嘶

较少见，由扩大的左心房和肺动脉压迫左喉返神经所致。

（5）右心受累症状

可表现为食欲下降，恶心、呕吐、腹胀、少尿、水肿等。

### 2. 体征

重度二尖瓣狭窄常有"二尖瓣面容"，双颊多呈紫红色，口唇轻度发绀。

（1）心脏体征

心尖冲动正常或不明显。心浊音界在胸骨左缘第3肋间向左扩大，心腰消失，形成"梨形心"。心尖区有低调的隆样舒张中晚期杂音，局限，不传导，常伴舒张期震颤，为二尖瓣狭窄的特征性体征。心尖区可闻第一心音亢进和开瓣音，提示前叶柔顺、活动度好；如瓣叶钙化僵硬，则第一心音减弱，开瓣音消失。

（2）肺动脉高压和右心室扩大的体征

肺动脉高压时肺动脉瓣区第二心音亢进或伴分裂。当肺动脉扩张引起相对性肺动脉瓣关闭不全时，可在胸骨左缘第二肋间闻及舒张早期吹风样杂音，称 Graham Steell 杂音。右心室扩大伴相对性三尖瓣关闭不全时，在三尖瓣区闻及全收缩期吹风样杂音，吸气时增强。

## （三）并发症

### 1. 心房颤动

心房颤动为相对早期的常见并发症。心房颤动可使心排血量减少20%，可为首次呼吸困难发作的诱因或患者活动受限的开始。突发快速房颤常为心力衰竭甚至急性肺水肿的主要诱因。

### 2. 急性肺水肿

急性肺水肿为重度二尖瓣狭窄的严重并发症，如不及时救治，可能致死。

### 3. 右心衰竭

右心衰竭是晚期常见并发症。临床表现为右心衰竭的症状和体征。

### 4. 血栓栓塞

20% 的患者发生体循环栓塞，以脑动脉栓塞最多见，其余依次为外周动脉和内脏（脾、肾和肠系膜）动脉栓塞。心房颤动、大左心房（直径大于55 mm）、栓塞史或心排出量明显降低为体循环栓塞的危险因素。

### 5. 肺部感染

常见，可诱发或加重心力衰竭。

### 6. 感染性心内膜炎

较少见。

## 二、二尖瓣关闭不全

### （一）病理生理

二尖瓣关闭不全常与二尖瓣狭窄同时存在，也可单独存在。此病变主要累及左心房左心室，最终影响右心。

二尖瓣关闭不全时，左心室收缩期部分血液返流回左心房，加上肺静脉回流的血液，使左心房压力升高和容量增加，引起左心房扩大；左心室舒张期过多的左房血液流入左心室，使左心室因负荷过大而代偿性扩张、肥大。在代偿期，左心室可维持正常心搏量，使左心房压和左心室舒张末期压力不致明显上升，故不出现肺淤血。但持续严重的过度容量负荷终致左心衰竭，左心房压和左心室舒张末压明显上升，出现肺淤血，最终导致肺动脉高压和右心衰竭发生。故单纯二尖瓣关闭不全发生心力衰竭较迟，但一旦发生，病情进展迅速。

### （二）临床表现

#### 1. 症状

轻度二尖瓣关闭不全可终生无症状。严重返流时有心排出量减少，患者最突出的主诉是疲乏无力。肺淤血的症状如呼吸困难等出现较晚。

#### 2. 体征

心尖冲动明显，左心室增大时向左下移位，呈抬举性搏动。第一心音减弱。心尖区可闻及全收缩期吹风样高调一贯型杂音，向左腋下和左肩胛下区传导，常伴震颤，为二尖瓣关闭不全的特征性体征。

### （三）并发症

与二尖瓣狭窄相似。体循环栓塞较二尖瓣狭窄少见，而感染性心内膜炎较二尖瓣狭窄多见。心力衰竭仅在晚期出现。

## 三、主动脉瓣狭窄

### （一）病理生理

主动脉瓣狭窄主要累及左心室和左心房。成人主动脉瓣口面积不小于 $3.0~cm^2$，当瓣口面积减少一半时，收缩期仍无明显跨瓣压差。瓣口面积不大于 $1.0~cm^2$ 时，左心室收缩压明显升高，跨瓣压差显著增大。主动脉瓣狭窄导致左心室射血受阻，左心室发生代偿性向心性肥厚，以维持正常收缩期室壁应力和左心排出量。肥厚的左心室顺应性降低，引起左心室舒张末压进行性升高，因而使左心房的后负荷增加，左心房代偿性肥厚。左心室射血受阻致心室收缩压升高和射血时间延长，加之左心室肥厚、舒张期心腔内压力增高，压迫心内膜下冠状动脉可引起冠状动脉血流减少，引起心肌缺血。最终由于室壁应力增高、心肌缺血和纤维化等导致左心衰竭。

### （二）临床表现

#### 1. 症状

由于左心室代偿能力较强，症状出现较晚，有的在 50 ～ 70 岁才产生症状。典型的症状是呼吸困难、心绞痛和运动时晕厥。

（1）呼吸困难

劳力性呼吸困难为晚期肺瘀血引起的首发症状，见于 90% 的有症状患者。进而可发生夜间阵发性呼吸困难和端坐呼吸，甚或急性肺水肿。

（2）心绞痛

常见，随年龄增长，发作更频繁，由运动或体力劳动所诱发，休息缓解，主要由心肌缺血所致。

（3）晕厥

见于 1/3 有症状的患者。常在直立、体力活动中或之后立即发生。由急性脑缺血引起。

#### 2. 体征

心尖冲动相对局限、持续有力，如左心室扩大，可向左下移位。主动脉瓣区可闻及粗糙而响亮的收缩期喷射性杂音，向颈动脉、胸骨左下缘及心尖区传导，常伴震颤，为特异性体征。第一心音正常，第二心音减弱或消失。动脉脉搏上升缓慢、细小而持续。严重主动脉瓣狭窄时心排血量降低，收缩压和脉压均下降。

### （三）并发症

（1）心脏性猝死

占 10% ～ 20%。猝死前常有晕厥、心绞痛或心力衰竭史，也可发生于无任何症状者。

（2）心律失常

约 10% 患者并发心房颤动。主动脉瓣钙化侵及传导系统可致房室传导阻滞。左心室肥厚、心内膜下心肌缺血或冠状动脉栓塞可致窒息性心律失常。心律失常是导致晕厥甚至猝死的主因。

（3）心力衰竭

多数死于左心衰竭。患者左心衰后，自然病程明显缩短，故终末期右心衰竭少见。

（4）其他

感染性心内膜炎和体循环栓塞较少见。

## 四、主动脉瓣关闭不全

### （一）病理生理

此病变可导致主动脉内血流在舒张期返流入左心室，左心室在舒张期要同时接受左心房流入的血液和主动脉返流的血液，左心室舒张末容量增加，因此收缩期心搏出量增加，导致左心室代偿性肥厚与扩张，后期可发生左心衰竭。由于心脏收缩时射血增多，故收缩压升高，而舒张早期主动脉瓣口的返流导致舒张压降低，出现脉压增大和周围血管征。若返流量大，可引起外周动脉灌注不足，导致重要脏器灌注不足而出现相应的临床表现。

### （二）临床表现

#### 1. 症状

轻度者可多年无症状，甚至可耐受运动。一旦心功能失代偿，则病情常迅速恶化。最先的主诉为心排血量增加和心脏收缩力增强而发生心悸、心尖冲动增强、左胸不适、颈部和头部动脉强烈搏动感等。晚期出现左心衰竭表现。

#### 2. 体征

（1）心脏体征

心尖冲动向左下移位，呈抬举性搏动。第一心音减弱，第二心音减弱或缺如。胸骨左缘第3、4肋间可闻及与第二心音同时开始的高调叹气样递减型舒张早期杂音，向心尖部传导，坐位并前倾和深呼气时易听到，为特征性体征。轻度返流时，杂音限于舒张早期，音调高；中或重度返流时，杂音粗糙，为全舒张期隆隆样杂音。杂音为音乐性（鸽叫声）时，提示瓣叶脱垂、撕裂或穿孔。

（2）血管

收缩压升高，舒张压降低，脉压增大。严重主动脉瓣关闭不全时可出现周围血管征：随心脏搏动的点头征、颈动脉和桡动脉扪及水冲脉、股动脉枪击音及毛细血管搏动征。主动脉根部扩大者，在胸骨右缘第2、3肋间可扪及收缩期搏动。

## （三）并发症

### 1.感染性心内膜炎

较常见，常导致瓣膜穿孔和断裂而加重主动脉瓣返流，加重心力衰竭的发生。

### 2.室性心律失常

较常见，但少见心脏性猝死。

### 3.心力衰竭

急性者出现早，慢性者于晚期始出现。

## 五、心脏瓣膜病的辅助检查及治疗要点

### （一）辅助检查

### 1.X 线检查

（1）二尖瓣狭窄

轻度狭窄心影可正常；中重度狭窄时，心影呈梨形（二尖瓣型），因肺动脉总干、左心耳和右心室扩大所致。

（2）二尖瓣关闭不全

慢性且重度返流者常见左心房和左心室增大。

（3）主动脉瓣狭窄

心影正常或左心室左心房轻度增大，升主动脉根部常见狭窄后扩张。在侧位透视下可见主动脉瓣钙化。

（4）主动脉瓣关闭不全

慢性者左房、左室扩大，心影呈靴形（主动脉型），升主动脉扩张较明显。

（5）肺部改变

左心衰竭时，可见肺淤血或肺水肿征。

### 2.心电图

①重度二尖瓣狭窄可有"二尖瓣型 P 波"，P 波宽度 0.12 s，伴切迹。QRS 波群示电轴右偏和右心室肥厚。可有各类心律失常，以心房颤动为最常见。

②慢性重度二尖瓣关闭不全主要为左心房增大，部分有左室肥厚和非特异性 ST ～ T 改变，少数有右室肥厚征，心房颤动常见。

③重度主动脉瓣狭窄者有左心室肥厚伴 ST ～ T 继发性改变和左心房大。

④慢性者主动脉瓣关闭不全常见左心肥厚劳损。

### 3. 超声心动图

超声心动图为明确和量化诊断各瓣膜病变的可靠方法。二尖瓣狭窄时 M 型超声示二尖瓣"城墙样"改变（二尖瓣前叶活动曲线 EF 斜率降低，双峰消失，前后叶同向运动）。二维超声心动图探测主动脉瓣异常十分敏感，有助于确定狭窄的病因。彩色多普勒血流显像于左室流出道内探及全舒张期返流束，为最敏感的确定主动脉瓣返流方法，并可判断其严重程度。

### 4. 其他

心导管检查、放射性核素心室造影、主动脉造影、核磁共振成像等可选择性进行。

### （二）治疗要点

### 1. 内科治疗

（1）一般治疗

无症状、心功能正常者无须特殊治疗，但应避免剧烈体力活动，定期随访。无症状的轻度瓣膜狭窄或关闭不全患者每 1 ～ 2 年复查一次；无症状的中度和重度瓣膜狭窄或关闭不全的患者每 6 ～ 12 个月复查 1 次。出现症状或发现心脏扩大时，应及时治疗。积极预防上呼吸道感染及感染性心内膜炎。

（2）抗风湿治疗

有风湿活动者应给予抗风湿治疗，特别重要的是预防风湿热复发，一般应坚持至患者 40 岁甚至终生应用苄星青霉素。

### 2. 介入治疗

包括经皮球囊导管二尖瓣成形术、经皮球囊导管主动脉瓣成形术。前者为缓解单纯二尖瓣狭窄的首选方法。在瓣叶（尤其是前叶）活动度好，无明显钙化，瓣下结构无明显增厚的患者效果更好。

### 3. 外科手术治疗

有闭式分离术、直视分离术、瓣膜修补术、人工瓣膜置换术。对于二尖瓣关闭不全的患者，手术为恢复二尖瓣瓣膜关闭完整性的根本措施，应在发生不可逆的左心室功能不全之前施行，可选择瓣膜修补术或人工瓣膜置换术。人工瓣膜置换术也是治疗成人主动脉狭窄和严重主动脉瓣关闭不全的主要方法。

## 六、心脏瓣膜病的护理

### （一）一般护理

#### 1. 休息与活动

按心功能分级安排活动量，如心功能Ⅰ级主要避免重体力活动；心功能Ⅱ级中度限制体力活动；心功能Ⅲ级严格限制体力活动；心功能Ⅳ级应该绝对卧床休息。有风湿活动易并发急性心衰者，须卧床休息，以减少机体消耗。待风湿活动征象消失，血沉正常后再逐渐增加活动。

#### 2. 饮食

指导病人合理进食摄入清淡、高热量、富含维生素及蛋白质的食物。少量多餐、晚餐宜少，避免引起腹部胀气的食物。适当进食蔬菜、水果及高纤维饮食，防止便秘，以免用力排便增加心脏负担。有心衰者低盐饮食。

#### 3. 预防感染

保持皮肤清洁，做好口腔护理。出汗多的病人勤换衣裤、被褥，防止受凉感冒。

### （二）病情观察

①定时测量并记录生命体征，注意心脏大小、杂音情况，以及房颤发生时有无脉搏短纳的变化。

②观察有无风湿热活动，如发热、皮肤环形红斑、皮下结节、关节红肿及疼痛不适等。

③加强并发症的观察。本病最易出现的并发症是心力衰竭，护士应注意评估患者是否出现呼吸困难、乏力、食欲减退、腹胀不适、尿少等症状，检查有无肺部湿性啰音、颈静脉怒张、肝脏肿大、下肢水肿等体征。对于心电图示有心房颤动及超声心动图报告有附壁血栓者，应注意有无体循环栓塞的表现。本病患者还可合并感染性心内膜炎，除了加强体温的监测外，还须特别注意检查皮肤黏膜有无出血点、手掌和足底是否存在无痛性出血性红斑等。

### （三）对症护理

#### 1. 发热

定时测量并记录体温，体温超过 38.5 ℃时给予物理降温，半小时后测量体温并记录降温效果。

## 2. 关节肿痛

肿痛关节垫软枕，避免受压、碰撞，进行局部制动、热敷等。

## 3. 呼吸困难

协助患者半卧位休息并给予氧气吸入（3～4 L/min），以保证心、脑的血氧供应，改善呼吸困难。

## 4. 栓塞

遵医嘱给予抗血小板聚集药物，预防血栓形成。左房内有巨大附壁血栓者应限制活动，静卧休息，避免用力咳嗽、用力排便及情绪激动，以免引起血栓脱落造成体循环栓塞。卧床期间，应协助患者翻身、做肢体的被动运动、按摩及温水泡足，防止下肢深静脉血栓形成。密切观察患者有无胸痛、咯血、头痛、肢体活动及感觉障碍、腰痛、血尿等肺、脑、肾栓塞表现。一旦发生，应配合医生给予溶栓、抗凝治疗。

### （四）用药护理

遵医嘱正确使用苄星青霉素（苄星青霉素 120 万 U，每 4 周肌注 1 次）、阿司匹林、华法林、地高辛、呋塞米、氢氯噻嗪等药物，注意疗效及副作用。

## 第六节　感染性心内膜炎

感染性心内膜炎（IE）指因细菌、真菌和其他微生物（如病毒、立克次体、衣原体、螺旋体等）直接感染而产生心瓣膜或心室壁内膜的炎症。有别于由风湿热、类风湿关节炎、系统性红斑狼疮等所致的非感染性心内膜炎，IE 伴有赘生物形成，赘生物为大小不等、形状不一的血小板和纤维素团块，内含大量微生物和少量炎症细胞。瓣膜为最常受累部位，也可以发生在间隔缺损部位、腱索或心壁内膜。本病可分为自体瓣膜、人工瓣膜和静脉药瘾者的心内膜炎。

发生 IE 的患者平均年龄多大于 40 岁，近年来随着医学发展，对本病的警惕性提高，在积极防治下本病的发生率有所降低。

根据病程，本病分为急性和亚急性。急性感染性心内膜炎特征：①中毒症状明显；②病程进展迅速，数天至数周引起瓣膜破坏；③感染迁移多见，可引起转移性脓肿，如心肌脓肿、脑脓肿和化脓性脑膜炎；④病原体主要为金黄色葡萄糖球菌。亚急性感染性心内膜炎特征：①中毒症状轻；②病程数周至数月；③感染迁移少见；④病原体以草绿色链球菌多见，其次为肠球菌。

## 一、自体瓣膜心内膜炎

### （一）病因与发病机制

自体瓣膜心内膜炎中，亚急性病例至少占 2/3 以上，主要发生于器质性心脏病的基础上，以心脏瓣膜病为主，其次为先天性心脏病。

此病主要累及正常心瓣膜，主动脉瓣受累常见。病原菌来自皮肤、肌肉、骨骼或肺部等部位的活动性感染灶，循环中细菌量大，细菌毒力强，具有高度侵袭性和黏附于内膜的能力。在心瓣膜病损的部位，存在异常的血液压力阶差，引起局部心内膜的内皮受损，形成非细菌性血栓性（无菌赘生物）心内膜病变，为细菌定植在瓣膜表面创造了条件，涡流可使细菌沉淀于无菌性赘生物上，从而转变成感染性心内膜炎。

### （二）临床表现

#### 1. 急性感染性心内膜炎

此病常有急性化脓性感染、近期手术、外伤、产褥热、器械检查史。呈暴发性败血症过程，起病急骤，进展迅速，有高热、寒战、呼吸急促等毒血症症状。IE 症状常被掩盖，由于瓣膜和腱索的急剧损害，可迅速发展为急性充血性心力衰竭而死亡。

#### 2. 亚急性感染性心内膜炎

（1）症状

①发热：是最常见的症状。热型以不规则者为最多，可为间歇型或弛张型，伴有畏寒和出汗。体温大多在 37.5～39 ℃，可高达 40 ℃以上，也可仅为低热。3%～15% 的患者体温正常或低于正常，多见于老年伴有栓塞或真菌性动脉瘤破裂引起脑出血和蛛网膜下腔出血以及严重心力衰竭、尿毒症的患者。此外未确诊本病前已应用过抗生素、退热药、激素者也可暂不发热。

②贫血：是本病常见的症状之一，70%～90% 的患者有进行性贫血，多为轻、中度贫血，晚期患者有重度贫血。有苍白、无力和多汗。主要与感染抑制骨髓相关。

③疼痛：是另一常见表现，关节痛、低位背痛和肌痛在起病初期时较常见，主要累及腓肠肌和股部肌肉，踝、腕等关节，也可呈多部位关节受累表现。病程较长者常有全

身疼痛。若有严重的骨疼，应考虑可能由于骨膜炎、骨膜下出血或栓塞、栓塞性动脉瘤压迫骨部或骨血管动脉。

（2）体征

第一，心脏杂音：可听到原来正常的心脏出现杂音或原有心脏病的杂音发生变化。由于瓣叶或瓣膜支持结构的损害，多出现瓣膜关闭不全的返流性杂音。

第二，周围体征：多为非特异性，近年已不多见，可能的原因是微血管炎或微栓塞。包括：①淤点：发生率最高，可成群或个别出现，见于任何部位，以锁骨以上皮肤、口腔黏膜及睑结膜多见；②甲床下出血：指和趾甲床下有线状出血，远端不到达甲床前端边缘，可伴有压痛；③ Roth 斑：为视网膜的卵圆形出血斑，中心呈白色；④ Osler 结节：为指和趾垫出现的豌豆大的红色或紫色痛性结节；⑤ Janeway 损害：为手掌和足底处直径 1 ～ 4 mm 无痛的出血性或红斑性损害，由化脓性栓塞引起；⑥杵状指（趾）：仅见于 20% 病程超过 6 周的患者，无特异性。

第三，脾大：见于 15% ～ 50%，病程高于 6 周的患者。

### （三）并发症

#### 1. 心脏并发症

心力衰竭为最常见并发症，是本病首要致死原因。如病变累及心肌或心脏传导组织，可致心律失常（多数为室性期前收缩）。其他可见心肌脓肿、心肌炎、化脓性或非化脓性心包炎、栓塞性心肌梗死等。

#### 2. 动脉栓塞

动脉栓塞是仅次于心力衰竭的常见并发症。发生率为 15% ～ 35%。受损瓣膜上的赘生物被内皮细胞完全覆盖需 6 个月，故栓塞可在发热开始后数天起至数月内发生。早期出现栓塞者大多起病急，病情凶险。栓塞最常见部位是脑、肾、脾和冠状动脉。心肌、肾和脾栓塞不易察觉，多于尸检中发现。本病痊愈后 1 ～ 2 年内仍有发生栓塞的可能，并不一定就是复发，须密切观察。

#### 3. 细菌性动脉瘤

细菌性动脉瘤多见于亚急性患者，以真菌性动脉瘤最常见。受累动脉依次为近端主动脉、脑、内脏和四肢动脉。

#### 4. 迁移性脓肿

迁移性脓肿多见于急性患者，常发生于肝、脾、骨髓和神经系统。

### 5. 神经系统并发症

神经系统并发症发生率为 10% ～ 15%，患者可有脑栓塞、脑细菌性动脉瘤、脑出血、中毒性脑病、脑脓肿、化脓性脑膜炎等不同神经系统受累表现。

### 6. 肾脏

大多数病人有肾损害，包括肾动脉栓塞和肾梗死、肾小球肾炎、肾脓肿等。

### （四）辅助检查

### 1. 血培养

血培养是最重要的诊断方法，血培养阳性是诊断本病的最直接证据，而且还可以随访菌血症是否持续。15% ～ 35% 的患者血培养阳性。确诊必须 2 次以上血培养阳性。阳性者应做药物敏感试验，为抗生素的选择提供依据。

### 2. 临床常规检查

血常规检查红细胞计数、血红蛋白降低，白细胞计数正常或轻度升高，可伴核左移；血沉大多增快；尿液检查半数以上患者可见镜下血尿和轻度蛋白尿。出现肉眼血尿、脓尿及血肌酐和血尿素氮升高，提示急性肾小球肾炎、间质性肾炎或肾梗死。

### 3. 免疫学检查

病人可有高丙种球蛋白血症或低补体血症，出现循环免疫复合物阳性。病程超过 6 周以上的亚急性病人，可检出类风湿因子阳性。

### 4. 超声心动图

超声心动图是显示心内膜损伤和赘生物的重要诊断手段，还有助于诊断原来的心脏和瓣膜病变。经胸超声检查可检出 50% ～ 75% 的赘生物，经食管超声检查的敏感性高达 95% 以上，能探测出小于 5 mm 的赘生物。但未发现赘生物时，不能除外 IE。赘生物不小于 10 mm 者，发生动脉栓塞的危险性大。

### 5. 其他

X 线检查有助于了解心脏外形、肺部表现等。心电图可发现心律失常。CT 扫描有助于脑梗死、脓肿和出血的诊断。心导管检查和心血管造影可使赘生物脱落引起栓塞，加重心力衰竭，须严格掌握适应证。

### （五）诊断要点

阳性血培养对本病诊断有重要价值，超声心动图为显示心内膜损伤和赘生物的重要诊断手段。根据临床表现、实验室及超声心动图检查制定了感染性心内膜炎的 Duke 诊断标准，凡符合 2 项主要诊断标准，或 1 项主要诊断标准和 3 项次要诊断标准，或 5 项次要诊断标准可确诊。主要诊断标准：①2 次血培养阳性，而且病原菌完全一致，为典型的感染性心内膜炎致病菌；②超声心动图发现赘生物，或新的瓣膜关闭不全。次要诊断标准：①基础心脏病或静脉滥用药物史；②发热，体温不低于 38 ℃；③血管征象，动脉栓塞、细菌性动脉瘤、颅内出血、结膜瘀点以及 Janeway 损害；④免疫反应，肾小球肾炎、Osler 结节、Roth 斑及类风湿因子阳性；⑤血培养阳性，但不符合主要诊断标准；⑥超声心动图发现符合感染性心内膜炎，但不符合主要诊断标准。

### （六）治疗要点

及早治疗可提高本病的治愈率。明确病原体，采用最有效的抗生素是治愈本病的关键，须在抗生素治疗前抽取足够的血进行培养。

#### 1. 抗生素治疗原则

①早期应用，在连续送 3～5 次血培养后即可开始治疗；②充分用药，大剂量和长疗程，一般需要达到体外有效杀菌浓度的 4～8 倍以上，疗程至少 6～8 周，旨在完全消灭藏于赘生物内的致病菌；③静脉用药为主，保持高而稳定的血药浓度；④联合用药，以增强杀菌能力。

#### 2. 药物选择

当病原微生物不明时，急性者选用对金黄色葡萄球菌、链球菌和革兰阴性杆菌均有效的广谱抗生素治疗；亚急性者采用针对大多数链球菌（包括肠球菌）的抗生素；已分离出病原体时，应根据药敏试验结果选择抗生素。本病大多数致病菌对青霉素敏感，可作为首选药物。常静脉给予青霉素 G600 万～1 800 万 U/d，并与庆大霉素合用，若治疗 3 天，发热仍不退，可加大青霉素 G 剂量至 2 000 万 U/d，维持治疗 6 周。耐青霉素酶菌株所致者可选用第一代头孢菌素类和各种抗青霉素酶的青霉素。真菌感染者选两性霉素 B。

#### 3. 手术治疗

对抗生素治疗无效、严重心内并发症者应考虑手术治疗。

## 二、人工瓣膜和静脉药瘾者心内膜炎

### （一）人工瓣膜心内膜炎

发生于人工瓣膜置换术后 60 天以内者为早期人工瓣膜心内膜炎，60 天以后发生者为晚期人工瓣膜心内膜炎。除赘生物形成外，常致人工瓣膜部分破裂、瓣周漏、瓣环周围组织和心肌脓肿。最常累及主动脉瓣。术后发热、出现新杂音、脾大或周围栓塞征，血培养同一种细菌阳性结果至少 2 次，可诊断本病。预后不良，早期与晚期者的病死率分别为 40% ～ 80% 和 20% ～ 40%。

本病难以治愈。应在自体瓣膜心内膜炎用药基础上，将疗程延长为 6 ～ 8 周。任一用药方案均应加庆大霉素。有瓣膜再置换适应证者，应早期手术。

### （二）静脉药瘾者心内膜炎

此病多见于年轻男性，致病菌最常来源于皮肤，药物污染所致者少见。金黄色葡萄糖球菌为主要致病菌。大多累及三尖瓣。急性发病者多见，常伴有迁移性感染灶。预后尚可，总死亡率不足 10%，但多种致病菌或铜绿假单胞菌性心内膜炎预后极差。

## 三、感染性心内膜炎病人的护理

### （一）主要护理诊断 / 问题

①体温过高与感染有关。

②潜在并发症：栓塞。

③焦虑与发热、出现并发症、疗程长或病情反复有关。

④营养失调：低于机体需要量与食欲下降，长期发热导致机体消耗过多有关。

### （二）护理措施

#### 1. 休息与活动

病情严重者应卧床休息，限制活动，保持环境安静、空气清新，减少探视。亚急性者可适当活动，但应避免剧烈运动及情绪激动。

#### 2. 饮食护理

给予清淡、高蛋白、高热量、高维生素、易消化的半流质或软食，以补充发热引起的机体消耗。鼓励病人多饮水，做好口腔护理。有心力衰竭征象的病人按心力衰竭病人饮食进行指导。

### 3. 正确采集血标本

告知病人及家属为提高血培养结果的准确率，需多次采血，且采血量较多，在必要时甚至须暂停抗生素，以取得理解和配合。急性患者宜在应用抗生素前 1～2 h 内抽取 2～3 个血标本，亚急性患者在应用抗生素前 24 h 采集 3～4 个血标本。先前应用过抗生素的患者应至少每天抽取血培养共 3 天，以期提高阳性率。本病的菌血症为持续性，无须严格在体温升高时采血。每次采血 10～20 ml，并更换静脉穿刺的部位，皮肤严格消毒。应用抗生素治疗的患者，取血量不宜过多，避免血液中过多的抗生素不能被培养基稀释，影响细菌的生长。常规做需氧菌和厌氧菌培养，人工瓣膜置换，较长时间留置静脉插管、导尿管、有药瘾者，应加做真菌培养。血培养观察时间至少 2 周，当培养结果阴性时应保持到 3 周。

### 4. 病情观察

（1）体温及皮肤黏膜变化

动态监测体温变化情况，每 4～6 h 测量体温 1 次并准确绘制体温曲线，判断病情进展及治疗效果。观察病人有无皮肤淤点、指（趾）甲下线状出血、Osler 结节和 Janeway 损害等及消退情况。

（2）心力衰竭

心力衰竭多在瓣膜被破坏、穿孔以及其支持结构如腱索、乳头肌受损导致瓣膜功能不全时出现，应加强心衰临床表现观察并结合超声心动图检查结果予以判断。

（3）脏器栓塞

观察瞳孔、神志、肢体活动及皮肤温度等，早期发现栓塞征象。出现可疑征象，应尽早报告医生并协助处理。

①脑栓塞：发生率约 30%，好发于大脑中动脉及其分支，常致偏瘫、失语等。

②肺栓塞：多见于右侧心脏心内膜炎。如果左侧心瓣膜上的赘生物小于未闭的卵圆孔时，则可到达肺部造成肺梗死，患者往往突然出现胸痛、气急、发绀和咯血等症状，但较小的肺梗死可无明显症状。

③冠状动脉栓塞：可引起突发胸痛、心肌缺血或梗死、休克、心力衰竭、严重的心律失常甚至猝死。

④其他：较大的脾栓塞可突然发生左上腹或左肩部疼痛，少量左侧胸水和脾肿大，并有发热和脾区摩擦音。偶可因脾破裂而引起腹腔内出血或腹膜炎和膈下脓肿。肾栓塞

时可有腰痛或腹痛、血尿或菌尿，但较小的栓塞不一定引起症状。四肢动脉栓塞可引起肢体疼痛、软弱、苍白而冷、发绀甚至坏死。中心视网膜动脉栓塞可引起突然失明。

### 5. 用药护理

严格遵医嘱按时按量使用抗生素，现配现用；输液时滴速要适宜，一般 20 ～ 30 滴 / 分；密切观察药物的副反应。应用大剂量青霉素，须注意脑脊液浓度，过高可导致神经毒性出现青霉素中毒性脑病，表现为意识障碍、幻想、神经错乱、反射亢进、抽搐、惊厥甚至昏迷等。氨基糖苷类损害第八对脑神经，引起耳鸣、眩晕、耳聋，注意询问病人听力变化。

### 6. 对症护理

（1）高热

按发热护理措施进行。

（2）栓塞

心脏超声示巨大赘生物的患者，应绝对卧床休息，防止赘生物脱落。一旦出现可疑征象，应遵医嘱尽快予以溶栓治疗。

（3）恐惧、焦虑

加强与患者的沟通，耐心解释治疗的目的及意义，安慰鼓励病人，给予心理支持，使其积极配合治疗。

# 第四章　消化系统疾病护理

## 第一节　消化系统疾病现代诊疗技术及护理

### 一、消化系统疾病的影像学检查

超声检查、电子计算机 X 线体层摄影（CT）、放射性核素扫描及磁共振成像（MRI）、内镜下逆行胰胆管造影（ERCP）等的问世，使消化系统疾病的诊断水平在过去 X 线的基础上有很大提高。

#### （一）腹部 X 线片

对于判断腹腔内有无游离气体，肝、脾或胃的轮廓、钙化的结石或组织，判断肠腔内气体和液体有重要意义。

#### （二）消化道气钡双重造影

能清楚地显示黏膜表面的细小结构，可提高较微小病变的确诊率，可发现胃肠道的溃疡、肿瘤、炎症、静脉曲张、结构畸形以及运动异常等。对于贲门失弛缓症和胃黏膜脱垂等的诊断优于内镜检查。

#### （三）超声显像

可显示肝、脾、胆囊、胰腺的大小和轮廓，了解有无腹水及判断腹水的量，对肝癌、肝脓肿、胰腺癌、胆道结石、腹腔内实质性肿块等都有较大诊断价值。超声还能监视或引导各种经皮肝、脾穿刺，从而行进一步诊断和治疗等。

#### （四）CT

对肝、胰腺等实质脏器的占位性病变如肿瘤、囊肿、脓肿，以及对脂肪肝、肝硬化、胰腺炎、胆结石等有较高的诊断价值。

### （五）MRI

对占位性病变的定性诊断价值尤为重要，近年来常被用于肝、胰腺、脾等实质性脏器疾病的诊断。

### （六）消化道内镜

内镜根据不同用途可分多种，如上消化道前视内镜主要用于上消化道疾病的诊断，十二指肠侧视镜主要用于 ERCP，小肠镜主要用于小肠疾病的诊断与治疗，大肠镜用于结肠、直肠病的诊断与治疗，胆管镜用于胆道疾病的诊断与治疗，胰管镜用于胰腺疾病的诊断。通过内镜检查可观察胃肠道、胆道、胰管内的各种病变，甚至色泽上的变化，并可在直视下取活组织做病理学检查。

### （七）超声内镜（EUS）

常用于探查消化管黏膜下病变及胆管、胰管病变的部位、性质、大小及周围情况，还可判断肿瘤的淋巴结转移情况，尤其对胰腺病变、胃部病变的诊断准确率明显优于体表超声检查。

### （八）胶囊内镜

优点：①自动记录；②自动排除；③痛苦小；④能发现目前还是消化道盲区的小肠病变。缺点：①费用高；②只能诊断不能治疗。

### （九）内镜下逆行胰、胆管造影（ERCP）

是在十二指肠镜直视下行胰胆管插管、注入造影剂后行 X 线摄片。可清晰显示胰胆管，对胆道肿瘤、结石、胰腺癌、慢性胰腺炎的诊断和肝内、外胆汁淤积的鉴别诊断等均有极大价值，并可采取多种技术治疗胆胰疾病。

### （十）磁共振胰胆成像（MRCP）

常用于 ERCP 前、诊断或 ERCP 失败或未能完全完成 ERCP 的胰胆管梗阻患者。该检查无创伤、无须注射造影剂、无并发症。

### （十一）正电子发射计算机断层显像（PET）

该检查时间短、非侵入性、图像质量好，有利于发现转移肿瘤病灶。

### （十二）选择性内脏动脉造影

主要用于消化系统小肿瘤的定位、消化道出血的定位和定性以及消化系统血管性病变的诊断。

### （十三）活组织检查和脱落细胞检查

消化系统的活组织检查主要是通过内镜直视下直接取材，对食管、胃、胆道、胰管、结肠、直肠黏膜病变组织，或腹腔镜下对病灶取材做组织病理学检查。对胆管、胰管等部位进行刷检，收集脱落细胞，有利于对该部位肿瘤的诊断。

### （十四）腹腔镜

腹腔镜技术对消化系统疾病的诊断与治疗价值日益明显，尤其是外径仅 2 ~ 3 cm，无须全身麻醉，创伤小，可直视观察肝、脾、腹膜及肠系膜，并可在直视下取活组织，了解腹腔肿物的性质，确定腹水的原因。

### （十五）胃肠运动功能检查

诊断胃肠道动力障碍性疾病的重要手段。目前临床上常用的有食管、胃、胆道、直肠等处的压力测定，食管下端和胃内 pH 值测定或 24 h 持续监测等。

## 二、消化系统疾病介入治疗与护理

消化系统疾病的介入治疗技术进展非常迅速，具有高效、便捷、安全、微创等特点，在消化科的临床实践中被广泛应用。

# 第二节　贲门失弛缓症护理

贲门失弛缓症是食管下段神经肌肉功能障碍引起的贲门不能松弛、食管张力和蠕动减低以及上段食管扩张。食物不能顺利通过而滞留于食管内，从而逐渐引起食管的扩张、肥厚、扭曲等改变。该病为消化系统常见病，可发生于任何年龄，但常见于 20 ~ 40 岁的青壮年，男女患病率相当。

## 一、病因及发病机制

贲门失弛缓症的病因不甚明确，可能是感染或自身免疫引起的一种退行性改变，导致神经—肌肉交界处结构和功能障碍。临床观察许多患者发病与情绪有关，部分患者发病之前有精神应激事件发生，但目前为止，尚无确切的证据表明贲门失弛缓症是精神因素引起的功能性疾病。

## 二、临床表现与诊断

### （一）临床表现

#### 1. 吞咽困难

吞咽困难是贲门失弛缓症的最突出症状，常因情绪受到严重打击或摄取刺激性食物后诱发。患者很少有从固体—软食—液体食物吞咽困难的规律性发病过程。部分患者采取改变体位以帮助食物排空，餐后饮水可使食管腔内压力升高，有利于吞咽困难症状缓解。

#### 2. 胸痛

1/3 ~ 1/2 的患者伴有胸痛，尤其是在胸骨后及上腹剑突下显著，呈隐痛，可放射至颈部或背部，酷似心绞痛，服用硝酸甘油制剂或进食热饮可缓解。

#### 3. 食物反流

反流常在进食或进食数分钟内出现，夜间反流多为黏液物，误吸入呼吸道可致支气管肺部感染。

#### 4. 其他

部分患者可有胃灼热感，多发生在疾病早期或进食刺激性食物或冷饮后。当吞咽困难显著加重时，胃灼热感可减轻甚至消失。重症、病程较长时，患者可出现明显体重减轻、营养不良、贫血等。有报道贲门失弛缓症的食管扩张压迫左心房而出现阵发性心动过速及血流动力学改变。

### （二）诊断

对具有典型症状，持续时间较长（一般不少于 6 个月），虽然经常出现呕吐，但一般情况尚好；X 线检查可见食管下段黏膜光滑，呈"鸟嘴样"改变；内镜检查可见食管腔扩大，贲门口狭窄，未见肿瘤样改变；食管测压提示食管下括约肌松弛障碍，常伴有 LES 压力升高，吞咽时 LES 松弛不全，食管体部无蠕动，即可诊断本病。

## 三、治疗原则

### （一）药物治疗

许多抑制消化道运动的药物理论上可降低 LES 压力，但应用于临床的主要有硝苯地平和硝酸异山梨醇酯。

### （二）肉毒杆菌毒素注射疗法

肉毒杆菌毒素是强力的神经末梢乙酰胆碱抑制剂，能阻断神经肌肉连接，可在内镜下将肉毒杆菌毒素注入食管下括约肌。

### （三）内镜下扩张疗法

目前常作为首选的治疗措施，通常在内镜或 X 线引导下，利用导丝采用探条或气囊进行扩张，目的是使下食管括约肌撕裂，解除 LES 高压，达到通畅食管的作用。主要并发症有穿孔、吸入性肺炎等。

### （四）临时性金属内支架扩张术

短期植入能取出的金属内支架，以扩张下段食管。在症状控制后（一般在 1～2 个月）再取出支架，临床效果优于扩张术。

### （五）手术治疗

少数患者经内科治疗无效或食管扩张严重，须进行贲门括约肌切开术或贲门成形术等手术治疗。

## 四、护理

第一，帮助病人减少或去除加重或诱发疼痛的因素：①嗜好烟酒者，劝其戒除；②避免过冷、过硬及刺激性食物；③晚餐七成饱，不宜进食高脂肪食物。第二，根据疼痛的程度和特点进行干预。如呈隐痛，放射至颈部或背部，调整舒适的卧位或给予局部按摩或进食热饮；如酷似心绞痛，遵医嘱服用硝酸甘油制剂。

## 第三节　消化性溃疡护理

消化性溃疡（PU）是一种消化道的常见病、多发病。由于溃疡的发生与胃酸及胃蛋白酶的消化作用有关，故而定名为 PU。PU 可发生在胃肠道与胃酸、胃蛋白酶能接触的任何一个部位，如食管下端、胃、十二指肠、胃空肠吻合术后的空肠和具有异位胃黏膜的 Meckel 憩室等，但以胃、十二指肠最为多见，约占 98%。具体分为胃溃疡（GU）与十二指肠溃疡（DU），以后者多见。

## 一、病因及发病机制

消化性溃疡存在多种病因，通过不同的发病机制增强对黏膜的攻击因子，或减弱黏膜的防御因子，当胃肠道黏膜的攻击因子超过防御因子时，就会发生消化性溃疡。

### （一）攻击因子

#### 1.幽门螺杆菌（Hp）

在微需氧条件下从人体胃黏膜活检标本中找到 Hp，从而使人们对消化性溃疡认识发生重大改变，现已明确 Hp 是消化性溃疡，尤其是十二指肠溃疡的重要致病因子。

#### 2.非甾体类抗炎药（NSAIDs）

随着 NSAIDs 应用的日益普遍，NSAIDs 已成为消化性溃疡的第二大病因。常用药物有保泰松、吲哚美辛、阿司匹林等。

#### 3.胃酸分泌过多

胃酸是由胃壁细胞分泌的，正常人的胃黏膜内大约有 10 亿个壁细胞，平均每小时分泌盐酸 22 mmol。PU 患者的壁细胞总数增多，每小时分泌盐酸约 42 mmol，达正常人的 2 倍左右。

#### 4.促溃疡形成介质

促溃疡形成介质具有促进溃疡发生、参与溃疡形成和抑制溃疡修复等方面的作用。主要有氧自由基、血小板活化因子、白细胞三烯、血栓素、内皮素等。

### （二）防御因子

广义说来，黏膜防御不仅包含黏膜及其相关的解剖结构对损伤的天然抵抗机制，包括一旦损伤发生，黏膜能迅速修复损伤，从而维护黏膜的完整性。还包括调节黏膜防御能力的神经、体液、血管机制，主要的防御因子有黏膜屏障、黏液／重碳酸盐屏障、胃黏膜血流量、细胞更新、损伤的急性愈合、前列腺素和表皮生长因子等。

### （三）其他因素

遗传因素、身心因素、饮食因素、吸烟、环境、季节、不良生活习惯等。

## 二、临床表现

### （一）症状

#### 1.上腹部疼痛

典型的无并发症的胃、十二指肠溃疡的疼痛具有以下特点。①慢性，多缓慢起病，并有反复发作的过程，病史可达数年或数十年；②节律性，疼痛的发生与进食有一定的关系。胃溃疡疼痛常在饭后 0.5 ～ 2 h 发作，称"餐后痛"，规律为进食→疼痛→舒适。幽门前区的胃溃疡及十二指肠溃疡多在空腹时疼痛，一般在饭后 3 ～ 4 小时发生，称"饥饿痛"，不少患者夜间痛醒，其规律为进食→舒适→疼痛；③周期性，消化性溃疡的发作多与季节因素有关，秋末冬初是发病最多的季节，其次为春季，夏季最少。

### 2. 其他症状

有嗳气、泛酸、恶心、呕吐等，可伴随疼痛出现。

### （二）体征

缓解期几乎无明显体征，发作期可仅有上腹部压痛，压痛部位与溃疡的位置基本相符。

## 三、诊断

### （一）X 线钡剂检查

多采用钡剂和空气双重对比造影。溃疡的 X 线征象有直接和间接两种，龛影是溃疡的直接征象；局部痉挛、激惹现象、球部畸形和局部压痛等是溃疡的间接征象。

### （二）内镜检查

内镜检查是诊断消化性溃疡的首选方法。它不仅可以直接观察胃、十二指肠黏膜，还可以进行病理组织学检查。

### （三）实验室检查

#### 1.Hp 检测

Hp 感染的诊断方法分为侵入性和非侵入性两大类，前者需要做胃镜检查和胃黏膜活检，优点是可以同时确定有无胃十二指肠疾病；后者仅提供有无 Hp 感染的信息，为开展 Hp 治疗提供依据。

#### 2. 血清胃泌素测定

消化性溃疡患者的血清胃泌素较正常人稍高，但诊断意义不大，故不列为常规。如怀疑有胃泌素瘤，应做此项测定。

## 四、治疗原则

### （一）药物治疗

消化性溃疡的药物治疗方法按其作用机制可分为三大类：抑制胃酸分泌、根除 Hp

和保护胃黏膜治疗。

### 1. 抑制胃酸分泌治疗

①质子泵抑制药（PPI）的抑制胃酸分泌作用比 H2 受体拮抗药更强，而且作用持久，不良反应小，是治疗消化性溃疡的首选药物。常用药物有奥美拉唑、兰索拉唑、泮托拉唑等；② H2 受体拮抗药：法莫替丁、雷尼替丁、西咪替丁、尼扎替丁等；③制酸剂：弱碱药物，口服后能与胃酸反应形成水和盐，使胃液 pH 值升高，有效缓解疼痛，现已少用。有碳酸氢钠、碳酸钙、氧化镁、氢氧化铝、氢氧化镁等。

### 2. 根除 Hp 治疗

大多数抗生素在胃的 pH 值环境中活性降低，不能穿透黏膜层作用到细菌。迄今为止，尚无单一抗生素能够有效根除 Hp，因而发展了将抗内分泌、抗生素和起协同作用的铋剂联合应用的多种药物治疗方案。治疗方案为在质子泵抑制药（PPI）或铋剂的基础上加上克拉霉素、阿莫西林、甲硝唑（或替硝唑或呋喃唑酮）3 种抗生素中的 2 种组成三联疗法。

### 3. 保护胃黏膜治疗

目前，常用的胃黏膜保护剂主要有 3 种：硫糖铝、铋剂和前列腺素类药物米索前列醇。

### （二）手术治疗

大多数 PU 经过内科积极治疗后，症状缓解，溃疡愈合。对下列患者应手术治疗：①急性溃疡穿孔；②穿透性溃疡；③大量或反复出血，内科治疗无效；④器质性幽门梗阻；⑤GU 癌变或癌变不能除外；⑥顽固性或难治性溃疡，如幽门管溃疡、球后溃疡等。

### 五、护理

#### （一）疼痛的护理

第一，疼痛发生时，患者应卧床休息。

第二，向患者讲解疼痛的原因，消除患者的紧张心理，可采用交谈、听音乐等方法分散患者的注意力。

第三，遵医嘱给予药物治疗。

第四，帮助患者减少或去除诱因：①对服用非甾体类抗炎药者，应更换其他类药物或停药；②避免食用刺激性食物，以免加重对黏膜的刺激；③对嗜烟酒者，劝其戒除。

第五，注意观察及详细了解患者疼痛的性质、部位及持续的时间，认真做好疼痛评估，根据疼痛的规律和特点，进行干预：①指导十二指肠溃疡患者准备能中和胃酸的食物，如苏打饼干等在疼痛时进食；②嘱患者定时进餐，每餐不宜过饱，以免胃窦部过度扩张而刺激胃酸分泌。

### （二）用药护理

#### 1. 质子泵抑制药

服用时间为早餐前 1 h 或晚睡前，服用时应整粒吞服，不可咀嚼。

#### 2. H 2 受体拮抗药

服用时间为餐前。

#### 3. 抗 Hp 药物

抗生素均于餐后服用。有青霉素过敏史者禁用阿莫西林，无青霉素过敏史的患者用药前应做青霉素皮试。甲硝唑的代谢产物可使尿液呈深红色。

#### 4. 保护胃黏膜药物

①硫糖铝：硫糖铝片和硫糖铝混悬液，如为片剂应嚼服，在餐前 1 h 服用。与制酸药物同服，可降低硫糖铝的药效。本药含糖量较高，糖尿病病人应慎用；②铋剂：餐前服用，不得与强制酸药物同时服用，服药期间粪便可呈黑色，还应注意不得与牛奶同服；③米索前列醇：本品不常用，要求空腹服用，孕妇忌服。

## 第四节 炎症性肠病护理

炎症性肠病（IBD）指溃疡性结肠炎（UC）和克罗恩病（CD）两种原因未明的慢性肠道疾病。两种肠病在流行病学、临床表现和治疗方法上均有许多相似之处。

### 一、溃疡性结肠炎

溃疡性结肠炎的病变主要限于黏膜层，是一种弥漫性、连续性和表浅性的炎症，多起始于直肠而累及远端结肠，亦可向近端扩展，甚至遍及整个结肠。本病可见于任何年龄，但青壮年多见，男性稍多于女性。

### （一）病因与发病机制

溃疡性结肠炎的病因尚不明，发病机制未完全阐明。目前的研究认为与遗传、免疫、感染和心理因素有关。

### 1. 遗传因素

UC 的发病呈明显的种族差异和家族聚集性，但尚未发现明确的遗传方式。

### 2. 免疫因素

UC 患者的个人或家族史中常合并有结节性红斑、关节炎、眼葡萄膜炎与血管炎等病变，因此提示 UC 的发病机制中可能有免疫因素的参与。

### 3. 感染因素

UC 时的肠道炎症反应与已知的微生物病原及其毒素引起的肠道感染性疾病很类似，虽然未确切证明哪一种病原微生物与 UC 病因有关，但是仍认为微生物感染是 UC 的有关病因。

### 4. 心理因素

心理因素不一定对 UC 或 CD 的起病有重要作用，但心理因素在 IBD 的发展过程中、病变严重性、对治疗措施的反应中具有重要影响。

### （二）临床表现与诊断

### 1. 临床表现

（1）腹泻

主要症状，粪中含血、脓和黏液。

（2）腹痛

多为阵发性下腹或下腹部痉挛性绞痛，痛后有便意，排便后疼痛可暂时缓解。

（3）里急后重

直肠炎症刺激所致，常伴有骶部不适。

（4）其他

可有上腹部饱胀不适、食欲缺乏、嗳气、低热、盗汗、乏力等，关节酸痛也较常见。重症者可出现高热、呕吐、心动过速、脱水及体重明显减轻。

（5）全身症状

低热、盗汗、乏力、关节酸痛较常见。病情越重，全身症状越明显，重症者可出现高热、呕吐、心动过速、脱水及体重明显减轻。

（6）体征

病人呈慢性面容，精神状态差，重症者呈消瘦贫血貌。轻症者下腹部有轻度压痛，重症者可有明显的腹部鼓肠、肌紧张、压痛、反跳痛等。

（7）并发症

中毒性巨结肠、肠穿孔、大出血、息肉。

## 2. 诊断

（1）结肠镜检查

确诊该病的主要手段，还可以进行病理组织学检查。病变多从直肠开始，呈连续性、弥漫性分布。

（2）钡剂灌肠检查

①黏膜粗乱或颗粒样改变；②多发性浅龛影或小的充盈缺损；③肠管缩短，袋囊消失呈铅管样。

（3）黏膜活检

组织学检查为炎症反应，同时常可见糜烂、溃疡、隐窝脓肿、腺体排列异常、杯状细胞减少及上皮变化。

（4）病变程度

分为轻度、中度、重度。

### （三）治疗原则

活动期 UC 的治疗目标是尽快控制炎症，缓解症状；缓解期应继续维持治疗。

## 1. 活动期 UC 的处理

（1）轻度 UC 的处理

可选用柳氮磺胺吡啶（SASP）或相当剂量的 5～氨基水杨酸（5～ASA）。亦可用中药或氢化可的松琥珀酸钠保留灌肠。

（2）中度 UC 的处理

可用上述剂量水杨酸类制剂治疗，反应不佳者适当加量或改服皮质激素，常用泼尼松每日 30～40 mg，分次口服。

（3）重症 UC 的处理

①如患者尚未口服皮质激素，可口服泼尼松每日 40～60 mg，观察 7～10 天，亦可直接静脉给药；②肠外应用广谱抗生素控制肠道继发感染；③输液补充电解质，以防水电解质紊乱；④便血量大、血红蛋白低于 90 g/L 和持续出血不止者应考虑输血；⑤营

养不良、病情较重者可用要素饮食，病情严重者应给予肠外营养；⑥静脉皮质激素使用7～10天后无效者，可考虑环孢素每日2～4 mg/kg静脉滴注；由于药物的免疫抑制作用、肾脏毒性反应及其他不良反应，应严格检测血药浓度；⑦如上述药物疗效不佳，应及时内、外科会诊，确定手术切除的时机及方法；⑧慎用解痉药及止泻药，以避免诱发中毒性巨结肠。

### 2. 缓解期UC的处理

症状缓解后，应继续维持治疗。SASP的维持治疗剂量一般为口服每日1～3 g，亦可用相当剂量的新型5～ASA类药物。

### （四）护理

### 1. 腹痛的护理

第一，向患者解释疼痛的原因，使其减轻不良情绪，增强自信心，积极配合治疗。

第二，嘱患者疼痛发生时卧床休息，分散注意力，如听音乐、交谈等。

第三，严密观察腹痛的性质、部位及持续的时间，对疼痛进行评估，如果疼痛性质突然改变应警惕是否并发出血或穿孔。严重腹痛时可酌情使用解痉药物，但注意大剂量偶有引起中毒性结肠扩张的危险。

第四，用药指导：①服用SASP应大量饮水，这是因为其磺胺成分由肾排泄。定期复查血常规及肝、肾功能；②皮质激素：常见不良反应有类肾上腺皮质功能亢进征，表现为向心性肥胖、满月脸、多毛、乏力、低血钾等，一般停药后可自行消失；诱发和加重消化性溃疡，同时，使用胃黏膜保护剂及制酸剂可预防；行为与精神异常应密切观察。

### 2. 腹泻的护理

①观察粪便的颜色、性质、量。

②急性起病、全身症状明显者应卧床休息，注意腹部保暖，可适当热敷，减少排便次数。慢性轻症者可适当活动。

③饮食以少渣、易消化、富含维生素、有足够的热量为原则，避免生冷、高纤维素、刺激性食物。重者根据病情须禁食，以减少肠道的蠕动。

④根据医嘱予抗生素、十六角蒙脱石散（思密达）等药物治疗，密切观察药物的疗效及不良反应。

⑤根据医嘱配制灌肠液进行保留灌肠，一般选择在排便后灌肠，可增加药液在肠腔

内的保留时间。

⑥肛周皮肤轻度发红者，指导患者使用柔软的纸巾，擦拭大便时动作轻柔，也可使用湿纸巾。外涂鞣酸软膏以保护肛周皮肤。肛周有糜烂者，排便后应用温水清洗肛周，保持清洁干燥，外涂抗生素软膏或鞣酸软膏。

### 3. 休息与活动

①将患者的常用物品放在随手可及之处，送水、送饭、送便器到床边。鼓励患者进行日常生活自理活动，并给予协助。

②告知患者突然起身可能出现头晕、心悸等不适，故坐起时应动作缓慢，以免发生直立性低血压。

### 4. 饮食护理与体液补充

①按医嘱及时给予液体、电解质、营养物质的补充，以满足患者的生理需要量，补充额外丢失量，恢复和维持血容量。注意输液速度的调节，对老年患者尤其应该注意，因为老年人易因腹泻发生脱水，也易因输液速度过快引起循环衰竭。

②低蛋白血症者应给予人血白蛋白、血浆；贫血者必要时输血；静脉补充氨基酸、脂肪乳剂、维生素等；重症患者给予全肠道外营养支持治疗。

③密切观察患者的液体平衡状态，监测生命体征、神志、尿量的变化，有无口渴、皮肤干燥、皮肤弹性减低、尿量减少、神志淡漠等脱水表现；有无乏力、腹胀、肠鸣音减弱、心律失常等低钾血症的表现；监测血生化指标的变化。观察患者进食情况，测量患者的体重，观察血红蛋白、人血白蛋白的变化，了解营养改善状况。

## 二、克罗恩病

克罗恩病是有别于溃疡性结肠炎的一种病因不明的慢性消化道炎症疾病。从口腔至肛门的全胃肠任何部位均可发生，但好发于回肠和右半结肠，病变呈局限性和节段性分布。以腹痛、腹泻和肠梗阻为主要症状，且有发热、营养障碍等肠外表现。任何年龄均可发病，但多见于青壮年，男女之间无显著差别。

### （一）病因与发病机制

虽然确切病因及发病机制不明，但多数研究均认为外部与内部环境的相互作用，可导致异常的炎症反应而引起本病。外部环境因素的主要原因为感染或饮食，内部环境因素主要与遗传、免疫及心理因素相关。

### （二）临床表现与诊断

#### 1. 临床表现

（1）腹痛

最常见的症状，以右下腹或脐周较多，与病变多见于末端回肠有关。急性起病者可表现为急性右下腹痛，伴有发热、呕吐、下腹压痛与反跳痛等，酷似急性阑尾炎。

（2）腹泻

多数每日排便 2～6 次，常无脓血或黏液。病变累及结肠远端者，表现与溃疡性结肠炎相似。

（3）腹块

肠粘连、肠壁和肠系膜增厚、肠系膜淋巴结肿大、内瘘管形成以及腹内脓肿等均可引起腹块。肿块多见于右下腹和脐周围，大小不一，边缘不清，因粘连而固定，质地中等，有压痛。

（4）发热

一般为中度热或低热，常间歇出现，少数呈弛张热，伴毒血症。

（5）其他表现

恶心、呕吐、食欲缺乏、乏力、消瘦、贫血、低蛋白血症和水、电解质平衡失调等。

（6）并发症

以肠梗阻最常见，其他有肠穿孔、内外瘘管形成、腹内和肛门直肠周围脓肿、中毒性巨结肠等，亦可发生结肠癌变。此外，还可以有关节炎、结节性红斑、慢性活动性肝炎、胆管炎等肠外并发症。

#### 2. 诊断

（1）内镜检查

内镜下可见节段性、非对称性黏膜炎症、纵行或阿弗他溃疡、鹅卵石样改变，可有肠腔狭窄和肠壁僵硬等，病变呈跳跃式分布。超声内镜检查有助于确定病变范围和深度、发现腹腔内肿块或脓肿。

（2）影像学检查

可见多发性、节段性炎症伴僵硬、狭窄、裂隙状溃疡、瘘管、假息肉形成及鹅卵石样改变等。B 超、CT、MRI 检查可显示肠壁增厚、腹腔或盆腔脓肿等。

（3）活检

可见裂隙性溃疡、结节病样肉芽肿、固有膜底部和下层淋巴细胞聚集，而隐窝结构正常，杯状细胞不减少，固有膜中量炎症细胞浸润及黏膜下层增宽。

### （三）治疗原则

CD 的治疗原则上可参考 UC 的治疗方案，只是通常药物疗效稍差，疗程更长。

①根据病变部位选择不同药物。一般将类固醇作为小肠型 CD 的第一线药物；水杨酸类为结肠型、回结肠型 CD 的第一线药物。现有多种 5～ASA 类靶向控释药物，亦可在小肠发挥作用。

②瘘管和化脓性并发症时，应及时使用甲硝唑、环丙沙星和克拉霉素等抗生素。

③对类固醇激素与水杨酸类药物无效者，应尽早使用 6 MP 或硫唑嘌呤，亦可试用甲氨蝶呤（MTX）、环孢素或 FK506 等。

④给予营养支持疗法，补充足量营养及热量，可酌情给予要素饮食、部分或全胃肠外营养，以利于早期控制发作，提高生活质量。

⑤局部治疗对 CD 作用有限，主要作为一种辅助治疗措施用于左半结肠受累者。

⑥新的生物制品，如抗肿瘤坏死因子（TNF）～$\alpha$ 单抗主要用于顽固性 CD 瘘管形成及免疫抑制药治疗无效者。

### （四）护理

参见溃疡性结肠炎。

## 第五节 肝硬化护理

肝硬化是由多种病因引起的肝细胞弥漫性变性坏死、再生并诱发肝纤维化与结节形成，导致肝功能减退并引起门脉高压等各种临床症状。本病是我国常见病和主要死亡病因之一。

### 一、病因与发病机制

肝硬化可由多种病因引起，在国内以病毒性肝炎所致肝硬化最为常见。

### （一）病毒性肝炎

一般经过慢性活动性肝炎逐渐发展而来，称为肝炎后肝硬化，主要见于乙型、丙型或乙型加丁型感染。

### （二）日本血吸虫病

反复或长期感染血吸虫患者，由于虫卵沉积在汇管区，虫卵及其毒性产物的刺激引起大量结缔组织增生，导致肝纤维化和门脉高压症。

### （三）酒精中毒

长期大量酗酒。乙醇及其中间代谢产物（乙醛）的毒性作用引起酒精性肝炎，继而发展为肝硬化。

### （四）胆汁淤积

肝外胆管阻塞或肝内胆汁淤积持续存在时，可使肝细胞发生变性、坏死，逐渐发展为胆汁性肝硬化。

### （五）循环障碍

多见慢性充血性心力衰竭、缩窄性心包炎等，可致长期肝细胞瘀血缺氧、坏死和纤维组织增生，逐渐发展为心源性肝硬化。

### （六）工业毒物或药物

长期反复接触化学毒物如四氯化碳、磷、砷等，或长期服用甲基多巴、双醋酚汀、四环素等可引起中毒性肝炎，最终演变为肝硬化。

### （七）其他

长期吸收不良和营养失调导致肝损害；某些代谢障碍疾病引起代谢产物沉积在肝脏，损害肝细胞，久之可发展为肝硬化。

## 二、临床表现

肝硬化起病隐匿，病程发展缓慢，可潜伏 5 年或 10 年以上。目前，临床上仍将肝硬化分为肝功能代偿期和失代偿期，但两期界限常不清楚。

### （一）代偿期

症状轻且无特异性。常以疲乏无力、食欲减退为主要表现，可伴腹胀、恶心、轻微腹泻等。劳累或发生其他疾病时症状表现明显，休息或治疗后可缓解，轻度肝大。

### （二）失代偿期

主要表现为肝功能减退和门脉高压症。

## 1.肝功能减退

（1）全身症状

一般情况下营养状况较差，消瘦乏力，精神不振，严重者衰弱而卧床不起。皮肤干枯，面色黝暗而无光泽（肝病面容），可有不规则低热、夜盲及水肿等。

（2）消化道症状

食欲缺乏，甚至厌食，进食后常感上腹饱胀不适、恶心或呕吐，进油腻食物易引起腹泻。

（3）出血倾向和贫血

常有鼻出血、牙龈出血、皮肤紫癜和胃肠道出血倾向，与肝合成凝血因子减少、脾功能亢进和毛细血管脆性增加有关。

（4）内分泌紊乱

男性患者常有性欲减退、睾丸萎缩、毛发脱落及乳房发育等。女性有月经失调、闭经、不孕等。患者面、颈、上胸、肩背和上肢等区域出现蜘蛛痣和（或）毛细血管扩张。手掌大、小鱼际和指端腹侧部位可有红斑，称为肝掌，认为均与雌激素增多有关。

## 2.门脉高压症

（1）脾大

长期瘀血所致，部分可达脐下。上消化道大出血时，脾可暂时缩小，甚至不能触及。晚期脾大常伴有白细胞、血小板和红细胞计数减少，称为脾功能亢进。

（2）侧支循环的建立和开放

即因门静脉回流受阻，门静脉与腔静脉之间建立门—体侧支循环。临床上有3条重要的侧支开放，即食管和胃底静脉曲张、腹壁静脉曲张、痔静脉曲张。

（3）腹水

肝硬化最突出的临床表现。大量腹水、腹压增高可发生脐疝，并出现端坐呼吸和心悸。腹水为草黄色漏出液。腹水形成是多种因素作用的结果。

### 三、并发症

#### （一）上消化道出血

最常见的并发症，多突然发生大量呕血或黑粪，常引起出血性休克或诱发肝性脑病，病死率很高。出血病因除食管—胃底静脉曲张破裂外，部分为并发急性胃黏膜糜烂或消化性溃疡所致。

#### （二）肝性脑病

本病最严重的并发症，亦是最常见的死亡原因。主要表现为意识障碍、行为失常和昏迷，根据其临床表现分为 4 期。常见的诱因有上消化道出血、大量排钾利尿、大量放腹水、高蛋白饮食、服用安眠镇静药、麻醉药、便秘、尿毒症、外科手术、感染等。

#### （三）感染

肝硬化患者抵抗力低下，常并发细菌感染，如肺炎、胆道感染、大肠埃希菌败血症和自发性腹膜炎等。

#### （四）肝肾综合征

失代偿期肝硬化出现大量腹水时，由于有效循环血容量不足等因素，可发生功能性肾衰竭。特征为自发性少尿或无尿、氮质血症、稀释性低钠血症和低尿钠，但到晚期便可出现器质性病变。

#### （五）原发性肝癌

如患者短期内出现肝迅速增大、持续性肝区疼痛、肝表面发现肿块或腹水呈血性等，应怀疑并发原发性肝癌，应做进一步检查。

#### （六）电解质和酸碱平衡紊乱

常见的有低钠血症、低钾低氯血症和代谢性酸中毒。

### 四、诊断

①有病毒性肝炎、血吸虫病、长期饮酒等有关病史；②有肝功能减退和门脉高压症的临床表现；③肝脏质地坚硬、有结节感；④肝功能试验常有阳性发现。

### 五、治疗原则

本病无特效治疗，关键在于早期诊断，针对病因加强一般治疗，使病情缓解及延长其代偿期；对失代偿期患者主要是对症治疗，改善肝功能和防治并发症；对有门脉高压的患者，应采取各种防止上消化道出血的有效措施，包括选择好适应证和时机进行手术治疗。

### （一）一般治疗

#### 1. 休息

代偿期患者宜适当减少活动，失代偿期患者应卧床休息为主。

#### 2. 支持治疗

失代偿期，营养失调、病情较重者，可静脉补充高渗葡萄糖、复方氨基酸、人血白蛋白、新鲜血、血浆等，应特别注意维持水、电解质和酸碱平衡。

### （二）药物治疗

目前，尚无特效药，品种繁多的"护肝药"不宜滥用，以少用药、用必要药为原则。

### （三）腹水的治疗

#### 1. 增加钠、水的排出

使用利尿药。临床常用保钾利尿药如螺内酯或氨苯蝶啶等，效果不明显时加用呋塞米或氢氯噻嗪等排钾利尿药。

#### 2. 导泻

如口服甘露醇，通过肠道排出水分，多用于利尿药治疗无效、稀释性低钠血症和功能性肾衰竭的患者。

#### 3. 连续大量放腹水联合输注人血白蛋白

为了防止有效循环血容量的减少，故在连续大量放腹水同时，可注射适当剂量人血白蛋白。

#### 4. 腹水浓缩回输

放出腹水 5 000 ml，经超滤或透析浓缩成 500 ml 后，回输至患者静脉内，多用于难治性腹水的治疗。不良反应及并发症有发热、电解质紊乱等。

### （四）手术及治疗

各种分流、断流术和脾切除术等，可降低门脉系统压力和消除脾功能亢进。有腹水的肝硬化患者均可考虑行肝移植，肝硬化产生腹水后 2 年，其生存率大约为 50%，但进行肝移植后，3 ~ 5 年生存率达 70% 以上。

### （五）并发症的治疗

#### 1. 上消化道出血

可应用药物等综合手段进行止血。

#### 2. 自发性腹膜炎

强调早期、足量和联合应用抗生素。选用主要针对革兰阴性杆菌并兼顾革兰阳性球菌的抗生素，然后根据治疗反应和细菌培养结果，调整抗生素。

#### 3. 肝性脑病

去除诱因是治疗的关键。鉴别并消除诱因，及时控制细菌感染，上消化道出血时应及时清除积血，及时纠正缺氧、低血糖，避免快速和大量排钾利尿和放腹水，保持水、电解质和酸碱平衡，慎用麻醉、镇痛、催眠、镇静药物。

（1）降低血氨和其他毒性物质

可促进氨的代谢转化的药物有谷氨酸钠、谷氨酸钾、精氨酸、L-鸟氨酸-L-天冬氨酸。

（2）减少肠道氨及其他有毒物质的产生和吸收

①清洁肠道：对于不能口服和昏迷者给予不保留灌肠。其中用乳果糖口服或灌肠是目前认为最有效的治疗。禁用碱性溶液（肥皂水）灌肠；②抑制肠道菌群：应用抗生素口服，如新霉素、卡那霉素、庆大霉素等，但这些药物都有一定的不良反应，有可能造成菌群失调，故不宜长期使用。

（3）清除血液中的氨和其他毒性物质

如血浆置换、血液透析、血液灌流、分子吸附再循环系统等，可有效清除血液中的氨和其他毒性物质，并可补充蛋白质及凝血因子，纠正水、电解质紊乱及酸碱平衡失调。

#### 4. 功能性肾衰竭

目前，无有效治疗。在积极改善肝功能的前提下，可采取以下措施：①迅速控制上消化道大出血、感染等诱发因素；②严格控制输液量，量出为入，纠正水、电解质和酸碱失衡；③输注右旋糖苷、人血白蛋白或浓缩腹水回输，以提高循环血容量，改善肾血流，在扩容的基础上应用利尿药；④血管活性药物如八肽加压素、多巴胺可改善肾血流量，增加肾小球滤过率；⑤重在预防，避免大量快速利尿、单纯大量放腹水及服用损害肾功能的药物等。

## 六、护理

### （一）腹水的护理

#### 1. 休息

卧床休息，以增加肝、肾血流量。大量腹水者取半卧位，可减轻呼吸困难和心悸。合并胸腔积液者，帮助患者取半卧位或健侧卧位，以减轻胸膜的刺激。

#### 2. 遵医嘱给予普萘洛尔降门脉压

当心率低于 50 次 / 分时，应及时联系医生处理。

#### 3. 提高血浆胶体渗透压

监测肝功能，如血浆白蛋白低于 30 g/L，可根据医嘱静脉补充血浆、新鲜血、人血白蛋白制剂。

#### 4. 使用利尿药

同时使用排钾和保钾利尿药，利尿速度不宜过快，以每周体重减轻不超过 2 kg 为宜。定期查肾功，监测血钠、血钾水平，防止电解质紊乱。

#### 5. 限制水钠摄入

如血清钠不低于 125 mmol/L，可以不用限制进水量；如血清钠低于 125 mmol/L，应限制进水量在 1 000 ml 内。限制盐在每日 2 g。如血钠低者，应摄入适当的盐或静脉补充高渗盐。

#### 6. 腹腔穿刺放腹水的护理

①术前排空膀胱以免误伤；②术中及术后监测生命体征，观察有无不适反应；③放液速度不可过快，一般每次不宜超过 3 000 ml；④术毕用无菌敷料覆盖穿刺部位，如有溢液可用吸收性明胶海绵处置；如持续溢液，可用无菌小橡皮瓶塞扣于穿刺点形成负压，封闭伤口；⑤大量放腹水后，应用腹带缚紧腹部，以免腹内压突然下降而导致血压下降；⑥记录抽出腹水的量、性质和颜色，标本应及时送检。

### （二）饮食护理

①每日摄入总热量应不低于 2 000 ～ 2 500 kcal（837 ～ 1 046 kJ）。

②高蛋白饮食有利于细胞的修复，肝硬化的患者每日每千克体重可供给 1.5 ～ 2 g 蛋白质。严重肝功能损害或肝性脑病患者应适当控制或禁食蛋白质。

③肝硬化常缺乏 B 族维生素、维生素 C 及脂溶性维生素，应多从食物中补充。

④低盐饮食，限制盐在每日 2 g，不食用罐头食品、腌制品等含钠高的食物。

⑤有食管—胃底静脉曲张者应进软食，进餐时应细嚼慢咽，忌粗糙、坚硬食物，药物可磨成粉末，以防损伤曲张的食管—胃底静脉导致破裂出血。

### （三）皮肤的护理

①检查、评估全身皮肤，尤其受压部位有无红肿、破损。

②每日用温水擦浴，保持皮肤的清洁。

③督促翻身，给予气垫床以预防压疮。

④皮肤瘙痒者给予止痒处理，修平患者的指甲，嘱患者勿用手抓挠。

⑤有脐疝的患者，可用消毒的柔软纱布覆盖突出的皮肤，以减少摩擦。

⑥男性患者阴囊水肿使用托带时应注意保护皮肤。

### （四）并发症的观察与护理

#### 1. 出血
密切监测血压、脉搏，根据出血情况给予相应护理。

#### 2. 肝性脑病
（1）病情观察

简易智力测验是发现早期肝性脑病最简便、最有用的方法。行为异常、性格改变、精神错乱、睡眠形态改变等是早期观察的重要项目。

（2）安全防护

①一旦确诊，要避免患者单独活动，家属给予陪伴；②对躁动不安者应给予约束带约束，拉好床栏，以防坠床。慎用热水袋，防止烫伤。有活动性义齿，应及时取出以防误入气管。有痉挛抽搐时，应用牙垫以防舌咬伤。经常修剪指甲，以防抓伤。

（3）昏迷者加强基础护理

监测生命体征，严密观察意识变化。

# 第六节　胰腺炎护理

## 一、急性胰腺炎

急性胰腺炎（AP）指胰腺内胰酶激活后引起胰腺组织自身消化的急性化学性炎症。临床上可分为轻症急性胰腺炎（MAP）和重症急性胰腺炎（SAP）。前者多见，预后良好；后者比例虽少，但病情危重，常伴有多器官多功能的衰竭，病死率高。本病以青壮年多见。

### （一）病因与发病机制

#### 1.胆道疾病

胆道疾病引起急性胰腺炎用"共同通道"学说解释外，目前认为还有壶腹部出口梗阻，包括结石嵌顿、蛔虫堵塞胆总管、胆道感染所致 Oddi 括约肌痉挛等原因。

#### 2.乙醇

在西方国家，酗酒是急、慢性胰腺炎的主要病因之一，而在我国此病因占次要地位，不过逐渐替代胆道疾病成为主要病因之一。

#### 3.高脂血症

胰腺毛细血管内高浓度的三酰甘油被脂肪酶大量水解，产生大量游离脂肪酸，后者引起毛细血管栓塞及内膜损伤，导致胰腺炎。

#### 4.0ddi括约肌功能障碍（SO D）

主胰管出口的堵塞（主要位于 Oddi 括约肌部位），可能是该病的重要致病因素。

#### 5.药物

可引起急性胰腺炎的药物，如糖皮质激素、免疫抑制药、口服避孕药、四环素、磺胺药等。

#### 6.外伤与手术

腹部创伤如钝性创伤或穿透性创伤，均可引起急性胰腺炎。手术时损伤胰腺或出现胰腺血液灌注不足、微血栓形成，也可导致急性胰腺炎的发生。逆行胰胆管造影（ERCP）检查或治疗，也可并发急性胰腺炎。

## （二）临床表现

轻症急性胰腺炎，症状较轻，3～5 d 可缓解，少数可反复发作，即为急性复发性胰腺炎。重症急性胰腺炎起病急骤，变化快，病情重，常伴有休克及多种并发症，可呈暴发性甚至猝死。

### 1. 症状

（1）腹痛

呈突然发作，常于饱餐和饮酒后发生，轻重不一。轻症者，患者感上腹钝痛；重者呈绞痛、钻顶痛或刀割痛，呈持续性伴阵发性加剧。

（2）恶心、呕吐

多数患者有恶心、呕吐，常在进食后发生，呕吐物常为胃内容物。

（3）发热

多为中等度以上发热，少数为高热，一般持续3～5 d。如发热持续不退或逐日升高，提示合并感染或并发胰腺脓肿。

（4）黄疸

黄疸的发生主要由肿大的胰头部压迫胆总管或胆总管结石堵塞所致。少数病人后期可因并发肝细胞损害引起肝细胞性黄疸。

（5）低血压及休克

仅见于重症胰腺炎，在病初数小时突然出现，提示胰腺有大片坏死。也可逐渐出现，或在有并发症时发生。

（6）水电解质及酸碱平衡紊乱

呕吐频繁者可出现代谢性碱中毒。重症胰腺炎可有明显脱水与代谢性酸中毒，血钾、血镁降低。血钙降低引起手足抽搐，常为重症，或提示预后不良。

### 2. 体征

轻症患者仅有腹部压痛；重症患者有腹膜刺激征，肠鸣音减弱或消失，并出现胰源性腹水征。少数患者后腹膜出血沿组织间隙延及腰部皮肤出现灰紫色斑称为 Grey-Turner 征；脐周围皮肤青紫瘀斑称为 Cullen 征；腹股沟区瘀斑称为 Fox 征。腹部因液体积聚和假性囊肿形成可触及肿块。部分患者可见巩膜或皮肤黄染。

### （三）并发症

#### 1. 局部并发症

有胰腺脓肿与假性囊肿，主要发生于重症急性胰腺炎。一般在起病后 2～3 周，因胰腺及胰周坏死继发感染而形成脓肿。

#### 2. 全身并发症

重症急性胰腺炎在病后数天内可出现多种严重并发症，如急性肾衰竭、急性呼吸窘迫综合征（ARDS）、心律失常或心力衰竭、肝衰竭、消化道出血、败血症、胰性脑病、弥散性血管内凝血（DIC）等，病死率很高。

### （四）诊断

#### 1. 实验室检查

（1）血常规

白细胞计数增高达（10～20）$\times 10^9$/L，中性粒细胞明显升高。

（2）血、尿淀粉酶升高

血清淀粉酶一般起病 2～12 h 升高，24 h 达高峰，48 h 左右开始下降。血淀粉酶测定结果苏氏（Somogyi）法 500 U 或温氏（Winslow）法 128 U 以上即有诊断价值。尿淀粉酶，起病 12～24 h 升高，下降较慢，可持续 1 周。

（3）C 反应蛋白（CRP）

组织损伤和炎症非特异性标志物。测定 CRP 浓度有助于评估胰腺炎轻重程度。如 CRP 超过 150 mg/L，可高度怀疑有重症胰腺炎的可能。

#### 2. 影像学检查

（1）B 超检查

见胰腺弥漫增大，光点增多，回声减弱。B 超引导下行腹腔穿刺，重者可有血性腹水。

（2）CT 检查

动态增强 CT 是诊断急性胰腺炎最有效的方法，可判断胰腺有无坏死以及坏死的范围、大小等。

（3）MRI 检查

MRI 诊断急性胰腺炎主要取决于有无胰腺形态改变以及胰周的渗液等，许多征象与

CT 相近。

### （五）治疗原则

急性胰腺炎的治疗原则是减少及抑制胰腺分泌，抑制胰酶活性，纠正水电解质紊乱，维持有效血容量及防治并发症。

#### 1. 内科综合治疗

（1）禁食、胃肠减压

轻症者禁食 2～3 d，重者视病情发展而定。禁食期间每日补液 2 000～3 000 ml 以上。

（2）纠正水、电解质和酸碱失衡

由于重症急性胰腺炎患者体液和电解质大量丢失，在补液过程中应密切监测电解质变化和酸碱平衡紊乱情况。注意微量元素和维生素的补充。

（3）防治感染

使用抗生素控制胆道感染、预防继发感染。

（4）抑制胰腺分泌

抑制胰液的分泌是治疗胰腺炎的重要手段，主要有生长抑素、奥曲肽、加贝酯等。

（5）营养支持

禁食期间可给予血浆、人血白蛋白静脉滴注。

对于重症急性胰腺炎患者，主张采用阶段性营养支持，即先肠外营养，再肠外营养与肠内营养并用，最后是全肠内营养的过程。

肠内营养管饲宜选择螺旋鼻腔肠管。因为食物分解产物可刺激胃、肠黏膜，使胰泌素的分泌量增加，但食物距幽门越远刺激作用越少。经空肠给予要素饮食可避免头、胃、肠三相的胰腺分泌，使胰腺保持静止修复状态，符合胰腺炎治疗的要求。

（6）解痉镇痛

疼痛剧烈时考虑镇痛治疗。不建议使用吗啡或胆碱能受体拮抗剂，如阿托品、山莨菪碱等，因前者会收缩 Oddi 括约肌，后者则会加重肠麻痹、肠梗阻症状。

（7）腹腔灌洗

对于重症急性胰腺炎患者，确诊后 48 h 内即可进行。通过腹腔灌洗，将腹腔内渗液清除，减轻炎性细胞因子所致的多脏器功能衰竭，以及脂肪酶和蛋白酶对组织的破坏。

（8）中药治疗

胃管注入或灌肠大黄对胰腺细胞有保护作用，并可加强肠蠕动，解除肠麻痹，清除肠内有毒物质。腹部外敷芒硝，有利于减少腹腔内炎性渗出，促进炎症消散。

（9）早期血滤治疗

对于重症急性胰腺炎，发病特别迅猛，发病 24 h 内出现多器官功能障碍，临床上称之为暴发性胰腺炎的时候可考虑血液净化。

（10）内镜治疗

胆源性胰腺炎治疗的重大突破。通过取石、碎石，使胰胆管内压力迅速下降，腹痛缓解，减轻胰腺炎症状。但一定要严格把握适应证和禁忌证，操作中要谨慎，以免加重疾病发展。

### 2. 外科手术治疗

重症急性胰腺炎内科治疗效果不佳的情况下可行手术治疗，主要目的一是除去病因；二是处理胰腺病变，去除胰腺坏死、感染的组织等。

### （六）护理

### 1. 组织灌注量改变的护理

①动态观察血压、心率和呼吸频率、神志、尿量、皮肤黏膜色泽及弹性有无变化，监测血氧饱和度和血气分析。进行血流动力学监测，如中心静脉压（CVP）的监测等。

②准确记录出入量，监测肝肾功能，维持水、电解质平衡，纠正水电解质紊乱和酸碱失衡。

### 2. 鼻腔肠管的护理

①妥善固定鼻腔肠管，防止扭曲、滑脱。

②保持鼻腔肠管的通畅，每次暂停输注时，用 25 ～ 50 ml 温开水冲洗管道，平均 8 h 冲洗管道 1 次。

③鼻饲液温度应控制在 36 ～ 41 ℃，冬季可用温控器或热水袋焐于管周以提高输注液的温度。夏季要防止气温过高导致营养变质。

④肠内营养遵循量由少到多，浓度由低到高，速度由缓到快的原则，逐渐达到病人所需的量及浓度要求。

⑤长期留置胃管对鼻腔、食管黏膜均将造成一定程度的损伤。给予复方薄荷滴鼻剂

滴鼻，3～4滴/次，每日3次，同时口服液状石蜡每次10 ml，每日3次，对鼻腔及食管黏膜损伤有积极的防护作用。

### 3. 疼痛的护理

倾听患者主诉，及时进行疼痛评估，了解疼痛的部位、强度、性质、持续时间、发生规律等，做好记录，及时报告医生。根据患者疼痛程度遵医嘱给予肌内注射镇痛药物。

### 4. 并发症的观察与护理

①严密监测生命体征的变化，尤其是呼吸和血氧饱和度。持续予以吸氧，纠正低氧血症是 ARDS 治疗的首要任务。

②准确记录患者的出入量，监测肾功能。

③由于大量炎性介质释放可损害心肌，应合理安排输液次序和速度。

④密切观察患者神志变化。要加强安全防护，使用床栏、约束带，专人陪护。

⑤注意观察患者皮肤、黏膜、牙龈、伤口及穿刺部位有无出血及瘀斑，检查患者分泌物和排泄物的颜色、性状、量。

## 二、慢性胰腺炎

慢性胰腺炎（CP）是胰腺的一种进行性炎症性疾病，以不可逆的形态学改变为主要特征，最终导致胰腺内外分泌功能的永久性损害。

### （一）病因与发病机制

慢性胰腺炎的病因复杂，还不十分清楚。在欧美等西方国家中，慢性胰腺炎的主要病因是长期酗酒造成的酒精中毒，占慢性胰腺炎病因的60%～80%。在我国主要与胆道系统疾病有关。此外，急性胰腺炎、胰腺分裂症、自身免疫等因素在慢性胰腺炎的发生、发展过程中也有一定的作用。

### （二）临床表现

### 1. 腹痛

腹痛是慢性胰腺炎最突出的症状。疼痛多在中上腹或左上腹，也可在右上腹。疼痛开始为阵发性，可反复发作，呈隐痛或钝痛，随病情加重可发展为持续性刺痛或剧痛，平卧位或进食后躺下疼痛加重，前倾俯坐或屈膝，腹部抱枕时疼痛可缓解。

### 2. 消化不良症状

慢性胰腺炎大多数有腹胀、腹泻、食欲减退、恶心、嗳气、乏力、消瘦等症状。可出现脂肪泻，呈泡沫状，有酸恶臭味，显微镜下可见脂肪滴。

### 3. 黄疸

黄疸以直接胆红素升高为主。

### （三）诊断

慢性胰腺炎的临床表现无特异性，诊断较困难。对于反复发作或持续性上腹部疼痛，伴有明显消瘦、脂肪泻、糖尿病，结合发作时血淀粉酶升高，胰腺外分泌功能异常，考虑此病。影像学检查可发现胰腺特征性的损害，在所有影像学方法中对于 CP 诊断及分期，ERCP 是一个金标准，可清晰地显示胰管扩张等改变。

### （四）治疗原则

### 1. 非手术治疗

（1）病因治疗

慢性胰腺炎治疗的基础环节。如酒精性 CP 患者应完全戒酒。胆道疾病引起的 CP 应积极治疗胆道结石或炎症，解除梗阻。

（2）去除诱因

对高脂血症者应饮食控制，必要时降血脂治疗。避免暴饮、暴食。

（3）胰酶替代治疗

治疗胰腺外分泌功能不足症状，主要采用胰酶替代疗法。胰酶制剂通过参与胰腺外分泌的负反馈抑制，有助于缓解疼痛。

（4）对症治疗

以疼痛为主要表现者，可给予非甾体类抗炎药物或口服麻醉类药物，配合口服胰酶制剂和制酸剂。严重吸收不良时应注意补充营养，可考虑要素饮食或全胃肠外营养，对长期脂肪泻患者还应注意补充脂溶性维生素（维生素 A、维生素 D、维生素 K）及维生素 $B_{12}$、叶酸，适当补充铁剂、钙剂及各种微量元素。

（5）内镜介入治疗

内镜介入治疗方法可应用于胰管狭窄、结石的治疗。根据胰管显像情况选择不同的治疗方法，如胰管括约肌切开（EPS）和胰管扩张、乳头括约肌切开术（EST）、胰管支架置入术、胰管结石取出术、胰腺假性囊肿引流术等。内镜治疗的目的在于解除胰管梗阻，进而缓解胰管内高压引发的临床症状，从而改善患者的胰腺外分泌功能。

### 2. 外科手术治疗

对于有疼痛但胰管不扩张、胰腺组织纤维化尤其是钙化的 CP 患者，不适合做引流而应改为胰腺切除术。切除目的在于消除炎症、纤维化区域及减少胰液的分泌和神经冲动引起的疼痛。

### （五）护理

### 1. 疼痛护理

观察患者疼痛的性质、持续的时间及伴随症状，认真做好疼痛评估，及时告知医生。按医嘱给予镇痛药物。口服足量胰酶制剂可减少胰腺分泌，能有效缓解疼痛，嘱患者就餐时服用。

### 2. 营养失调

①急性发作期须禁食，给予静脉输液，每日补液量在 3 000ml 左右，根据血生化监测及时补充电解质、维生素和微量元素。

②随着病情好转，给予清流质，逐渐过渡到低脂、适量蛋白质、多维生素半流饮食，继而进能量充足、适量蛋白质、脂类与糖类分配合理的软食。

## 第七节　胰腺癌护理

胰腺癌（PC）是消化系统常见恶性肿瘤之一，起病隐匿，病情进展快，恶性程度高，预后差。胰腺癌以老年患者多见，男性多于女性。

### 一、病因与发病机制

胰腺癌的病因和发病机制尚未完全清楚，一般认为胰腺癌的发生和发展是一个多病因、多步骤的复杂过程。

### （一）吸烟

吸烟是公认的胰腺癌最危险的发病因素，并且与吸烟的数量呈正相关。烟草中的致癌物由胆汁反流至胰管；致癌物经血流至胰腺；吸烟使血脂升高，从而增加胰腺癌的发病率。

### （二）饮食

食物储存、制作不当能增加致癌物质亚硝胺的产生。不良饮食习惯，如长期过饱饮食、高脂饮食可增加胰腺癌发病的危险性。

### （三）慢性胰腺炎

慢性胰腺炎与胰腺癌的关系非常密切，胰腺癌患者常同时发生慢性胰腺炎，慢性胰腺炎患者易发生胰腺癌。

### （四）糖尿病

糖尿病是胰腺癌的病因或胰腺癌的并发症，一直存在争议。糖尿病导致胰腺癌，第一种可能机制是通过肥胖而致癌；另一种可能机制是胰腺组织暴露于胰岛素中，可促进生殖细胞的生长。

### （五）遗传因素

7% ~ 8% 的胰腺癌有直系亲属的胰腺癌发病史，提示胰腺癌发病与遗传因素有关。胰腺癌有家庭聚集现象，也可发生在患有其他遗传综合征的人群中。

### （六）其他

胰腺癌的发生也可能和内分泌有关，其根据是男性发病率较绝经期前女性高，绝经期后的女性发病率增高。胰腺癌还与胃大部分切除、胆囊切除术后、阑尾切除术后、胰腺不典型增生、基因异常等有关。

## 二、临床表现

胰腺癌出现临床症状时，常已属晚期，有报道胰腺癌平均病程为 3.5 个月。

### （一）上腹不适和腹痛

可有上腹胀满、胀痛或难以描述的不适等感觉。胰头癌的腹痛部位偏于右上腹，而胰体尾癌则偏于左上腹。常常有强迫体位。

### （二）黄疸

常有阻塞性黄疸，伴有尿色加深及陶土样粪便，黄疸呈进行性加重。

### （三）体重减轻

在消化道肿瘤中，胰腺癌造成的体重减轻最为突出，以胰体尾癌较多。1 个月内体重减轻 10 kg 或更多，有的在 2～3 个月体重减轻达 30 kg 以上。

### （四）消化道症状

最常见食欲缺乏和消化不良，还可因为胰腺外分泌功能不良而致腹泻。少数胰腺癌患者可因病变侵及十二指肠或胃壁而发生消化道出血或消化道梗阻症状。

### （五）其他

有些胰腺癌患者可在出现各种症状之前，甚至几个月之前，出现糖尿病症状，或原来控制较好的糖尿病无特殊原因突然加重。胰腺癌时发生血栓性静脉炎的病例也不少，多见于细胞分化较好的胰尾癌晚期病例。

## 三、诊断

### （一）实验室检查

血清中肿瘤相关抗原的检测糖类抗原 CA19-9 是在胰腺癌诊断中应用最广的一种肿瘤标志物。

### （二）影像学检查

#### 1. 逆行胰胆管造影（ERCP）

ERCP 是诊断早期胰腺癌最敏感的方法之一，还可以获得胰液及细胞刷检标本，进行细胞学、肿瘤标志物或基因检测，可提高对早期胰腺癌的诊断率。

#### 2. 超声内镜（EUS）

对早期胰腺癌诊断价值极高，可以准确测定肿瘤大小并定位。优于腹部 B 超和普通 CT，与 ERCP 相当。

#### 3. 胰管内超声（IDUS）

IDUS 是经常规内镜活检钳通道将高频微超声探头置入胰管进行实时超声扫描的一种新技术。IDUS 的超声探头是从胰管内探查实质，可准确探及胰腺癌，特别是小胰癌的位置及大小。

## 四、治疗原则

胰腺癌的治疗仍以争取手术根治为主，但尚难达到早期诊断，手术切除率仅为

15%，综合治疗成为中晚期胰腺癌的主要治疗策略。

### （一）手术治疗

手术治疗效果虽不满意，但仍然是胰腺癌的主要治疗方法。

### （二）化疗

疗效最肯定的药物是吉西他滨（GEM）。吉西他滨具有阻止 DNA 复制、合成、修复的功能。化疗包括全身化疗和区域性灌注化疗。

### （三）放射治疗

放疗的目的是通过中等剂量的照射消灭残存的亚临床病灶，达到提高局部控制率和生存率的目的。

### （四）基因治疗

主要包括免疫基因治疗、基因替代治疗、基因引导的前体药物活化治疗及反义基因治疗。

### （五）内镜治疗

胰腺癌患者晚期可出现梗阻性黄疸、胰管梗阻疼痛、十二指肠梗阻等严重并发症，内镜下介入治疗已成为晚期胰腺癌首选姑息治疗手段。

### （六）镇痛治疗

晚期胰腺癌病人往往伴有难以忍受的疼痛。单纯追求生存率并不能缓解病人的痛苦，此时镇痛应成为首要目的。镇痛治疗主要包括神经阻断和切断、药物镇痛、中医治疗和其他一些心理疗法。

### （七）中医中药

国内学者运用传统医学治疗胰腺癌，主要包括针对癌肿本身的局部治疗和针对患者的整体治疗。

## 五、护理

### （一）疼痛

第一，认真做好疼痛评估：可结合患者的自我评估。

第二，遵医嘱给予药物镇痛。①按三级镇痛的方法应用镇痛药：从非阿片类镇痛药开始，若不能缓解，在此基础上加弱阿片类镇痛药；若疼痛剧烈，则可用强阿片类镇痛药；②患者自控镇痛法（PCA）：新型的注射泵将镇痛药物由患者或陪伴者而获得镇痛的方法。通过小剂量多次间断给药，使血药浓度维持在患者不痛的最低水平，可以避免致呼吸和循环抑制的不良反应。

### （二）化疗的护理

①选择合适的静脉输注途径，吉西他滨要求在半小时内输完，其间要注意观察化疗输液是否通畅、有无渗漏等，若有渗漏应及时处理。

②对于胰十二指肠动脉灌注患者，要观察股动脉插管处有无渗血或血肿、足背动脉搏动是否良好。

③化疗前均应常规予止吐药物，对于呕吐频繁患者按医嘱给予止吐处理外，要及时清除呕吐物，协助患者漱口，保持口腔清洁。

④化疗期间宜清淡饮食，多吃水果、蔬菜，少量多餐。

⑤对患者进行营养状况的评估，以明确治疗是否需要营养支持。定期测量体重，实验室检查包括人血白蛋白等指标。

### （三）皮肤的护理

①长期卧床者，给予使用气垫床，勤翻身，避免压疮的发生。

②皮肤瘙痒者，剪修指甲并磨平，避免抓、挠皮肤，帮助黄疸患者温水擦浴，也可芦荟汁、止痒地霜外涂，穿柔软棉质内衣等避免皮肤刺激。

### （四）心理护理

①从医学的角度解释心理状态对疾病的发展和预后的影响以及治疗的必要性和反应，使患者在心理上有所准备，从而减轻患者的心理压力，增强战胜癌痛的信心，提高疼痛的阈值。

②护士应有高度的同情心，对患者亲切、和蔼，尊重其人格，绝不可冷若冰霜、问而不答。及时了解患者心理活动及实际病情，运用语言或非语言的交流方式，同情关心患者，取得患者的信任。

# 第五章 泌尿系统疾病护理

## 第一节 泌尿系统疾病现代诊疗技术及护理

### 一、经皮肾穿刺活检术

#### （一）适应证

①原发性肾脏病，包括急性肾小球肾炎、急进性肾小球肾炎、慢性肾小球肾炎、无症状性血尿、蛋白尿。

②急慢性间质性肾炎。

③继发性或遗传性肾脏病：系统性红斑狼疮、过敏性紫癜、骨髓瘤肾病等。

④急性肾衰竭。

⑤移植肾：肾功能明显减退原因不清或严重排斥反应决定是否切除移植肾等。

#### （二）禁忌证

孤立肾、明显的出血倾向、重度高血压、精神疾病、体位不良、肾感染、肾脏肿瘤、肾脏位置过高或游走肾、慢性肾衰等。

#### （三）护理

#### 1. 术前护理

（1）用物准备

肾穿刺包、肾穿刺活检针、肾穿刺活检枪、无菌注射器、生理盐水、换药碗、无菌纱布、腹带、治疗盘。

（2）病人准备

①向病人及家属讲解肾活检的必要性、安全性、基本过程及可能出现的并发症，消

除病人的恐惧心理，取得病人的配合；②反复指导病人俯卧位时平静呼吸、吸气末屏气及床上大小便的训练；③实施必要的检查，排除禁忌证：拍摄腹部 X 线片及行腹部 B 超检查，抽血查血常规、肝功能、出凝血时间；④术前 3 d 停用抗凝药，术前 1 d 监测血压；⑤建议患者至少术后 3 d 方可洗澡，故术前鼓励患者沐浴，尤其是肾区皮肤的清洁；⑥术前排空膀胱。

### 2. 术中配合

①协助患者采取合适的体位：患者取俯卧位，腹部垫一高度约 10 cm 的硬枕，头部垫一软枕，双手抱枕，头偏向一侧。

②患者紧张肌肉紧绷时，轻轻按摩其腿部，分散注意力。患者吸气末屏气不配合时，可以采取捏鼻子的方法，确保定位准确。

### 3. 术后护理

①活检结束后，局部穿刺处按压 5 min 后用腹带加压包扎，平车推入病房。

②术后前 6 h 采取平卧位，腰部绝对制动，6 h 后可适度翻身，24 h 后方可下床活动。下床活动时采取三个"一"步骤，即坐 1 min、站 1 min、慢走 1 min，然后采取轻度活动。1 周内禁止剧烈运动，1 个月内禁止重体力活动。

③术后密切观察患者的生命体征变化，询问患者有无不适主诉。若患者有剧烈腹痛，应警惕是否出现肾周血肿；若超声检查出现肾周血肿，应延长卧床时间，密切观察患者的主诉，超声跟踪检查血肿的大小变化。

④术后常规监测 12 次血压：每 15 分钟连测 4 次，30 分钟连测 4 次，然后每 1 h 测 4 次。血压平稳后可以停止测量。若病人血压波动大或偏低时应及时通知医生，给予对症处理。

⑤术后嘱咐患者多饮水，以尽快排出少量血凝块。术后留取前 3 次尿常规，并密切观察尿颜色，当持续有肉眼血尿时应予以导尿，持续膀胱冲洗，防止血凝块堵塞尿道。

⑥遵医嘱给予止血药。

### 4. 并发症的观察与处理

（1）血尿

镜下血尿的发生率几乎为 100%，多数 1～2 天自行消失。若尿色较深，或尿中含有血块，提示出血量大，提示有血压下降的可能，应立即输液；若血红蛋白下降，应予以输血。鼓励患者多饮水以增加尿量，延长卧床时间。

（2）肾周围血肿或腹膜后血肿

术后要重视患者的主诉，一般患者仅主诉腹痛、腰痛，检查时可发现穿刺部位有压痛或较对侧膨隆。

（3）腰痛及腰部不适

为穿刺部位损伤、血肿所致，部分患者与卧床制动有关，多在 3～7 d 消失，无须处理。

（4）动静脉瘘

主要由同时穿破肾内较大动、静脉所致，发生率为 15%～19%，多数患者没有症状。右肾下极处肾内较大血管少，发生动静脉瘘可能性小，故穿刺部位多选在此部位。

（5）感染

多因无菌操作不严，肾周已存在感染或伴有肾盂肾炎所致，术前应仔细查找感染源，是否存在穿刺部位、肾周的感染，特别是无症状的尿感，术中严格无菌操作。

（6）尿潴留

尿潴留的发生时间以术后 4～6 h 为最多，患者一般穿刺后 2～3 h 完成第 1 次自主排尿。因此，对于术前不习惯床上排尿的患者，从术后 2 h 起开始实施热敷下腹或按摩下腹部，或使用听流水声刺激膀胱收缩等诱导排尿方法，防止尿潴留的发生。

## 二、肾囊肿穿刺术

### （一）适应证

①直径大于 5 cm 的单发或多发单纯性肾囊肿，伴腰部胀痛不适或患者心理压力较大、要求治疗者。

②引起压迫症状的肾盂旁囊肿。

③多囊肾患者肾囊肿直径大于 5 cm，有压迫症状或引起功能障碍。

④多囊肾合并感染时，通过囊肿穿刺抽出脓液，冲洗囊腔后给予抗生素治疗。

### （二）禁忌证

①有严重出血倾向。

②肾盂源性囊肿。

③合并其他严重疾病、精神高度紧张及不能配合者。

④穿刺部位皮肤感染。

⑤穿刺路径不能避开周围重要脏器。

## （三）护理

### 1. 病人准备

①向病人及家属说明囊肿穿刺的必要性、安全性、基本过程及可能出现的并发症，消除病人的恐惧心理，取得病人的配合。

②实施必要的检查：心电图、血常规、出凝血时间、肝肾功能检查，排除禁忌证。

③建议患者至少术后 3 d 方可洗澡，故术前鼓励患者沐浴，尤其是肾区皮肤的清洁。

④练习俯卧位的姿势，并练习俯卧位平静状态下吸气末屏气。

⑤术前排空膀胱。

### 2. 术中配合

患者一般取俯卧位或健侧卧位，具体体位根据囊肿位置由医生确定。腰部肾区垫高；患者过度紧张时，可以与患者聊天以分散其注意力。

### 3. 术后护理

①腹带加压包扎穿刺处，并观察穿刺处有无渗血、渗液。

②嘱患者绝对卧床 4 h，24 h 后可下床活动（若穿刺较顺利，可根据患者情况减少卧床时间）。

③告知患者多饮水，留取一次尿常规，观察尿色。

④留取囊液标本送检，并记录术中抽取的囊液总量及颜色。

⑤遵医嘱监测血压。

## 三、肾脏疾病的常见实验室检查

### （一）尿液检查

尿液变化是肾脏疾病的重要表现之一，甚至是唯一表现。因此，合理、正确的尿液检验对于肾脏疾病的诊断至关重要。

### 1. 采集时间

通常以清晨第 1 次尿标本最理想，因晨尿较为浓缩和偏酸性，有形成分相对多且比较完整，无饮食因素干扰。尿标本量一般需 20 ml，尿脱落细胞检查需 50 ml。留尿前 72

h 避免剧烈运动，如赛跑、足球比赛等。女性留取尿标本时应避开月经期。

### 2. 尿液标本的保存

尿液标本应在采集后 1 h 内进行分析，尤其是尿培养和尿液中细胞学检查。对于不能及时检验的标本或时段尿标本（如 24 h 尿），必须进行适当的处理或适当的方式保存，保存的方式主要有冷藏和加入适量防腐剂（如甲苯、甲醛等），一般为每 100 ml 尿液中加入 0.5～1 ml 防腐剂。

### 3. 尿液细菌学检查

嘱患者留尿前 4～6 h 勿排尿，留取中段尿时，标本必须置于灭菌容器中，标本采集过程应严格遵守无菌操作，标本应立即送检或接种。若患者已使用抗生素，则须停药 5 d 后再检查。一般尿细菌学检查应连续留取中段尿 3 d，共 3 次。

### 4. 24 小时尿

患者先排空膀胱内尿液并弃去，从该时间开始计时留取尿液，将患者此后排出的全部尿液收集于一个大容器中，直至 24 h 后次日早晨的同一时间，将患者最后一次排尿收集于同一个容器中，需要准确记录 24 h 总尿量，经充分混匀后留取其中一部分尿液。主要用于肌酐清除率、尿蛋白定量、尿电解质排泄率等的检验。

### 5. 24 小时肌酐清除率

患者进行检查前 3 d 低蛋白饮食，禁止食用肉类，避免剧烈运动。于当日早 7 时至次日早 7 时，留取 24 h 尿液送检。

### （二）肾功能检查

### 1. 肾小球滤过率（GFR）

指单位时间内（分钟）经双肾滤过的血浆的毫升数，一般用清除率来表示肾小球滤过功能，能更好地反映肾脏的排泄功能，临床上常采用内生肌酐清除率（Ccr）来检验 GFR。

Ccr 指肾脏在单位时间内，将若干毫升血浆中的内生肌酐全部清除出去，是目前临床上最常用的反映肾功能的指标，其降低程度基本反映肾实质损害的程度。

测定 Ccr 的方法：测定前 3 d，给予低蛋白质饮食，并禁食肉类，避免剧烈运动，于第 4 d 留取 24 h 尿液。同时，采集患者的血标本，测定血、尿肌酐值。

## 2. 肾小管功能测定

（1）近端肾小管功能检查

主要包括肾小管对葡萄糖最大重吸收量测定、N 乙酰～$\beta$～D 氨基葡萄糖苷酶（NAG）测定。正常人血中葡萄糖从肾小球滤过后，在近端小管通过细胞膜上载体蛋白被全部主动重吸收，所以正常人尿糖测定为阴性。当尿中 NAG 异常变化时，临床上应高度警惕肾脏病变或肾毒性损害。

（2）远端肾小管功能检查

主要包括尿比重、尿的浓缩稀释试验、尿渗透压的测定。

尿比重测定仅作为粗略参考，精确检查应做尿渗透量的测定。尿渗量是反映肾间质小管功能的重要指标。正常人尿渗量范围为 40 ～ 1 400 mmol/L。

检测尿渗量时应注意尿液标本不应加防腐剂；如不能立即测定，应放在冰箱中保存；标本放置冰箱后，如尿液出现盐类沉淀，应加温待盐类沉淀溶解后再测定；标本不能稀释。

尿稀释实验：嘱患者 30 min 内饮水 20 ml/kg，然后每小时收集尿标本 1 次，共 3 次；如在 3 小时内排出饮水量的 50%，且其中 1 次尿渗量低于 100 mmol/L，则反映肾脏稀释功能良好。

## 3. 肾小管酸化功能的测定

主要包括尿液酸碱度检测。正常新鲜尿呈弱酸性，pH 值波动在 5.0 ～ 7.0。

# 第二节　排尿异常护理

由泌尿系炎症、梗阻、排尿功能障碍所致的排尿次数增多、排尿方式改变、排尿感觉异常称之为排尿异常，主要表现为尿频、尿急、尿痛、尿潴留、尿失禁等。

## 一、尿频

### （一）病因

### 1. 炎症性与机械性刺激所致泌尿系炎症

如膀胱内结石、异物、肿瘤、留置导尿管等。

### 2. 膀胱容量减少

如妊娠子宫、盆腔肿瘤压迫膀胱、膀胱内占位病变、膀胱挛缩及膀胱部分切除后。

### 3. 排尿障碍

如尿道狭窄、结石、异物、肿瘤、前列腺增生及膀胱挛缩等致使膀胱颈部以下发生梗阻，膀胱在尚未扩展到正常容积之前，即产生尿意而排尿，形成尿频。

### 4. 精神神经因素

如精神紧张、与排尿有关的神经病变均可引起排尿反射紊乱而出现尿频。多见于精神性烦渴症、神经源性膀胱等。

### 5. 尿量增加

尿量增加时，排尿次数相应增多，生理原因如大量饮水、吃西瓜、喝啤酒等，病理情况下如糖尿病、尿崩症病人饮水多，排尿次数也多，无排尿不适感。

### （二）症状

排尿次数明显增多，正常成人每天白天平均排尿4～6次，夜间就寝后0～2次。

## 二、尿急

### （一）病因

### 1. 泌尿系炎症

如膀胱炎、尿道炎、前列腺炎等。此类疾病引起尿急常伴有尿痛。

### 2. 膀胱容量减小

如前列腺增生症、前列腺癌、前列腺纤维病变、膀胱挛缩、先天性病变、部分膀胱切除术后、长期耻骨上膀胱造口术后、妊娠、盆腔肿瘤等外在压迫等。

### 3. 神经精神因素

如精神紧张、神经源性膀胱或脊髓损伤等，不合并尿痛。

### （二）症状

排尿有急迫感，不易控制，一有尿意即迫不及待要排尿，常与尿频、尿痛同时发生。

## 三、尿痛

### （一）病因

#### 1.泌尿系炎症

如膀胱炎、前列腺炎、尿道炎及结核等。

#### 2.泌尿系结石或异物

如膀胱结石、输尿管下段结石、尿道结石、前列腺结石、膀胱异物与尿道异物等。

#### 3.尿路梗阻

如膀胱颈肥厚、先天性尿道瓣膜、肿瘤阻塞、前列腺增生尿道狭窄、尿道肉阜、尿道外口先天性狭窄及包茎等。

#### 4.肿瘤

如膀胱、前列腺及尿道肿瘤。

#### 5.憩室

如膀胱及尿道憩室。

#### 6.尿路周围疾病

如盆腔或直肠疾病引起膀胱及尿道反射性痉挛。

### （二）症状

排尿时或排尿后尿道、膀胱和会阴部疼痛，常有烧灼感，重者痛如刀割，常与尿频、尿急合并存在，合称为尿路刺激征症状。

## 四、排尿困难

### （一）病因

#### 1.机械性排尿困难

膀胱颈部以下部位的梗阻性疾病均可引起排尿困难，常见于膀胱颈部梗阻、前列腺增生症、膀胱及尿道结石、膀胱及尿道的肿瘤、尿道狭窄、尿道瓣膜、膀胱及尿道的结石及异物、膀胱邻近器官的肿瘤压迫引起的梗阻和尿道口狭窄等。

#### 2.功能性排尿困难

包括神经系统功能障碍或膀胱逼尿肌功能障碍两方面。神经系统功能障碍的主要原因有神经性膀胱、麻醉后、脊髓疾病（包括畸形、损伤、肿瘤等）、晚期糖尿病的并发症等。膀胱逼尿肌功能障碍方面的主要原因有糖尿病、逼尿肌—括约肌功能失调等。

### （二）症状

排尿不畅、排尿费力。排尿困难的程度与疾病的情况有关。轻者表现为排尿延迟、射程短；重者表现为尿线变细、尿流滴沥且不成线，排尿时甚至需要屏气用力，乃至需要用手压迫下腹部才能把尿排出。严重的排尿困难可发展为尿潴留。

## 五、急性尿潴留

### （一）病因

#### 1.机械性梗阻

包括尿道损伤或结石、异物的突然阻塞或前列腺增生、尿道狭窄等。

#### 2.动力性梗阻

包括中枢和周围神经急性损伤、炎症、肿瘤水肿、出血、各种松弛平滑肌药物的应用（如阿托品等）。

### （二）症状

急性尿潴留指突然发生不能排尿而膀胱充盈膨胀的症状。临床表现为下腹满闷胀痛、尿意窘迫、欲尿不出、辗转不安等痛苦症状。

## 六、慢性尿潴留

### （一）病因

常见于前列腺肥大、尿道狭窄、神经源性膀胱、膀胱膨出及其他尿道梗阻性疾病。

### （二）症状

尿液在膀胱内不能排出。如尿液完全潴留在膀胱，称为完全性尿潴留。如排尿后仍有残留尿液，称为不完全性尿潴留。缓慢发生者称为慢性尿潴留，此时常无疼痛，经常有少量持续排尿，又称假性尿失禁。

## 七、尿失禁

### （一）病因

#### 1.真性尿失禁

由于膀胱逼尿肌过度收缩、尿道括约肌过度松弛，以致尿液不能控制从膀胱流出，常见于下列疾病。

①膀胱病变，如急性膀胱炎、膀胱结核、间质性膀胱、膀胱结石、漏斗形膀胱及内括约肌松弛。

②神经病变，脊髓损伤、隐性脊柱裂、复发性硬化症、神经源性膀胱、昏迷及痴呆等。

③括约肌损伤、前列腺摘除术后、子宫脱垂、膀胱外翻、严重尿道上裂等。

### 2. 假性尿失禁

即由慢性尿潴留所致的尿失禁，常见于以下原因：

①下尿路梗阻：如膀胱梗阻、前列腺肥大、先天性精阜增生、尿道狭窄等。

②神经病变：脊髓肿瘤、脊髓损伤早期的休克阶段及脑神经病变等。

③括约肌损伤：如分娩损伤、会阴部及尿道损伤、阴道手术、尿道周围组织异常、盆腔肿瘤等。

### （二）症状

根据临床表现分为以下五类。

### 1. 充溢性尿失禁

由于下尿路有较严重的机械性（如前列腺增生）或功能性梗阻引起尿潴留，当膀胱内压上升到一定程度并超过尿道阻力时，尿液不断自尿道中滴出，这类患者的膀胱呈膨胀状态。

### 2. 无阻力性尿失禁

由于尿道阻力完全丧失，膀胱内不能储存尿液，患者在站立时，尿液全部由尿道流出。

### 3. 反射性尿失禁

由完全的上运动神经元病变引起，排尿依靠脊髓反射，患者不自主地间歇排尿（间歇性尿失禁），排尿没有感觉。

### 4. 急迫性尿失禁

可由部分性上运动神经元病变或急性膀胱炎等强烈的局部刺激引起，患者有十分严重的尿频、尿急症状。由于强烈的逼尿肌无抑制性收缩而发生尿失禁。

### 5. 压力性尿失禁

当腹压增加时（如咳嗽、打喷嚏、上楼梯或跑步时）即有尿液自尿道流出。

## 八、护理

### （一）尿路刺激征患者的护理

#### 1. 休息

急性发作期要卧床休息，心情尽量放松，避免因紧张而加重尿频。指导患者从事一些感兴趣的活动，如听音乐、看电视、聊天等，以分散患者对自身不适的注意力，减轻焦虑。

#### 2. 饮食护理

食用清淡、高维生素富有营养的食物，同时在无禁忌证的情形下，嘱患者尽量多饮水、勤排尿，以达到不断冲洗尿道的目的。

#### 3. 疼痛护理

指导患者进行膀胱区热敷或按摩，以缓解疼痛。

#### 4. 高热护理

进行物理降温，必要时可按医嘱给予药物降温。

#### 5. 健康指导

嘱患者避免过度劳累、会阴部不清洁及性生活不当等诱因。养成良好的卫生习惯，每天清洁会阴部，劳逸结合，性生活后冲洗会阴部并排尿。女患者月经期间增加外阴清洗次数，多饮水预防尿路感染复发。

#### 6. 药物护理

遵医嘱使用抗生素，注意观察药物的治疗反应及有无不良反应，嘱患者按时、按量、按疗程服药，勿随意停药，以达到彻底治疗的目的。指导患者正确留取尿标本。口服碳酸氢钠可碱化尿液，减轻尿路刺激征。此外，尿路刺激征明显者可给阿托品、普鲁苯辛等抗胆碱能药物对症治疗。

### （二）尿潴留患者的护理

①安慰患者，寻找尿潴留的原因。

②患者术前 1 d 开始床上排尿训练；病情许可的情况下手术后早期下床，每日尿量超过 1 000 ml 又无明显水肿的患者多饮水。

③提供良好的排尿环境，让患者听流水音：通过打开水龙头或放录音的方式，发出类似正常排尿的流水声音，引起患者的排尿反射。

④协助男患者采用坐姿或立姿排尿。

⑤用 60～70 ℃的热水袋，置于患者的下腹部热敷 30 min，再将手置于患者下腹部膀胱膨隆处，向左右轻轻按摩 10～20 次，再用手掌自患者膀胱底部向下推移按压，促进膀胱收缩排尿。

⑥用 50～52 ℃的温热水反复冲洗患者的会阴部，有利于刺激尿道周围神经感受器而促进排尿。

⑦针灸排尿：可针刺中极、三阴交、灸气海等穴位。

⑧开塞露纳肛：取开塞露 2 个，患者取侧卧位，剪开开塞露的封口，逐个将开塞露内的甘油全部挤入肛内。嘱患者忍耐 3～5 min，在便意急迫的情况下，放置便盆于患者臀下，在排便时一并用力，尿随排便而排出。

⑨上述各种方法不能解除尿潴留时采用导尿法。

### （三）尿失禁患者的护理

①安慰患者，尊重患者的人格，给予安慰和鼓励，使其树立信心，积极配合治疗和护理，恢复正常排尿功能。同时，应帮助患者减轻造成尿失禁的诱因。

②摄入适量的液体：向患者解释多饮水能够促进排尿反射，并可预防泌尿道感染。如无禁忌，嘱患者每日摄入液体量 2 000 ml，入睡前限制饮水，以减少夜间尿量。

③持续进行膀胱功能训练，向患者和家属说明膀胱功能训练的目的，说明训练方法和所需时间，以取得患者和家属的配合。安排排尿时间，定时使用便器，建立规则的排尿习惯，促进排尿功能的恢复。初始白天每隔 1～2 h 使用便器 1 次，夜间每隔 4 h 使用便器 1 次。以后逐渐延长间隔时间，以促进排尿功能恢复。

④指导患者进行骨盆底部肌肉的锻炼，以增强控制排尿的能力。方法：患者取立位、坐位或卧位，试做排尿动作，先慢慢收缩肛门，再收缩阴道、尿道，产生盆底肌上提的感觉，在肛门、阴道、尿道收缩时，大腿和腹部肌肉保持放松，每次缩紧不少于 3 s，然后缓慢放松，每次 10 s 左右，连续 10 遍，以不觉疲乏为宜，每日进行 5～10 次。同时训练间断排尿，即在每次排尿时停顿或减缓尿流，以及在任何"尿失禁诱发动作"，如咳嗽、弯腰等之前收缩盆底肌，从而达到抑制不稳定的膀胱收缩。

⑤保持皮肤清洁干燥，经常清洗会阴部皮肤，勤换衣裤、床单、尿垫等。

⑥必要时应用接尿装置接取尿液。女患者可用女式尿壶紧贴外阴部接取尿液；男患者可用尿壶接尿，也可用阴茎套连接集尿袋，接取尿液，但此法不宜长时间使用，

每天要定时取下阴茎套和尿壶,清洗会阴部和阴茎并暴露于空气中,同时评估有无红肿、破损。

⑦对长期尿失禁的患者,可采用留置导尿管,定时放尿,避免尿液浸渍皮肤,发生压疮。

# 第三节 尿量异常护理

正常成人尿量每日为 1 000 ~ 2 000 ml,尿量的变化分为多尿、少尿和无尿。

## 一、少尿

尿量每日低于 400 ml 为少尿,每日低于 100 ml 时称为无尿。

### (一)病因

#### 1. 肾前性

各种原因引起的肾脏血流灌注不足导致,肾实质本身无器质性病变。

(1)有效循环血容量不足

如出血、呕吐、腹泻、利尿药的应用、烧伤、高温、低蛋白血症、挤压综合征。

(2)心排血量不足

如急性心肌梗死、肺动脉高压、败血症、休克、急性过敏。

(3)肾动脉收缩

如肝肾综合征、高钙血症。

(4)肾单位血流调节能力下降

如在肾血流量不足的情况下使用血管紧张素转化酶抑制药(ACEI)或血管紧张素Ⅱ受体拮抗药(ARB)。

#### 2. 肾性

各种肾实质疾病,包括原发性或继发性肾小球疾病、肾小管间质病变。

(1)肾脏大血管病变

如肾动脉血栓、栓塞。

（2）肾小球疾病或微血管病变

如急性肾小球肾炎、妊娠高血压综合征、造影剂损害、溶血性尿毒症综合征等。

（3）肾小管、肾间质疾病

如急性肾小管坏死、急性间质性肾炎。

（4）终末期肾病

### 3. 肾后性

各种原因引起肾以下尿路发生梗阻。

（1）输尿管病变

如管腔内结石、管壁肿瘤等。

（2）管壁外病变压迫

如肿瘤、腹膜后纤维化、尿道结石等。

### （二）护理

### 1. 饮食护理

既要限制入量又要适当补充营养，原则上应是低钾、低钠、高热量、高维生素及适量的蛋白质。

### 2. 严格控制补液量及补液速度

每天的入液量应为前 1 d 的尿量加上显性失水量和非显性失水量（约 500 ml）。如果患者发热，体温每增加 1 ℃，应每小时增加入液量 0.1 ml/kg。24 h 输入量应均匀输入，成人滴速每小时应控制在 20 ～ 30 滴。

### 3. 准确记录出入量

入量包括输入液体量、饮水及各种食物含水量；出量包括尿、粪、呕吐物、各种引流液、伤口渗出液及不显性失水等；对昏迷或尿失禁病人应留置尿管，以便于尿标本的收集、计量与化验。

### 4. 预防纠正高血钾

第一，禁止摄入含钾较高的食物，如橘子、香蕉、大枣、牛奶等。

第二，纠正缺血、酸中毒，吸氧，遵医嘱使用碱性药。

第三，密切注意心律、心率的改变。观察患者有无嗜睡、肌张力低下、心律失常、恶心、呕吐等高钾血症，有异常立即通知医生。

第四，备好纠正酸中毒的药物如碳酸氢钠、10% 葡萄糖酸钙及葡萄糖、胰岛素等药物。

第五，高血钾紧急处理：① 25% 葡萄糖输液中加入胰岛素 16 ～ 20 U 静脉滴注；② 5% 碳酸氢钠 250 ml 静脉滴注；③ 10% 葡萄糖酸钙 10 ml 加入 50% 葡萄糖液 20 ml 静脉推注；④口服聚苯乙烯磺酸钙树脂 15 ～ 30 g；⑤必要时遵医嘱行血液净化治疗。

### 5. 预防感染

做好口腔及皮肤护理，一切处置要严格执行无菌操作原则。

## 二、多尿

每日尿量高于 2 500 ml 为多尿，每日尿量高于 4 000 ml 时称为尿崩。

### （一）病因

#### 1. 内分泌与代谢疾病

如尿崩症、糖尿病、钾缺乏等。

#### 2. 肾脏疾病引起的多尿

见于慢性肾衰竭的早期（此时以夜尿量增加为其特点）和急性肾衰竭的多尿期。

#### 3. 溶质性多尿

因治疗原因须用甘露醇、利尿药物等。

#### 4. 其他

大量饮水饮茶、进食过咸或过量食糖亦可引起多尿。

### （二）护理

①嘱患者多饮水或按医嘱及时补液和补充钾、钠等，防止脱水、低钾和低钠血症的发生，若每日尿量持续在 3 000 ～ 4 000 ml，应密切观察患者有无低血钾的表现。如食欲缺乏、恶心、呕吐、乏力等症状。

②嘱患者以安静卧床休息为主。

③增进营养：给予高糖类、高维生素、高热量饮食。糖尿病所致多尿则应控制糖及热量的摄入。

④做好皮肤、口腔、会阴护理，保护病室清洁，预防肺部、尿路等部位的感染。

## 第四节　肾盂肾炎护理

肾盂肾炎是由各种病原微生物感染直接引起的肾小管、肾间质和肾实质的炎症。肾盂肾炎为上尿路感染，尿道炎和膀胱炎则统称为下尿路感染。临床上肾盂肾炎分为急性和慢性。

### 一、病因及发病机制

#### （一）致病菌

最常见的致病菌是革兰阴性杆菌，其中，以大肠埃希菌最为多见，占 60% ～ 80%，常见于首次发生的感染。而铜绿假单胞菌、葡萄球菌感染多见于既往有尿路器械检查史或长期留置导尿管的患者。

#### （二）感染途径

#### 1. 上行感染

最常见的感染途径。正常人的尿道口及其周围组织可有一定数量的病菌存在。但一般并不引起尿路感染。在机体抵抗力降低、排尿不畅、性生活等因素的影响下，病菌可随之侵入尿道，并沿着膀胱、输尿管向上行，依次累及肾盂黏膜、肾盏、肾乳头，最后累及肾实质而引起肾盂肾炎。由于女性尿道具有短而宽的解剖学特点，加之女婴尿道口易被粪便污染，老年妇女尿道口可因肉阜致排尿不畅等，因而女性易于发生上行感染而导致肾盂肾炎。

#### 2. 血行感染

细菌从机体的感染灶侵入血液播散到肾脏而继发肾盂肾炎，该途径引起的感染以金黄色葡萄球菌常见，多见于新生儿和免疫力低下的人群。

#### 3. 淋巴管感染

当肠道和盆腔炎症时，细菌经该处淋巴管与肾周围淋巴管交通支进入肾脏引起肾盂肾炎，但较少见。

#### 4. 直接感染

腹腔、盆腔脓肿、阑尾脓肿等感染可以直接蔓延至肾脏，导致肾盂肾炎的发生，但临床较少见。

### （三）易患因素

#### 1. 尿路梗阻

肾结石、输尿管或下尿道结石、肾肿瘤、多囊肾、肾下垂、前列腺肥大、尿道狭窄、包茎、妊娠等因素引起尿流不畅，有利于细菌在局部大量繁殖，是最主要的易感因素。

#### 2. 膀胱输尿管反流及其他尿路畸形和结构异常

膀胱过度充盈、膀胱三角及输尿管下端肌肉张力减低、炎症均是引起膀胱输尿管反流的主要因素。

#### 3. 医源性感染

导尿、膀胱镜检及逆行静脉肾盂造影均可诱发肾盂肾炎。

#### 4. 机体免疫功能减低

如糖尿病、重症肝炎、粒细胞减少症、劳累、感冒、长期使用肾上腺皮质激素等导致机体免疫功能低下者，易诱发肾盂肾炎。

#### 5. 其他

尿道口周围和女性生殖器官的炎症、女性性生活、月经期等。

## 二、临床表现与诊断

### （一）急性肾盂肾炎

常发生于生育年龄妇女。

#### 1. 全身症状

起病急骤，常有寒战或畏寒、发热（体温可达 39 ℃以上），伴有全身酸痛、头痛、乏力、食欲减退等症状，有时有恶心、呕吐及腹痛等症状。

#### 2. 泌尿系统症状

尿频、尿急、尿痛、排尿不畅等尿路刺激征，常伴有腰痛或腹痛。身体评估时可有上输尿管压痛点和肋腰点压痛、肾区叩击痛等体征。

#### 3. 尿液变化

尿液外观可呈浑浊、脓尿或血尿变化。

### 4. 其他

部分病人可无全身表现，仅有轻度膀胱刺激征，或以血尿为主要改变。

### （二）慢性肾盂肾炎

多不典型，常复杂多样，常见下列五型。

### 1. 复发型

常多次急性发作，发作时与急性肾盂肾炎相似，但不如急性肾盂肾炎典型。

### 2. 低热型

以长期低热为主要表现，可伴有乏力、腰酸、食欲缺乏等症状。

### 3. 血尿型

以血尿为主要表现，呈镜下或肉眼血尿，发作时伴腰酸、腰痛等症状。

### 4. 隐匿型

无任何全身或局部症状，仅表现为尿液变化。

### 5. 高血压型

以高血压、轻度水肿为首发症状。

### （三）实验室检查

### 1. 血常规

血白细胞（WBC）可升高，中性粒细胞（N）比例增加，核左移。

### 2. 尿液检查

可有白细胞尿、血尿，部分还有蛋白尿。①白细胞尿：可有尿液浑浊，尿沉渣镜检时尿白细胞高于 5 个 /HP；尿白细胞计数高于 100 万 /12 小时。②血尿：尿沉渣镜检时尿红细胞高于 3 个 /HP；尿红细胞计数高于 50 万 /12 小时。③蛋白尿：24 h 尿蛋白定量多在 1.0 g 左右。

### （四）慢性肾盂肾炎的诊断标准

肾盂肾炎病史半年以上，有以下三项之一：①双肾大小不一，肾包膜不光滑，肾脏外形凹凸不平；②肾盂肾盏缩窄、变形；③肾小管功能持续性损害。

### 三、治疗原则

#### （一）急性肾盂肾炎

#### 1. 一般治疗

临床症状明显时须卧床休息，多饮水，勤排尿，促进细菌和炎性渗出物从尿中排出体外。

#### 2. 抗菌治疗

应在留取尿常规和细菌学检查后再开始应用抗菌药物。①首选主要针对革兰阴性杆菌的抗生素，兼顾革兰阳性球菌；逆行感染可选用磺胺类，血行感染可选用氨基糖苷类、头孢类、部分合成青霉素。②一般先选用一种抗生素，若治疗 24 ～ 72 h 无效，应换药或联用两种药物。

抗菌药物疗程通常为 10 ～ 14 d，或用药至症状完全消失，尿检阴性后再继续用药3 ～ 5 d。急性期彻底治疗是防止炎症迁延成为慢性的关键，故治疗期间和停药后的复查很重要。停药后，应每周复查尿常规和细菌培养 1 次，共 2 ～ 3 周，至第 6 周再复查 2 次，若均为阴性为临床痊愈；若尿菌阳性，应再用抗生素 1 个疗程。

#### 3. 碱化尿液

口服碳酸氢钠每次 1.0 g，每日 3 次，以碱化尿液，减轻膀胱刺激征，并可增强抗生素的疗效。

#### （二）慢性肾盂肾炎

#### 1. 一般治疗

最重要的是寻找病因，去除导致发病的易感因素。此外，应多饮水，勤排尿，增强营养和机体的抵抗力。

#### 2. 抗菌药物治疗

慢性期选用的药物与急性期相似，常需两类药物联合应用，疗程宜延长至 2 ～ 4 周。若常规治疗无效或再发，可采用敏感药物分组治疗，总疗程 2 ～ 4 个月。

### 四、护理

#### （一）病情观察

密切观察患者的体温变化和泌尿系统症状及有无其他伴随症状，急性肾盂肾炎患者若有高热等全身症状加重或持续不缓解，且出现腰痛加剧等，应考虑是否出现肾周脓肿、肾乳头坏死等并发症，应及时通知医生处理。

对尿细菌定量培养，护士应严格遵照操作规程，同时应结合临床表现，避免出现假阳性和假阴性的结果。

假阳性结果的主要原因有：①中段尿收集不合格标准，尿液被粪便、白带污染；②尿标本在室温放置超过 1 h 才接种；③接种和检验技术上的误差等。

假阴性结果的主要原因有：①患者在近 2 周内曾用过抗生素；②尿液在膀胱内停留不足 6 h，细菌没有足够的时间繁殖；③收集中段尿时，消毒液不慎混入尿标本；④饮水过多，尿液内细菌被稀释等。

### （二）活动指导

注意休息，尤其是急性期患者有发热、血尿时，应卧床休息。待体温恢复正常，症状明显减轻后可下床活动。慢性肾盂肾炎患者无须长期卧床休息，但要注意劳逸结合，避免过度劳累及受凉感冒，以免诱发慢性肾盂肾炎急性发作。肾区明显疼痛的患者应卧床休息，尽量不要弯腰、站立或坐直，以减少对肾包膜的牵拉力，有利于缓解疼痛。

### （三）饮食护理

进食营养丰富、清淡、易消化的食物，多饮水，每日饮水量在 2 000 ml 以上以增加尿量，达到冲洗膀胱、尿道的目的。

### （四）用药护理

告知患者使用抗生素的作用、用法及疗程，做好解释工作，使患者自觉配合。护士应了解目前常用抗生素的肾毒性情况，告知患者尽量避免使用肾毒性的抗生素，尤其是伴有肾功能不全的患者。

# 第五节　慢性肾小球肾炎护理

慢性肾小球肾炎（CGGN），简称慢性肾炎，是一组由多种病因引起的原发于肾小球的免疫性疾病。临床表现以水肿、高血压、蛋白尿、血尿、肾功能损害为主，病情迁延，病变缓慢进展，最终将发展成慢性肾衰竭，多发生于中老年人群。

## 一、病因及发病机制

绝大多数慢性肾炎是由某种原发性肾小球疾病直接迁延发展而来，少数可能是由急性肾炎演变而来。一般认为本病的起始因素是免疫介导性炎症，但随着疾病的发展，一些非免疫非炎症性因素如肾小球内高压、高灌注、高滤过也可促进肾小球硬化，使肾脏不断被破坏。

慢性肾炎可由多种病理类型引起，常见类型为系膜增生性肾炎、系膜毛细血管性肾炎、膜性肾病及局灶性节段性肾小球硬化等。上述所有类型到晚期均进展成硬化性肾小球肾炎，临床上进入尿毒症阶段。

## 二、临床表现与诊断

### （一）症状及体征

起病缓慢、隐匿，临床症状各不一致。

#### 1. 蛋白尿

本病的必有表现，尿蛋白 + ～ +++，24 h 尿蛋白定量多在 1 ～ 3 g。

#### 2. 血尿

多为镜下血尿。

#### 3. 水肿

多为眼睑水肿和（或）下肢凹陷性水肿。

#### 4. 高血压

部分病人的首发或突出表现，多为持续性中度以上高血压。

#### 5. 肾功能损害

呈慢性进行性损害，进展速度常与病理类型有关。

### （二）实验室检查

①血常规：肾功能不全时可见正色素正细胞贫血。

②尿比重低于1.020，尿蛋白增加每日可为1 ～ 2 g，尿沉渣可见颗粒管型和透明管型。

③肾功能：早期多在正常范围，随着病情进展可有不同程度增高。

④B 超：早期双肾大小正常，晚期缩小，肾皮质变薄。

⑤肾活检：可以确定病理分型，分为系膜增生性肾炎（包括 IgA 肾病和非 IgA 肾病）、

系膜毛细血管性肾炎、膜性肾病、局灶性节段性肾小球硬化、增生硬化性肾小球肾炎、硬化性肾炎几种类型。

### （三）诊断

凡尿液异常（血尿、蛋白尿、管型尿）、水肿、高血压病史 1 年以上，无论有无肾功能损害均应考虑此病，在除外继发性肾炎及遗传性肾炎的基础上，即可诊断为慢性肾炎。

## 三、治疗原则

①治疗基础疾病和防治肾衰竭恶化，积极治疗水电解质、酸碱平衡失调。

②饮食治疗：低蛋白及低磷饮食可减轻肾小球囊内高压、高灌注、高滤过状态，延缓肾小球硬化。限制蛋白入量的同时，辅以 $\alpha$ —酮酸和必需氨基酸来治疗。

③积极控制高血压：高血压可引起肾小球内高压，造成高滤过，但降压不宜过猛、过低，避免减少肾血流量。尿蛋白定量：超过 1 g/24 h 的患者，血压必须严格控制在 16.6/9.9 kPa（125/75 mmHg）以下；尿蛋白低于 1 g/24 h 者，血压应控制在 17.3/10.66 kPa（130/80 mmHg）以下。

④抗凝和血小板解聚药物：长期服用血小板祛聚药如双嘧达莫或小剂量阿司匹林可稳定肾功能、减轻肾脏病理损害。

⑤其他：避免加重肾功能损害的因素，如感染、劳累、应用肾毒性药物等。

## 四、护理

### （一）病情观察

①注意观察患者有无头痛、嗜睡、食欲缺乏、恶心、呕吐、尿少和出血倾向等尿毒症早期征象；注意有无左心衰竭的征象；定时测血压，血压过高者注意有无高血压脑病征象。

②水肿者应定期测量体重，注意观察水肿的部位、程度及消退情况。准确记录 24 h 液体出入量，监测尿量变化，监测患者生命体征，尤其是血压。

③密切观察实验室检查结果，包括尿常规、肾小球、滤过率、血尿素氮、血肌酐、血浆蛋白、血清电解质等。

### （二）活动指导

对无症状及尿中仅有少量蛋白、红细胞而无显著肾功能损害者，可正常活动，但应避免劳累，预防感染，定期复查，当急性发作期出现肉眼血尿、血压增高、水肿严重者，应卧床休息。

### （三）饮食护理

①慢性肾脏病人肾功能减退时给优质蛋白质饮食，蛋白质供应在每日每千克体重 0.6～0.8 g，其中 50% 以上优质蛋白质，适当增加糖类的摄入，以满足机体生理需要量，避免因热量不足加重负氮平衡。

②控制磷的摄入，同时注意补充多种维生素及锌元素。

③明显水肿及高血压患者应限制钠盐摄入，水的摄入控制在前 1 d 的尿量加上生理需要量 500 ml 以内；对于尿量超过 1 000 ml 而又无水肿的透析前患者，则不宜严格限制水的摄入。

④少尿、无尿或出现高钾血症者，应控制高钾性食物的摄入，如各种水果、大豆、蘑菇等。

### （四）药物护理

长期使用利尿药应监测血清电解质和酸碱平衡情况，有无低血钾、低血钠、低氯性碱中毒，同时应注意有无高凝状态的出现及高脂血症的加重。血管紧张素转化酶抑制药（ACEI）和血管紧张素阻滞药（ARB）在降低全身性高血压的同时，可以降低肾小球内压，减少尿蛋白，减轻肾小球硬化，延缓肾衰竭，但是应用中应注意防止高钾血症，肾功能不全者必须在医生指导下服用。

## 第六节　肾病综合征护理

肾病综合征是由多种原因引起的一种临床综合征，主要病变为肾小球基底膜通透性增强，临床表现为三高一低：大量蛋白尿（每日不低于 3.5 g）、高度水肿、高脂血症和低蛋白血症（30 g/L）。

### 一、病因及发病机制

### （一）病因

#### 1. 原发性

排除继发性肾病综合征。

## 2. 继发性

主要包括：①感染：细菌、病毒及寄生虫感染；②药物：有机或无机汞等；③过敏、免疫：花粉或疫苗等；④新生物：实体瘤、淋巴瘤等；⑤系统性疾病：系统性红斑狼疮、类风湿关节炎等；⑥代谢性疾病：糖尿病、黏液水肿等；⑦遗传性疾病：脂蛋白肾病等；⑧其他：妊娠高血压综合征、肾动脉狭窄等。

### （二）发病机制

肾病综合征时血浆蛋白持续、较大量地从尿液中丢失，是本征生理和临床表现的基础。引起原发性肾病综合征的常见病理类型有微小病变肾病、膜性肾病、IgA肾病、肾小球局灶节段性硬化症及系膜毛细血管性肾炎。其中，儿童及少年以微小病变肾病较多见，中年以膜性肾病多见。

## 二、临床表现

### （一）大量蛋白尿

24 h 尿蛋白超过 3.5 g。尿蛋白的主要成分为清蛋白，亦可包括其他血浆蛋白成分，与肾小球滤过膜的通透性包括孔径屏障、电荷屏障的变化，尤其是裂隙隔膜蛋白分子的异常有关。

### （二）低清蛋白血症

血浆清蛋白低于 30 g/L。主要原因是清蛋白从尿中丢失，刺激肝脏代偿性合成蛋白增加，若代偿合成仍不能补足丢失和分解时，即出现低清蛋白血症。

### （三）水肿

患者最常见的体征，部位可因重心的移动而不同。久卧或清晨以眼睑、头枕部或骶部水肿明显，起床活动后又以下肢的水肿较为明显，为凹陷性水肿。当组织间液的水容量增长超过 5 kg，即出现临床可察觉的凹陷性水肿。水肿程度一般与低蛋白血症的程度一致。严重时可引起胸腔积液及腹水。

### （四）高脂血症

肾病综合征时高脂血症的发生与肝合成脂蛋白增加及脂蛋白分解减少相关。患者血浆脂质异常，包括胆固醇、三酰甘油水平明显增加，低密度脂蛋白及极低密度脂蛋白浓度增加，高密度脂蛋白正常或下降。

## 三、并发症

### （一）感染

感染是主要并发症，常可致死，与蛋白质营养不良、免疫功能紊乱及应用激素治疗相关，以细菌感染多见，常发生于呼吸道、泌尿道、皮肤及腹腔。

### （二）血栓、栓塞性

一方面，由于肾病综合征患者机体的凝血、抗凝血及纤溶系统失衡、血小板功能亢进、血液黏稠度增加，另一方面，过度使用利尿药和长期大量糖皮质激素治疗又加重高凝血。因此，肾病综合征易发生血栓和栓塞性并发症，最常见于肾静脉血栓、下肢静脉血栓等。

### （三）营养不良

蛋白质营养不良可引起肌肉萎缩、儿童生长发育障碍等。

### （四）急性肾衰竭

低蛋白血症、低血浆胶体渗透压使水分外渗，因此，导致有效血容量不足、肾血流量下降而诱发肾前性氮质血症，经扩容、利尿治疗后可恢复，个别病例尚可发生严重的肾实质急性肾衰竭。

## 四、诊断

### （一）辅助检查

#### 1. 尿液检查

尿蛋白定性一般为（+++ ～ ++++），尿中可有红细胞、管型等。24 h 尿蛋白定量超过 3.5 g。

#### 2. 血液检查

人血白蛋白低于 30 g/L，血中胆固醇、三酰甘油明显增高，低密度脂蛋白、极低密度脂蛋白增加，IgG 明显下降。

#### 3. 肾穿刺活组织病理检查

肾组织病理检查可明确肾小球的病变类型，以微小病变肾病、膜性肾病、IgA 肾病、肾小球局灶节段性硬化症及系膜毛细血管性肾炎最常见。

### （二）诊断标准

①大量蛋白尿（每日不低于 3.5 g）。

②低蛋白血症，人血清蛋白低于 30 g/L。

③水肿。

④高脂血症。

其中①、②两项为必需条件。

## 五、治疗原则

### （一）休息与活动安排

以卧床休息为主，并减少外界接触以防交叉感染，但应保持适度床上及床旁活动，以防血栓形成。

### （二）饮食治疗

患者常伴有胃肠道黏膜水肿及腹水，影响消化吸收。应进食易消化、清淡、半流质饮食。

### （三）对症治疗

#### 1. 利尿消肿

以体重减少每日 0.5 ～ 1 kg 为宜，常选用噻嗪类利尿药配合保钾利尿药做基础治疗。

#### 2. 减少尿蛋白排泄

常选用血管紧张素转化酶抑制药（如贝那普利）或血管紧张素Ⅱ受体阻断药。这两类药扩张肾小球出球小动脉作用强于扩张入球小动脉，同时还能改善肾小球滤过膜选择通透性，减少血浆蛋白漏出形成蛋白尿。

### （四）免疫抑制治疗

主要针对基础肾小球疾病的治疗，常用药物有糖皮质激素、细胞毒药物、环孢素、吗替麦考酚酯及中药雷公藤制剂等。

### （五）并发症防治

#### 1. 感染

可选用注射胸腺素或免疫球蛋白增强免疫力，预防感染。一旦发生感染，应及时选用敏感、强效、无肾毒性抗生素积极治疗。

#### 2. 血栓及栓塞

肾病综合征患者均应给予抗血小板药物或加用低分子肝素钙皮下注射。

### 3. 营养不良

正确掌握饮食蛋白入量（每日 0.8 ～ 1 g/kg）及热量（每日 30 ～ 35 kcal/kg），同时减少尿蛋白的丢失。

### 4. 急性肾衰竭

肾前性氮质血症常在扩容利尿后好转，特发性急性肾衰竭须积极治疗，给予血液透析及甲泼尼龙冲击治疗。

## 六、护理

### （一）病情观察

①观察水肿的部位、范围、程度及消长情况，定期测体重。有腹水的患者必要时测量腹围。

②注意观察利尿药的治疗效果及有无电解质紊乱等不良反应。正确记录 24 h 尿量，利尿时以每日尿量 2 000 ～ 2 500 ml 为宜，体重下降 1 kg 左右为标准。

③观察患者有无食欲缺乏、软弱无力、恶心、呕吐等低血钾症状，定期抽血查血电解质情况。

④密切观察生命体征，尤其是体温的变化。

⑤卧床患者注意主诉、有无剧烈腰痛等情况，并监测足动脉搏动情况，防止血栓形成。

### （二）活动指导

水肿明显、大量蛋白尿者应卧床休息，可增加肾血流量，有利于利尿、减轻水肿，但应注意活动下肢。大量胸腹水而致呼吸困难者，予以半坐卧位，必要时给予吸氧。当尿蛋白减少到 2 g/24 h 时，可恢复室外活动。整个治疗及恢复阶段，应避免剧烈运动。

#### 1. 激素治疗应遵循以下原则

①首剂要足：每日 1 mg/kg 口服 8 ～ 12 周，一般每日 40 ～ 60 mg；②减药要慢：足量治疗后每 2 周左右减 10%。当减至每日 20 mg 后更慢；③用药要久：最后以最小剂量（每日 10 ～ 15 mg）作为维持量，再服 6 个月至 1 年或更久。

#### 2. 应用环磷酰胺的不良反应及注意事项

①不良反应主要有骨髓抑制、中毒性肝炎、性腺抑制、脱发及出血性膀胱炎；②嘱患者定期检查血常规，WBC 低于 $4\times10^9$/L 时慎用，WBC 低于 $3\times10^9$/L 时不用；③嘱患

者定期检查肝功能，每周 1 次，有肝损害者慎用；④嘱患者加强个人卫生，保持口腔会阴清洁卫生，饭前饭后漱口，防止感染，注意保暖，预防感冒；⑤激素与环磷酰胺合用时，停药应先停环磷酰胺再停激素，防止白细胞突然下降；⑥用药时多饮水，促进药物排泄，降低出血性膀胱炎发生的概率。

### 3. 应用环孢素 A 的注意事项

服药期间应定期监测血药浓度，观察有无肝肾毒性、高血压、高尿酸血症等不良反应的出现。

### 4. 饮食护理

给予低盐、低脂、优质蛋白质、高热量饮食，水肿明显的患者应限制水，钠的摄入控制在每日 2 ～ 3 g，禁用腌制食品，尽量少用味精及食碱。

## 第七节　肾衰竭护理

### 一、急性肾衰竭的护理

急性肾衰竭（ARF）是由某种病因引起肾脏排泄功能在短时间内（数小时至数周）急剧下降而出现的一组临床综合征。急性肾衰竭是临床常见疾病，可发生于临床多个学科，占住院患者的 1% ～ 5%，重症监护病房为 20% ～ 30%。急性肾小管坏死是医院获得性急性肾衰竭的最主要原因。

急性肾损伤是指急性肾衰竭的全过程，而传统的急性肾衰竭仅指肾功能严重损害的一个时期。

#### （一）病因及发病机制

#### 1. 病因

分为肾前性、肾性、肾后性。

（1）肾前性

指有效循环血量下降所致的功能性肾小球灌注压下降，肾实质的结构并无异常变化。常见的原因有血容量不足（烧伤、腹泻、消化道出血、利尿、胰腺炎、营养不良、肾病综合征）、心排血量降低（心脏疾病、心肌病、心包炎）、周围血管扩张（脓毒血症、肝衰竭、降压药物的使用)、肾脏血管收缩扩张失衡(肝肾综合征等)。

（2）肾性

由肾脏疾病所致，主要分为：①肾血管疾病：肾动、静脉血栓形成；②肾小球疾病：急性或急进性肾炎综合征、恶性高血压、溶血性尿毒症综合征、弥散性血管内凝血等；③肾脏微血管疾病：过敏性间质性肾炎、病毒细菌感染、淋巴瘤、白血病等；④急性间质性肾炎：药物性过敏性间质性肾炎、严重感染、自身免疫性疾病等。

（3）肾后性

见于各种原因引发的急性尿路梗阻。肾脏以下尿路梗阻，使梗阻上方的压力升高，甚至出现肾盂积水。主要包括输尿管梗阻、膀胱颈梗阻、尿道阻塞；膀胱颈是导致肾后性急性肾衰竭最常见的梗阻部位。

**2. 发病机制**

急性肾衰竭的发病机制十分复杂，不同病因病情的发病机制不同。迄今为止，急性肾小管坏死的确切发病机制并不十分清楚，但均涉及肾小管上皮细胞损伤和 GFR 下降两方面，并影响肾小管上皮细胞修复过程和预后。

**（二）临床表现**

既往将 ARF 病程分为少尿期、多尿期和恢复期，但已经不适应现在很多 ARF 患者非少尿型这一事实，故有专家提出将其分为以下三个阶段。

**1. 起始期**

此期患者可无明显的临床症状或仅表现为轻微的有效循环血容量不足，常以导致肾脏低灌注的原发病因表现为主，临床不易被发现。

**2. 持续期**

一般为 1 ～ 2 周，也可更长时间。

（1）一般临床特征

首先出现尿量改变及氮质血症，Scr 水平增高，GFR 下降，逐渐出现水、电解质和酸碱平衡紊乱及各种并发症，可伴有不同程度的尿毒症表现，包括食欲减退、恶心、呕吐、腹胀、高血压、心力衰竭，严重者出现意识淡漠、嗜睡或意识障碍。

（2）尿量变化特点

少尿型患者每日尿量持续少于 400 ml，部分甚至无尿。非少尿型急性肾小管坏死患者在氮质血症期内尿量持续在每日 500 ml 以上。

（3）高分解状态

由于肾小球滤过率明显降低，患者的血肌酐和尿素氮水平明显增高，每日升高的速度取决于机体蛋白的分解状态。

（4）水钠平衡紊乱

GFR 下降极易出现水钠潴留，导致高血压、急性肺水肿，甚至脑水肿。

（5）钾代谢紊乱

正常人摄取的钾盐 90% 从肾脏排泄，此期肾脏排钾功能的下降、多种疾病相关因素或医源性因素均可引起或加重高钾血症，易诱发各种心律失常，是最严重和常见的并发症。

（6）代谢性酸中毒

正常人每日固定酸代谢产物为 1 ～ 2 mmol/kg，其中 20% 与碳酸氢根离子结合，80% 由肾脏排泄。ARF 时酸性代谢产物排泄减少，肾小管泌酸能力和保存碳酸氢钠能力下降等导致代谢性酸中毒。

### 3. 恢复期

患者通过肾组织的修复和再生达到肾功能恢复阶段。此期尿量进行性增加，少尿或无尿患者尿量每日超过 500 ml。部分患者出现多尿，即尿量超过 2 500 ml，可持续 1 ～ 3 周或更长。此期肾功能尚未完全恢复，仍可出现水、电解质紊乱及各种并发症。

### （三）主要并发症

### 1. 感染

感染是 ARF 的主要死亡原因，常见感染部位包括肺部、尿路、腹腔及手术部位。

### 2. 心血管系统

主要包括高血压、心力衰竭、心肌梗死、心包炎、心律失常及低血压等。

### 3. 神经系统

常见头痛、嗜睡、意识模糊、不安腿、扑翼样震颤和癫痫等。

### 4. 消化系统

厌食、恶心、呕吐、肠梗阻及原因不明的腹痛等。

### 5.血液系统

可见不同的血细胞成分异常。

### 6.呼吸系统

常见的有低氧血症，主要原因为肺水肿和肺部感染。其他可能合并肺炎、呼吸衰竭，甚至发生成人呼吸窘迫综合征。

### （四）辅助检查

### 1.血液检查

可有轻中度贫血，呈正细胞正色素性贫血，血肌酐和尿素氮升高，血清钾可升高，部分患者正常。血气分析提示代谢性酸中毒，可有低钠、低钙、高磷、高镁血症。

### 2.尿液检查

尿液外观多浑浊，尿蛋白定性（+ ～ ++++），以中、小分子蛋白为主。尿沉渣检查可见肾小管上皮、上皮细胞管型、颗粒管型等。尿液生化各项检测异常。

### 3.B超检查

示肾脏正常或肿大。

### （五）诊断

当患者在数日至数周内的血清肌酐水平增高 1.5 倍或 GFR 下降高于 25% 或每小时尿量低于 0.5 ml/kg，持续 6 h 以上时，可诊断为 ARF。急性肾衰竭是一组临床综合征，而非单一疾病，应与慢性肾衰竭进行区分。若存在急性肾衰竭的诱因，临床表现出下列征象时应考虑急性肾衰竭：①突发性少尿或无尿；②原因不明的充血性心力衰竭、急性肺水肿；③电解质紊乱和代谢性酸中毒；④全身性水肿或水肿加重。

### （六）治疗原则

### 1.去除病因

必须尽快明确引起 ARF 的病因，针对各种不同的病因给予治疗。

### 2.纠正水及电解质代谢紊乱

①矫正水负荷，防止水中毒，严格准确记录出入水量，坚持"量入为出"的原则控制液体入量。

②高钾血症：若血钾超过 6.5 mmol/L，心电图示高血钾时应急诊透析。

③代谢性酸中毒：若呼吸深大、$HCO_3^-$ 低于 15 mmol/L，应静脉补碱，给予 5% 碳酸氢钠 250ml 静脉滴注。

### 3. 紧急透析

当出现以下情况时，应急诊透析：急性肺水肿或充血性心力衰竭、高钾血症（血钾在 6.5 mmol/L 以上）或心电图已出现明显异位心律，伴 QRS 波增宽。

### （七）护理

#### 1. 病情观察

①严格准确记录 24 h 出入量，密切观察生命体征的变化，尤其是血压的情况。

②观察有无水肿及水肿的部位、程度、范围，观察有无头晕、乏力、心悸、呼吸困难等心力衰竭表现；观察有无头痛、嗜睡、意识障碍、共济失调等水中毒或稀释性低钠血症的症状。

③监测血肌酐、血尿素氮及血电解质的变化，观察有无口周、四肢麻木、肌肉颤动、心率降低等高钾血症的表现。

#### 2. 饮食指导

少尿期严格控制水、钠摄入，每天的入液量应为前 1 日出量加上非显性失水量（约 500 ml）；避免进食含钾高的食物，以免加重高钾血症。ARF 早期严格控制蛋白质入量（每日低于 0.6 g/kg），恢复期的患者应适当补充蛋白质（每日 1.0～1.5 g/kg）；葡萄糖是 ARF 患者能量供应的主要物质，需要量一般为每日 3～5 g/kg。

#### 3. 活动指导

少尿期嘱患者卧床休息，恢复期可在床旁活动，但应注意休息。

#### 4. 药物指导

应用利尿药和降压药时，应观察用药疗效，即密切观察患者的尿量和血压变化，根据病情随时调整药物的剂量；48 h 内曾使用氨基糖苷类药物的患者应避免使用袢利尿药，以免加重肾毒性和耳毒性。

## 二、慢性肾衰竭的护理

慢性肾衰竭是各种慢性肾脏病的晚期，肾实质严重受损，临床上出现氮质代谢产物潴留，水、电解质及酸碱平衡失调，内分泌代谢功能紊乱等所表现的一组临床综合征，又称为尿毒症。

#### （一）病因及发病机制

##### 1. 病因

分为原发性和继发性。各种原发性或继发性肾脏病晚期均可导致慢性肾衰竭，原发性肾脏病如肾小球肾炎、慢性肾盂肾炎、小管间质性肾病、遗传性肾炎、多囊肾等，其中，慢性肾小球肾炎占 50% ～ 60%；继发性肾脏病中，常见于糖尿病肾病，其他还有如系统性红斑狼疮肾病、高血压肾小动脉硬化症、多发性骨髓瘤肾病、高尿酸血症肾病、过敏性紫癜以及各种药物和重金属所致肾脏病等。

##### 2. 发病机制

慢性肾衰竭进行性恶化的原因主要有以下几种假说：

（1）肾实质减少与健存肾单位血流动力学的改变

持续性肾实质损害导致相当数量肾单位破坏，残余的"健存"肾单位出现血流动力学改变，特点为肾小球毛细血管内高灌注、高压力和高滤过，导致肾小球硬化并逐步进展，GFR 不断下降，最终进入终末期肾病。

（2）脂质代谢紊乱

由于脂蛋白降解低下，高脂血症在慢性肾衰竭极为常见。高脂血症主要通过下列途径介导肾脏损害：①脂质在肾组织内沉积；②高脂血症介导肾小球内单核/巨噬细胞浸润；③高脂血症介导肾小球血流动力学紊乱。

（3）矫枉失衡学说

慢性肾衰竭时，体内某些毒素的积聚，并非全部源于肾脏清除减少，而是机体为了纠正代谢失调，结果又导致新的不平衡。如此往复循环，成为慢性肾衰竭进展的重要原因。

（4）肾小管高代谢学说

肾单位毁损后，残余肾小管处于高代谢状态，尤其是近端肾小管的代谢亢进，导致氧自由基产生增多，引起肾小管损害、小管间质炎症、增生和肾单位功能丧失。

#### （二）临床表现

##### 1. 消化系统

消化道症状是慢性肾衰竭最早和最常见的症状。早期多表现为食欲缺乏、厌食，继之出现恶心、呕吐、腹泻等，重者可导致水、电解质和酸碱平衡紊乱。患者易发生消化性溃疡，胃和（或）十二指肠溃疡的发生率高达 60%。消化道症状的产生与毒性代谢产物在体内的潴留刺激胃肠黏膜及水电解质、酸碱平衡的紊乱有关。

### 2. 心血管系统

（1）高血压

原因与水钠潴留、肾素活性增高有关，80%～90% 的 CRF 患者的血压升高由血容量增加引起。高血压可造成心脏扩大、心功能不全及加重肾功能的进一步减退。

（2）动脉粥样硬化

出现早，进展速度快。

（3）心肌病

尿毒症毒素所致的特异性心肌功能障碍，病理特征为心肌纤维化。最突出的表现为左心室肥厚与左心室舒张功能下降。

（4）心包炎

分为尿毒症性心包炎和透析相关性心包炎，前者与尿毒症毒素潴留、内环境紊乱等有关，充分透析后可以缓解；后者与透析不充分、中分子毒素潴留、继发性甲状旁腺功能亢进等有关。

（5）心力衰竭

GRF 患者的主要死亡原因之一，主要与持续的血压升高、肾性贫血、甲状旁腺功能亢进及严重的电解质紊乱、酸中毒有关。

### 3. 血液系统

（1）贫血

表现为血细胞比容下降。引起肾性贫血的原因与促红细胞生成素缺乏或产生相对不足、红细胞生长抑制因子的产生、红细胞寿命缩短、失血、造血原料铁与叶酸的缺乏等有关。

（2）出血倾向

一般表现为皮肤、黏膜出血，如皮下瘀斑、鼻出血、牙龈出血等，也可表现为隐性胃肠道机液丢失，与血小板功能障碍及破坏增多、数量减少有关。

（3）白细胞减少

本病患者常出现粒细胞和淋巴细胞的功能受损，因而容易发生感染，临床上常表现为肺部感染或（和）尿路感染，感染是本病患者的主要死亡原因。

### 4. 肾性骨病

在慢性肾衰竭早期，肾性骨病多无症状。随着肾功能的减退加重，临床症状和体征发展比较缓慢和隐匿，直到慢性肾衰竭晚期，除骨骼发生严重损害外，常出现因钙磷代谢和甲状旁腺功能紊乱引起皮肤瘙痒、贫血、神经系统及心血管系统等组织器官的损害。

### 5. 水电解质、酸碱平衡紊乱

（1）水电解质紊乱

患者可出现水过多或水钠潴留、低钠血症或高钠血症、高钾血症、低钙高磷血症及高镁血症。

（2）代谢性酸中毒

主要源于氢离子排泄减少，肾小管间质疾病患者则源于碳酸氢根丢失过多。临床表现轻微，患者常常主诉稍微活动后气促。

### 6. 呼吸系统

尿毒症肺是一种独特的肺部充血、水肿。尿毒症期还可由于机体免疫功能低下和代谢产物潴留，引起支气管炎、肺炎、胸膜炎、胸腔积液等表现。

### 7. 神经肌肉系统

中枢神经系统的表现主要为疲乏、失眠、注意力不集中、记忆力减退等，周围神经病变表现为感觉神经功能障碍，如肢体麻木、肌肉乏力、肌萎缩等。

### 8. 内分泌功能失调

肾脏本身是一个内分泌脏器，因此，当肾衰竭时，多种激素的降解和排泄会受阻，主要表现为血浆肾素活性正常或升高，血浆 1.25—二羟维生素 $D_3$ 降低，血浆促红细胞生成素降低，前列腺素 $A_2$、前列腺素 $E_2$ 及前列环素合成减少，性激素水平紊乱导致性功能障碍。

### 9. 营养不良

慢性肾衰竭患者营养不良十分常见，主要源于食欲减退、酸中毒和胰岛素抵抗。

### 10. 皮肤改变

①色素：弥漫性皮肤棕色素沉着比较常见；②指甲：典型的指甲近端部分呈白色、

远端部分呈淡棕色，所谓半半指甲；③干燥：十分常见，表现为抓痕、干皮病等；④皮肤瘙痒：常为慢性肾衰竭晚期表现，透析患者尤为常见，甚至成为折磨患者的最主要症状。

### （三）辅助检查

#### 1.血常规

红细胞数量下降，血红蛋白降低。

#### 2.肾功能

血 BUN、Scr 升高，电解质异常。

#### 3.尿液检查

尿渗透压下降，尿沉渣中有红细胞、白细胞、颗粒管型、蜡样管型等。

#### 4.B 超或 X 线片

显示双肾缩小，皮髓质分界不清。

### （四）诊断

#### 1.肾脏病定义

慢性肾脏病定义为：①肾脏损伤（肾脏结构或功能异常）不少于 3 个月，有或无 GFR 下降，可表现为下面任何一条：病理学检查；异常肾损伤的指标，包括血、尿成分异常或影像学检查异常。②每 s GFR 低于 60 ml/1.73 m$^2$ 三个月，有或无肾脏损伤证据。

#### 2.慢性肾脏病分期

根据 GFR 的高低分为 5 期。

#### 3.慢性肾衰竭的传统临床分期

慢性肾衰竭分期是旧的称谓，旧的称谓中慢性肾衰竭分为代偿期、失代偿期以及尿毒症期，而现在称为慢性肾脏病，慢性肾脏病是指血中、尿中或者肾脏病理出现异常，时间≥3 个月，或者内生肌酐清除率＜60mL/min，时间≥3 个月，根据内生肌酐清除率的不同，将慢性肾脏病分为 1-5 期。当内生肌酐清除率＞90mL/min 的时候，称为慢性肾脏病的 1 期，当内生肌酐清除率在 60～90mL/min 的时候，称为慢性肾脏病的 2 期，生肌酐清除率是 30～60mL/min，称为慢性肾脏病的 3 期，内生肌酐清除率是 15～30mL/min 的时候，称为慢性肾脏病的 4 期，当内生肌酐清除率＜15mL/min 的时候，就是慢性肾脏病的 5 期。

### （五）治疗原则

#### 1. 避免或去除加重肾损伤的可逆因素

纠正可逆因素是治疗慢性肾衰竭的关键，应着重检查是否有促使慢性肾功能恶化的可逆因素，如血容量不足、感染、尿路梗阻、肾毒性药物的使用、血压波动等情况。

#### 2. 治疗基础病

基础病的治疗一定程度上可以延缓肾功能恶化。

#### 3. 饮食治疗

应用低蛋白质、低磷饮食，单用或加用必需氨基酸或 X- 酮酸可以减轻肾小球高滤过和肾小管高代谢的作用。

#### 4. 各种并发症的治疗

（1）水、电解质、酸碱平衡失调的治疗

有明显水肿、高血压者应限制水、钠的摄入，根据需要应用袢利尿药，噻嗪类及储钾利尿药不宜应用。常规给予碳酸氢钠每日 3 ～ 10 g 口服以纠正代谢性酸中毒；当每分钟 GFR 低于 25 ml 时，应限制钾的摄入，可口服聚磺苯乙烯；当每分钟 GFR 低于 50 ml，应补充活性维生素 D3 和钙剂。

（2）纠正贫血

应用促红细胞生成素纠正贫血，血红蛋白的目标值建议控制在 110 ～ 120 g/L。

（3）神经精神症状

早期充分透析治疗是改善尿毒症患者周围神经病变、神经系统症状的有效办法。出现烦躁、失眠、头痛时，可用地西泮或氯氮等药物治疗，抽搐或癫痫发作时可选用苯妥英钠或静脉注射地西泮治疗。

（4）肾性骨病

根据肾功能分期，选用磷结合剂、钙制剂（如碳酸钙）、活性维生素 D（如骨化三醇、阿法骨化醇）。

#### 5. 血液净化治疗

尿毒症患者经药物治疗无效时，应进行血液净化治疗，包括血液透析和腹膜透析。

慢性肾衰竭的透析指征：①有尿毒症的临床表现。②血肌酐高于 707 mmol/L，每 min Ccr低于 10 mL。③早期透析指征: 肾衰竭进展迅速,全身状态明显恶化,严重消化道症状,不能进食，营养不良，并发周围神经病变，红细胞容积在 15% 以下，糖尿病肾病、结缔组织病肾病、高龄患者。④须紧急透析的指征：药物不能控制的高血钾高于 6.5 mmol/L；水钠潴留、少尿、无尿、高度水肿伴有心力衰竭、肺水肿、高血压；代谢性酸中毒 pH 值低于 7.2；并发尿毒症性心包炎、消化道出血、中枢神经系统症状等。

## 6. 肾移植

GRF 患者可考虑做肾移植，成功的肾移植可使肾功能得以恢复，使患者生活质量大幅度提高。

### （六）护理

#### 1. 活动指导

指导患者进行适当的运动，如有活动后心率比静止状态增加 20 次以上和活动停止 3 min 后心率没有恢复到活动前的水平，则提示活动过量。心力衰竭、水肿明显者应卧床休息；活动时应注意避免撞击和摔伤，以防发生病理性骨折。

#### 2. 饮食指导

（1）低蛋白饮食

每分钟 GFR 低于 60 ml 者，建议低蛋白饮食每日 0.6 g/kg，应摄入高生物效价蛋白，每日添加 cr 酮酸（开同）0.12 g/kg；每分钟 GFR 低于 25 ml 者，建议低蛋白饮食每日 0.4 g/kg，每日添加酮酸（开同）0.2g/kg。常见食物的蛋白质含量；CKD 各期患者的营养素推荐量。

（2）高钙低磷

GFR 降至每分钟 20 ～ 30 ml 以下时，可出现高磷血症，当血磷高于 1.49 mmol/L 时，每日磷摄入低于 800 ～ 1000 mg。有助于减少血和尿中磷的代谢水平，降低骨丢失的速度。每日补充钙剂 1 000 ～ 1 500 mg。

（3）足够热量

成年人每日保证 35 kcal/kg；儿童每日高于 15 kJ。

（4）镁

提倡镁的摄入每日为 200 ～ 300 mg，低于普通膳食的 25% ～ 50%。

#### 3. 病情观察

密切观察血常规指标的变化，血红蛋白、血红细胞持续下降，注意患者有无消化道出血、缺铁、升血素剂量不足、患者营养不良等情况；患者出现口周、四肢麻木，肌肉颤动、四肢无力等应警惕高钾血症的发生。患者出现不能平卧、心慌气急等症状时，应警惕心力衰竭的发生。

### 4. 药物指导

包醛氧淀粉、骨化三醇等药物宜在晚睡前服用；保钾利尿药使用时应警惕高钾血症的发生；EPO 应冰箱冷藏，使用前须测量血压，高于 18.6/11.9 kPa 时应慎用；告知患者使用铁剂时大便颜色会变黑；首次静脉使用右旋糖酐铁时应进行铁剂预试验，警惕发生铁剂过敏情况。

# 第六章　普通外科疾病患者的护理

## 第一节　甲状腺肿瘤患者的护理

### 一、甲状腺腺瘤

甲状腺腺瘤（TA）是最常见的甲状腺良性肿瘤，多见于 40 岁以下女性。病理学分为滤泡状腺瘤和乳头状囊性腺瘤两种。以前者常见，占甲状腺腺瘤的 70%～80%，周围有完整的包膜；后者相对较少见，应与乳头状癌区。

#### （一）临床表现

多数患者无任何症状，常在无意中或体检时发现颈部有圆形或椭圆形结节，多为单发，表面光滑，边界清楚，包膜完整，无压痛，随吞咽上下移动；瘤体性质决定结节质地，腺瘤质地较软，囊性腺瘤质地较韧；腺瘤生长缓慢，如乳头状囊性腺瘤因囊壁血管破裂而致囊内出血时，瘤体能在短期内迅速增大并伴有局部胀痛。

#### （二）辅助检查

##### 1.B 超检查

可发现甲状腺肿块；伴有囊内出血，提示囊性病变。

##### 2. 放射性 131I 或 99m Tc 扫描

多呈温结节，若伴囊内出血则可呈冷结节或凉结节，一般边缘较清晰。

#### （三）治疗要点

因 20% 甲状腺腺瘤可引起甲状腺功能亢进，10% 病例有恶变的可能，原则上应早期行包括腺瘤的患侧甲状腺大部分或部分（腺瘤小）切除术，且术中切除标本须立即行病理学检查，以明确肿块的性质。

## 二、甲状腺癌

甲状腺癌是最常见的甲状腺恶性肿瘤，占全身恶性肿瘤的 1% 左右，女性发病率高于男性。除髓样癌外，大多数甲状腺癌起源于滤泡上皮细胞。

### （一）病因与发病机制

甲状腺癌的发病机制尚不明确，但是其相关因素包括许多方面，主要有以下几类：①原癌基因序列的过度表达、突变或缺失；②电离辐射；③遗传因素：部分甲状腺髓样癌是常染色体显性遗传病，常可询及家族史；④缺碘；⑤雌激素可影响甲状腺的生长，主要是通过促使垂体释放促甲状腺激素（TSH）而作用于甲状腺，因为当血浆中雌激素水平升高时，TSH 水平也升高。

### （二）病理分型

#### 1. 乳头状癌

约占成人甲状腺的 70% 和儿童甲状腺癌的全部。多见于 21 ~ 40 岁女性，低度恶性，生长缓慢，较早出现颈部淋巴结转移，预后较好。

#### 2. 滤泡状癌

约占 15%。常见于中年人，中度恶性，生长较快，有侵犯血管倾向，主要经血运转移至肺、肝、骨及中枢神经系统，预后较乳头状癌差。

#### 3. 未分化癌

占 5% ~ 10%。常见于老年人，高度恶性，生长迅速，早期出现颈部淋巴结转移，易经血运转移至肺、骨等脏器，预后很差。

#### 4. 髓样癌

仅占 7%，常有家族史。恶性程度中等，较早出现淋巴结转移和血运转移，预后较乳头状癌及滤泡状癌差，但好于未分化癌。

### （三）临床表现

乳头状癌和滤泡状癌初期多无明显症状。仅在颈部发现单个、质硬、固定、表面不光滑、随吞咽上下移动的肿块。随着肿块的逐渐增大，肿块随吞咽上下移动度降低。未分化癌上述症状发展迅速，并侵犯周围组织。晚期常因肿块压迫喉返神经、气管或食管而出现声音嘶哑、呼吸困难和吞咽困难。若压迫颈交感神经节，可产生 Homner 综合征；若侵及颈丛浅支，可有耳、枕、颈和肩等部位的疼痛。可出现颈淋巴结转移及远处脏器转移，甲状腺远处转移多见于扁骨（颅骨、椎骨、胸骨、盆骨等）和肺。髓样癌组织可产生激素样活性物质，如 5- 羟色胺和降钙素，患者可出现腹泻、心悸、颜面潮红和血钙降低等症状，还可伴有其他内分泌腺体的增生。

### （四）辅助检查

#### 1.B 超检查

测定甲状腺大小，结节的位置、大小、数目以及与周围组织的关系。如果结节是实质性、呈不规则反射，提示恶性的可能性较大。

#### 2.X 线检查

颈部正侧位 X 线摄片，能了解有无气管移位、狭窄、肿块钙化和上纵隔增宽。如果呈细小、絮状钙化影，提示有恶性可能。胸部和骨骼摄片能了解有无肺和骨的转移。

### 3. 放射性 131 I 或 99m Tc 扫描

甲状腺癌呈冷结节，一般边缘较模糊。

### 4. 组织学检查

用细针从不同方向穿刺结节并抽吸、涂片检查，是明确甲状腺结节性质的有效方法，诊断的正确率高达 80% 以上。

### 5. 血清降钙素测定

有助于髓样癌的诊断。

### （五）治疗要点

手术切除是治疗甲状腺癌（除未分化癌）的基本治疗方法。

### 1. 手术治疗

包括甲状腺本身的切除及颈淋巴结的清扫。疗效与肿瘤的病理类型有关，同时，根据病情及病理类型决定是否加行颈部淋巴结清扫或放射性碘治疗等。

### 2. 内分泌治疗

甲状腺癌做次全或全切除者终身服用甲状腺片，以预防甲状腺功能减退及抑制 TSH。使用剂量以保持 TSH 低水平但不引起甲亢为原则。

### 3. 放射性核素治疗

术后放射性核素治疗适用于 45 岁以上乳头状腺癌、滤泡状腺癌、多发性病灶、局部浸润性肿瘤及存在远处转移者。

## 4.放射外照射治疗

主要用于未分化甲状腺癌。

### （六）护理措施

#### 1.术前护理

（1）配合医生

完成术前检查及准备。

（2）手术体位的练习

指导患者进行术时体位练习，即平卧，肩部垫软枕，保持头低颈过伸位，充分暴露手术部位。

（3）皮肤准备

根据手术术式和范围，进行手术区域的皮肤清洁，必要时剔除耳后毛发，以便行颈淋巴结清扫。

（4）心理护理

了解患者对所患疾病的认识程度，告知疾病相关的知识，说明手术的必要性和术前准备的意义。对于精神过度紧张或失眠者，术前晚遵医嘱应用镇静药或安眠类药物，保证患者身心处于最佳状态。

#### 2.术后护理

（1）体位

患者回病室后，取平卧位；待生命体征平稳或麻醉清醒后取半坐卧位，以利于呼吸和引流。

（2）保持呼吸道通畅

遵医嘱给予止咳化痰药物，预防肺部并发症。

（3）病情观察

严密监测生命体征，注意有无并发症发生。观察呼吸、发音和吞咽状况，判断有无呼吸困难、声音嘶哑、音调降低、误咽、呛咳等。保持切口敷料整洁，及时发现创面渗血情况，估计渗血量，更换敷料。

（4）引流管的护理

妥善固定引流管，勿扭曲、打折、受压，保持负压状态；观察并记录引流液的量、颜色及性状。

（5）疼痛护理

头颈部保持舒适卧位；指导患者在更换卧位、起身或咳嗽时以手固定颈部，减少震动；遵医嘱及时应用镇痛药物，尤其是对手术创伤大、颈淋巴结清扫的患者，以保证其休息和缓解疼痛。

（6）饮食

病情平稳或麻醉清醒后，可少量饮水。若无不适，可进食或经吸管吸入少量温凉流食，克服吞咽困难，逐步过渡为半流质饮食及软食。禁忌过热饮食，以免诱发血管扩张，加重切口渗血。

（7）并发症的观察与护理

甲状腺术后常见的并发症包括呼吸困难和窒息、喉返神经损伤、喉上神经损伤及手足抽搐。

第一，呼吸困难和窒息是最危急的并发症，多发生于术后 48 h 内。常见原因包括：①切口内出血压迫气管；②喉头水肿；③气管塌陷；④双侧喉返神经损伤。表现为进行性呼吸困难、烦躁、发绀，甚至窒息；颈部肿胀，切口渗出鲜血等。若出现上述情况，应立即给氧并报告医生，行床旁抢救。对于血肿压迫所致呼吸困难和窒息，应迅速剪开缝线，敞开切口，除去血肿，结扎出血的血管；如呼吸仍无改善，则行气管切开，待病情好转，再送手术室做进一步检查、止血和其他处理。喉头水肿者应立即给予大剂量激素，呼吸困难无好转时，行环甲膜穿刺或气管切开。

第二，喉返神经损伤。多数因术中处理甲状腺下极时，导致喉返神经切断、缝扎、挫夹或牵拉而致永久性或暂时性损伤；少数因血肿或瘢痕组织压迫或牵拉所致。其损伤程度与损伤的性质（永久性或暂时性）和范围（单侧或双侧）密切相关。单侧喉返神经损伤常引起声音嘶哑，但随着健侧声带向患侧过渡内收而逐渐功能代偿；双侧喉返神经损伤导致双侧声带麻痹，造成失音、呼吸困难，甚至窒息，应立即行气管切开。若术中直接损伤喉返神经，患者即刻出现相应症状；若因血肿压迫、瘢痕组织牵拉而致，多数于术后数日出现相应症状。若为暂时性的损伤，经理疗等处理后，一般可在 3 ～ 6 个月内逐渐恢复。

第三，喉上神经损伤。常因术中处理甲状腺上极时不慎损伤喉上神经。若损伤喉上神经外支，可导致环甲肌瘫痪，引起声带松弛、声调降低；若损伤内支可使喉部黏膜感觉丧失而致进食特别是饮水时，发生误咽、呛咳，一般经理疗后可自行恢复。

第四，手足抽搐。常因术中不慎导致甲状旁腺被误切、挫伤或其血液供应受累而引起甲状旁腺功能低下、血钙浓度下降、神经肌肉应激性显著提高，引起手足抽搐。多数患者仅为面部、唇部或手足部的针刺样麻木感或强直感，一般经 2～3 周后，未受损伤的甲状旁腺增生、代偿，症状可消失。严重者可出现面肌及手足部伴有疼痛的持续性痉挛，每日发作多次，每次持续 10～20 min 或更长，甚至发生喉和膈肌痉挛，引起窒息死亡。因此，在甲状腺切除时，应注意保留腺体背面的甲状旁腺。一旦发生上述症状，应限制高磷食物的摄入，因含磷高的食物影响钙的吸收。如发生抽搐，应立即遵医嘱静脉注射 10% 葡萄糖酸钙或氯化钙 10～20 ml。对于症状轻者，可口服葡萄糖酸钙或乳酸钙 2～4 g，每日 3 次；症状重或长期不恢复者，应加服维生素每日 5 万～10 万 U，以促进钙在肠道内的吸收。

## 第二节　乳腺癌患者的护理

乳腺癌是女性发病率较高的恶性肿瘤之一，也是女性最常见的癌症死亡原因。

### 一、病因与发病机制

乳腺癌的病因尚不清楚。目前认为与下列因素有关：①激素因素：乳腺是多种内分泌激素的靶器官，尤其是雌酮和雌二醇与乳腺癌的发病有直接关系。因此，在 20 岁前发病较少，20 岁后发病率迅速上升，45～50 岁较高，绝经后发病率继续上升，可能与年老者雌酮含量升高有关。②月经婚育史：月经初潮年龄早、绝经年龄晚、不孕、未哺乳及初次足月产年龄较大者与乳腺癌发病均有关系。③家族史：一级亲属中有乳腺癌病史者，发病率高于普通人群 2～3 倍。④乳腺良性疾病：多数认为乳腺小叶上皮高度增生或不典型增生可能与乳腺癌发病有关。⑤营养过剩、肥胖、高脂肪饮食可增加乳腺癌的发病机会。⑥环境因素和生活方式也有一定关系。

### 二、病理生理

#### （一）病理分型

目前国内多采用以下病理分型：

### 1. 非浸润性癌

属于早期，预后较好。包括导管内癌（癌细胞未突破导管壁基底膜）、小叶原位癌（癌细胞未突破末梢乳管或腺泡基底膜）、乳头湿疹样乳腺癌。

### 2. 早期浸润性癌

仍属于早期，预后较好。包括早期浸润性导管癌（癌细胞突破管壁基底膜，向间质浸润）、早期浸润小叶癌（癌细胞突破末梢乳管或腺泡基底膜，向间质浸润，但局限于小叶内）。

### 3. 浸润性特殊癌

此型分化一般较高，预后尚好。包括乳头状癌、髓样癌（伴大量淋巴细胞浸润）、小管癌（高分化腺癌）、腺样囊性癌、黏液腺癌、大汗腺样癌、鳞状细胞癌等。

### 4. 浸润性非特殊癌

此型一般分化低，预后较上述类型差，是乳腺癌中最常见的类型，约占80%。包括浸润性小叶癌、浸润性导管癌、硬癌、髓样癌、单纯癌、腺癌等。

### 5. 其他罕见癌

如炎性乳腺癌。

## （二）转移途径

### 1. 局部扩散

癌细胞沿导管或筋膜间隙蔓延，继而侵及 Cooper 韧带和皮肤。

### 2. 淋巴转移

为主要转移途径，其中以腋窝淋巴结转移最多。

### 3. 血行转移

癌细胞经淋巴途径进入静脉，也可直接侵入血液循环而致远处转移，最常见的远处转移部位依次为肺、骨、肝。

## 三、临床表现

### （一）常见类型乳腺癌的临床表现

### 1. 乳房肿块

常位于乳房外上象限。

（1）早期

表现为患侧乳房无痛、单发的小肿块，常在无意中发现。肿块质硬、表面不光滑、与周围组织分界不清楚，尚可推动。

（2）晚期

肿块固定于胸壁而不易推动；当癌肿广泛侵及乳房皮肤时，可出现大量小结节，甚至彼此融合；癌肿处皮肤可破溃而形成溃疡，常有恶臭，容易出血。

## 2. 乳房皮肤和外形改变

肿瘤增大而致乳房局部隆起。如果癌肿侵及乳房 Cooper 韧带，使其缩短而导致肿瘤表面皮肤凹陷，即所谓"酒窝征"；邻近乳头或乳晕的癌肿因侵及乳管而使之缩短，导致乳头被牵向癌肿侧，进而乳头扁平、回缩、凹陷，即乳头内陷；如果癌细胞堵塞皮下淋巴管，可导致淋巴回流障碍而出现真皮水肿，乳房皮肤呈"橘皮样"改变。

## 3. 转移表现

（1）淋巴转移

最初多见于患侧腋窝。初起为少数散在、肿大的淋巴结，质硬、无痛、可被推动，继而数目逐渐增多并融合成团，甚至与皮肤或深部组织粘连。

（2）血行转移

癌肿转移至肺、骨、肝时，可出现相应受累器官的症状。如肺转移出现胸痛、气急，骨转移出现局部骨疼痛，肝转移出现肝大或黄疸，等等。

## （二）特殊类型乳腺癌的临床表现

### 1. 炎性乳腺癌

发病率低，多见于年轻女性，发展迅速，转移早，预后极差。表现为患侧乳房增大，皮肤红、肿、热、痛，类似急性炎症表现，触诊整个乳房肿大、发硬，无明显局限性肿块。

### 2. 乳头湿疹样乳腺癌

较少见，恶性程度低，发展慢，腋窝淋巴结转移晚。发生于乳头区大乳管内，继之发展到乳头，乳头刺痒、灼痛，之后乳头、乳晕粗糙糜烂、脱屑，如湿疹样改变，进而形成溃疡。患侧乳头内陷、破损。

## 四、辅助检查

### （一）影像学检查

#### 1.X 线检查

常用方法为钼靶 X 线摄片和干板照相。前者可作为普查方法，是早期发现乳腺癌的最有效方法，表现为密度增加的肿块影，边界不规则，或呈毛刺状，或见细小钙化灶；后者对钙化点的分辨率较高，但 X 线剂量较大。

#### 2.B 超

能清晰显示乳房各层次软组织结构及肿块的形态和质地，主要用来鉴别囊性或实性病灶。

#### 3. 磁共振

软组织分辨率高，敏感性高于 X 线检查；能三维立体观察病变，不仅能够提供病灶形态学特征，而且运用动态增强还能提供病灶的血流动力学情况。

### （二）活组织病理检查

目前，常用细针穿刺细胞学检查，多数病例可获得较肯定的细胞学诊断，但有一定局限性。对可疑乳腺癌者，可将肿块连同周围乳腺组织一并切除，做快速病理检查。乳头溢液未触及肿块者，可行乳腺导管内镜检查或乳管照影，亦可行乳头溢液涂片细胞学检查。乳头糜烂疑为湿疹样乳腺癌时，可做乳头糜烂部刮片或印片细胞学检查。

## 五、治疗要点

手术治疗为主，辅以化学药物、内分泌治疗、放射治疗及生物治疗等方法。

### （一）手术治疗

对病灶仍局限于局部及区域淋巴结的患者手术治疗是首选。适应证为 TNM 分期的 0、Ⅰ、Ⅱ和部分Ⅲ期患者。禁忌证为已有远处转移、全身情况差、主要脏器有严重疾病、年老体弱不能耐受手术者。手术方式包括：乳腺癌根治术、乳腺癌扩大根治术、乳腺癌改良根治术、全乳房切除术、保留乳房的乳腺癌切除术。关于手术方式的选择目前尚无定论，应根据病理分型、疾病分期及辅助治疗的条件综合确定。对病灶可切除者，手术应最大限度清除局部及区域淋巴结，以提高生存率，其次考虑外观及功能。对Ⅰ～Ⅱ期乳腺癌可采用改良根治术及保留乳房的乳腺癌切除术。

### （二）化学治疗

乳腺癌是实体瘤中应用化疗有效的肿瘤之一。常用的药物有环磷酰胺（C）、甲氨蝶呤（M）、氟尿嘧啶（F）、阿霉素（A）、表柔比星（E）、紫杉醇（T）。传统联合化疗方案有 CMF 和 CAF。术前化疗多用于Ⅲ期病例，可探测肿瘤对药物的敏感性，并使肿瘤缩小，减轻与周围组织的粘连，可采用 CMF 或 CEF 方案，一般用 2 ～ 3 疗程。辅助化疗一般于术后早期应用，联合化疗的效果优于单药化疗，用药应达到一定剂量，治疗期以 6 个月左右为宜，能达到杀灭亚临床型转移灶的目的。浸润性乳腺癌伴腋淋巴结转移者是应用辅助化疗的指征，可以提高生存率。

### （三）内分泌治疗

激素依赖性肿瘤对内分泌治疗有效。肿瘤细胞中雌激素受体（ER）含量高者，称为激素依赖性肿瘤；ER 含量低者，称激素非依赖性肿瘤，对内分泌治疗效果差。因此，手术切除的标本还应测定 ER 和孕激素受体。ER 阳性者优先应用内分泌治疗，阴性者优先应用化疗。常用药物为他莫昔芬和芳香化酶抑制剂。

### （四）放射治疗

放射治疗主要用于保留乳房的乳腺癌手术后，应在肿块局部广泛切除后给予较高剂量放射治疗。

### （五）生物治疗

近年临床上已推广使用的曲妥珠单抗注射液，是通过转基因技术制备，对人类表皮生长因子受体 2 过度表达的乳腺癌患者有一定效果。

## 六、护理措施

### （一）术前护理

#### 1. 心理护理

恶性肿瘤和乳房切除双重打击使者术前心理变化非常复杂，因此应多了解和关心患者，加强心理疏导，介绍疾病和手术相关知识，帮助患者度过心理调适期，逐渐树立起战胜疾病的信心，以良好心态面对疾病和治疗。

#### 2. 终止妊娠或停止哺乳

因为妊娠或哺乳期间激素作用活跃，能促进乳腺癌生长，所以应立即终止。

#### 3. 术前准备

做好术前常规检查和准备。皮肤准备应视切除范围而定，对手术范围较大、需要植皮的患者，除做好术区备皮外，应同时做好供皮区的皮肤准备。乳房皮肤溃疡者，术前每日换药至创面好转。乳头凹陷者应清洁局部。

## （二）术后护理

### 1. 体位

麻醉清醒、生命体征平稳后取半卧位，以利于呼吸和引流。

### 2. 病情观察

观察血压、脉搏及呼吸变化；观察并记录切口敷料渗血、渗液情况。乳腺癌扩大根治术有损伤胸膜的可能，如出现胸闷、呼吸困难等症状，应及时报告医生，以便早期发现和协助处理。

### 3. 伤口护理

（1）有效包扎

手术部位用弹性绷带加压包扎，使皮瓣贴紧胸壁，防止积液积气，一般维持7～10 d。包扎松紧度以容纳一手指、维持正常血运、不影响患者呼吸为宜。包扎期间，应告知患者包扎目的，不能擅自松解绷带，如果绷带松脱，应重新加压包扎；如果瘙痒，不能用手抓搔。观察患侧上肢远端血液循环情况，如果出现手指麻木、皮肤发绀、皮温下降、动脉搏动扪不清，提示腋窝血管受压，应及时调整绷带的松紧度。

（2）观察皮瓣颜色和创面愈合情况

正常皮瓣的温度较健侧略低，颜色红润，紧贴胸壁。如果皮瓣颜色暗红，提示血液循环不佳，有可能坏死，应报告医师及时处理。

### 4. 引流管护理

乳腺癌根治术后，皮瓣下常规放置引流管并接负压引流，以便及时、有效地吸出残腔内的积液、积血，使皮肤与胸壁紧贴，有利于皮瓣愈合。护理上应注意：

①妥善固定引流管，保持通畅，避免受压、打折、扭曲等。

②保持有效负压吸引状态：负压吸引的压力大小应适宜，观察连接是否紧密，压力是否适当。若负压过高可导致引流管瘪陷，引流不畅；过低则不能有效引流，易致皮下积液、积血。

③观察并记录引流液的颜色、性状和量：一般术后1～2 d，每日引流血性液体50～200 ml，以后颜色逐渐变淡、量逐渐减少。

④拔除引流管：术后4～5 d，引流液转为淡黄色，每日量少于10～15 ml，创面与皮肤紧密相贴，按压切口周围皮肤无空虚感，即可考虑拔除。若拔管后出现积血积液，应在无菌操作下，穿刺抽液，之后加压包扎。

### 5.患侧上肢肿胀的护理

常因患侧腋窝淋巴结切除、头静脉被结扎、腋静脉栓塞、局部积液或感染等因素导致上肢淋巴回流不畅、静脉回流障碍而引起。护理上应注意：

（1）保护患侧上肢

平卧时，患肢肘关节轻度屈曲，下方垫枕抬高 10～15°；半卧位时，屈肘 90°放于胸腹部；下床活动时，使用吊带托或用健侧手将患肢抬高于胸前，避免患肢过久下垂，需要他人扶持时只能扶健侧，以防腋窝皮瓣滑动而影响愈合。

（2）避免损伤

避免患肢过度负重和外伤，不要在患侧上肢测血压、抽血、静脉或皮下注射等。

（3）促进肿胀消退

可按摩患侧上肢；指导患者进行握拳，屈、伸肘运动；对于肿胀严重者，可用弹性绷带包扎或戴弹力袖，以促进淋巴回流。

### 6.患侧上肢功能锻炼

术后加强肩关节活动可增强肌肉力量，松解和预防粘连，最大限度地恢复肩关节活动范围。具体方法是：

（1）术后 24 小时内

活动手指和腕部，可做伸指、握拳、屈腕等锻炼。

（2）术后 1～3 日

进行上肢肌肉等长收缩；也可用健侧上肢或他人协助，进行患侧上肢屈肘、伸臂等锻炼，逐渐过渡到肩关节的前屈、后伸运动（前屈小于 30°，后伸小于 15°）。

（3）术后 4～7 日

鼓励患者用患侧手进食、刷牙、洗脸等，并逐渐进行患侧手触摸对侧肩部和同侧耳朵的锻炼。

（4）术后 1～2 周

皮瓣基本愈合后，开始进行肩关节活动，以肩部为中心，前后摆臂。术后 10 日左右皮瓣与胸壁紧密贴附，循序渐进地进行抬高患侧上肢（将患侧肘关节伸屈、手掌置于对侧肩部，直至患侧肘关节与肩平）、手指爬墙（每日标记高度，逐渐递增幅度，直至患侧手指能高举过头）、梳头（以患侧手越过头顶梳对侧头发、扪对侧耳朵）等的锻炼。

患侧肢体功能锻炼内容和活动量应根据患者的实际情况而定，一般以每日3～4次，每次20～30分钟为宜；循序渐进，逐渐增加功能锻炼的内容。原则是：上肢活动在术后7日以后，7日内不上举，10日内不外展肩关节；不要以患肢支撑身体，以防皮瓣移动而影响创面愈合。

# 第三节　胃癌患者的护理

胃癌是我国常见的恶性肿瘤之一，好发年龄在50岁以上，男性发病率明显高于女性，男女比例约为2：1。

## 一、病因

胃癌的病因尚未完全清楚，目前认为与下列因素有关：

### （一）地域环境与饮食生活因素

胃癌发病有明显的地域差别，我国西北与东部一些沿海地区的胃癌发病率明显高于南方地区。长期食用腌制、熏、烤食品者胃癌发病率高，可能与这些食品中亚硝酸盐、真菌毒素、多环芳烃化合物等致癌物的含量高有关。

### （二）癌前病变和癌前疾病

胃癌的癌前病变是指容易发生癌变的病理组织学变化，而其本身尚不具备恶性改变，如胃黏膜上皮细胞的不典型增生，可分为轻、中和重度，75%～80%重度患者可能发展成胃癌。胃癌的癌前疾病是指一些使胃癌发病危险性增加的良性胃疾病，如慢性萎缩性胃炎、胃息肉、胃溃疡及残胃炎等。

### （三）幽门螺杆菌（HP）

感染是胃癌发生的主要因素之一。胃癌高发区人群中HP感染率高。HP感染可引起胃黏膜慢性炎症并通过黏膜上皮细胞过度增殖而导致畸变致癌；HP能促使硝酸盐转化为亚硝酸盐和亚硝胺而致癌；HP的毒性产物可能具有促癌作用。

### （四）遗传因素

胃癌有明显的家族聚集倾向，研究发现有胃癌家族史者的发病率高于普通人群四倍。

## 二、病理生理与分型

大约 50% 胃癌发生在胃窦部，其次为贲门部，发生在胃体者较少。

### （一）大体分型

胃癌的大体形态随病情发展而不同，分早期胃癌和进展期胃癌。

### 1. 早期胃癌

指病变仅局限于黏膜和黏膜下层，不论病灶大小或有无淋巴结转移。病灶局限于黏膜内，称为原位癌；癌灶直径小于 5 mm，称为微小胃癌；癌灶直径在 6～10 mm 之间，称为小胃癌；癌灶更小仅在胃镜黏膜活检时诊断为胃癌，但切除后的胃标本虽经全黏膜取材未见癌组织，称为"一点癌"。早期胃癌按形态可分为 3 型：①Ⅰ型（隆起型），癌灶突向胃腔；②Ⅱ型（浅表型），癌灶比较平坦，无明显隆起或低陷 5 mm 以内，又分 3 个亚型：Ⅱa（浅表隆起型），Ⅱb（浅表平坦型），Ⅱc（浅表凹陷型）；③Ⅲ型（凹陷型），低陷深度超过 5 mm。

### 2. 进展期胃癌

病变超过黏膜下层侵入胃壁肌层为中期胃癌；病变达浆膜下层或超出浆膜向外浸润至邻近脏器或有转移者为晚期胃癌。按照 Borrmann 分型法可分为四型。

（1）Ⅰ型（息肉型）

为边界清楚突入胃腔的块状癌灶。

（2）Ⅱ型（无浸润溃疡型）

为边界清楚、略隆起的溃疡状癌灶。

（3）Ⅲ型（浸润溃疡型）

为边界不清的溃疡状癌灶，癌组织向周围浸润。

（4）Ⅳ型（弥漫浸润型）

癌组织沿胃壁各层向四周弥漫浸润生长，可累及部分胃或全胃，致胃壁变厚、僵硬，胃腔缩小，呈革袋状，故又称皮革胃。恶性程度最高，转移较早，预后最差。

### （二）组织学分型

胃癌分为：①腺癌（肠型和弥漫型）；②乳头状腺癌；③管状腺癌；④黏液腺癌；

⑤印戒细胞癌；⑥腺鳞癌；⑦鳞状细胞癌；⑧小细胞癌；⑨未分化癌；⑩其他。

### （三）转移扩散途径

#### 1. 直接浸润

直接浸润是胃癌的主要扩散方式之一。胃癌可由原发部位向纵深浸润生长，穿破浆膜后，扩散到大网膜、肝脏、结肠、胰腺、脾脏、横膈等邻近器官。

#### 2. 淋巴转移

淋巴转移是胃癌的主要转移途径，早期胃癌可有淋巴转移，进展期胃癌的淋巴转移率高达 70% 左右。胃癌的淋巴结转移率与肿瘤浸润深度呈正相关。

#### 3. 血行转移

最常见于晚期胃癌，癌细胞经门静脉或体循环转移至肝、肺、脑、肾、骨骼，以肝转移为多见。

#### 4. 腹腔种植转移

当癌肿浸润穿透浆膜层，癌细胞可脱落种植于腹膜、大网膜或其他脏器表面形成转移结节。癌细胞广泛播散时，可形成大量的癌性腹腔积液。

### 三、临床表现

#### （一）症状

早期胃癌多数无明显症状，部分患者可有上腹不适，伴嗳气、泛酸、食欲缺乏等消化道症状。随着病情发展，症状日益加重，常有上腹部疼痛、食欲缺乏、呕吐、乏力、消瘦等症状。不同部位的胃癌表现不同：①贲门胃底癌可有胸骨后疼痛和进行性哽噎感；②幽门部胃癌可有呕吐宿食的表现；③癌肿溃破血管后，可有呕血和黑粪。

#### （二）体征

早期没有明显体征，可仅有上腹部深压不适或疼痛；晚期，可扪及上腹部肿块，多呈结节状、质硬，略有压痛。发生远处转移时，可有肝大、腹腔积液、锁骨上淋巴结肿大等。

### 四、辅助检查

#### （一）纤维胃镜检查

纤维胃镜检查是诊断早期胃癌的有效方法。可直接观察病变部位和范围，也可直接取病变组织进行病理学检查。

### （二）影像学检查

#### 1.X 线钡餐检查

X 线气钡双重造影能发现较小而表浅的病变。肿块型胃癌表现为突向腔内的充盈缺损；溃疡型胃癌表现为胃壁内龛影，黏膜集中、中断、紊乱和局部蠕动波难以通过；浸润型胃癌表现为胃壁僵硬、蠕动波消失，呈狭窄的"革袋状胃"。

#### 2.腹部超声

用于观察胃邻近脏器受浸润和淋巴结转移情况。

#### 3.螺旋 CT

有助于胃癌的诊断和术前临床分期。

### （三）实验室检查

粪便潜血试验常呈持续阳性。胃液游离酸测定常显示游离酸缺乏或减少。

## 五、治疗要点

早期发现、早期诊断和早期治疗是提高胃癌疗效的关键。外科手术仍是治疗的首选方法。对于中、晚期胃癌，应辅以化疗、放疗及免疫治疗等综合治疗以提高疗效。

### （一）手术治疗

#### 1.根治性手术

切除原则为：癌肿整块切除包括癌肿和可能受浸润胃壁在内的全部或大部，以及大、小网膜和局域淋巴结，并进行消化道重建。切除范围：胃壁切线应距癌肿边缘 5 cm 以上，食管或十二指肠侧切缘应距离贲门或幽门 3 ～ 4 cm。

早期胃癌因病变局限且较少淋巴结转移，可行内镜下胃黏膜切除术、腹腔镜或开腹胃部分切除术。

扩大胃癌根治术适用于胃癌侵及邻近组织或脏器，是指包括胰体、尾及脾的根治性胃大部切除术或全胃切除术；有肝、结肠等邻近脏器浸润可行联合脏器切除术。

#### 2.姑息性切除术

对于癌肿广泛浸润并转移，不能完全切除者，应以切除肿瘤、解除症状、延长生存期为主，包括姑息性胃切除术、胃空肠吻合术、空肠造口术等。

## （二）化学治疗

化学治疗是最主要的辅助治疗方法，目的在于杀灭残留的亚临床癌灶或术中脱落的癌细胞，以提高综合治疗效果。常用的化疗给药途径有口服、静脉、腹膜腔、动脉插管区域灌注给药等。

## （三）其他治疗

包括放射治疗、热疗、生物免疫治疗、中医中药治疗等。目前，尚在探索阶段的还有基因治疗。

## 六、护理措施

### （一）术前护理

#### 1. 改善营养状况

应根据患者的饮食和生活习惯，制定合理食谱，少量多餐，以高蛋白、高热量、富含维生素、低脂肪、易消化、少渣、无刺激的食物为宜。对不能进食或营养状态差的患者，应遵医嘱予以静脉输液，补充足够的热量，必要时输血浆或全血，以改善患者的营养状况，提高手术的耐受性。

#### 2. 胃肠道准备

对有幽门梗阻的患者，应禁食水，术前 3 d 起每晚用温生理盐水洗胃，以减轻胃黏膜的水肿；术前 3 d 给患者口服肠道不吸收的抗菌药物，必要时清洁肠道。

#### 3. 心理护理

耐心解释患者的各种疑问，根据患者及家属对胃癌诊断和治疗的了解程度，进行针对性的指导，使其明确手术的必要性；鼓励患者学会自我放松的方法，积极表达自身感受，还要鼓励患者家属多给予关心和支持，使患者能够积极配合治疗和护理工作，树立战胜疾病的信心。

### （二）术后护理

#### 1. 病情观察

术后应严密观察患者的生命体征、意识状态、尿量、切口敷料、引流液等情况。

#### 2. 体位

全麻清醒前取去枕平卧位，头偏向一侧。麻醉清醒且生命体征平稳后取低半卧位，以减少腹部切口张力，减轻疼痛，有利于呼吸和引流。

### 3. 有效控制疼痛

让患者掌握自我放松的方法；遵医嘱适当应用镇痛药物；对于应用自控镇痛泵者，护士应掌握给药剂量，预防尿潴留、恶心、呕吐等并发症的发生。

### 4. 维持有效胃肠减压

术后早期禁食水、胃肠减压，以减少胃内积气、积液，有利于吻合口的愈合。

①妥善固定胃管及胃肠减压装置，保持呈持续负压状态，防止松动和脱出。告知患者及家属胃管及有效胃肠减压的重要性，勿脱出或拔出，若胃管不慎脱出，应及时报告医生，不能自行插回。

②观察胃液的颜色、性质及量：一般术后 24 h 内，胃管引流出少量血液或咖啡样液体 100 ～ 300 ml，以后胃液逐渐转清。如果短时间内从胃管引流出大量鲜红色血液，持续不止，应警惕出血，及时报告医师处理。

### 5. 保持腹腔引流通畅

①妥善固定引流管，保持通畅，避免受压、扭曲和折叠。

②观察并记录引流液的颜色、性状及量。若术后持续引流出大量新鲜血性液体，可能有腹腔内出血，应及时报告医生。若术后数日引流液变混浊，带有异味，同时出现腹痛和体温下降后又上升，可能有腹腔内感染。

③严格无菌操作，定期更换引流袋，防止感染。

### 6. 早期活动

早期活动可促进肠蠕动恢复，预防术后肠粘连和下肢深静脉血栓形成等并发症的发生。除年老体弱或病情较重者，应鼓励并协助患者术后第 1 d 坐起轻微活动，第 2 d 于床边活动，第 3 d 可在室内活动，患者活动量应根据个体差异而定。还应鼓励患者定时做深呼吸、有效咳嗽和咳痰。

### 7. 营养支持

（1）肠外营养支持

因术后禁食水，且胃肠减压期间引流出大量含有各种电解质的胃肠液，容易造成水、电解质和酸碱失衡与营养缺乏。因此，术后须及时输液补充患者所需的水、电解质和营养素，必要时输血浆清蛋白或全血，以改善患者的营养状况。护士应详细记录 24 h 出入液量，为合理输液提供依据。

（2）肠内营养支持

术中放置空肠营养管的胃癌根治术患者，可在术后早期经喂养管输注肠内营养液。须根据患者的个体状况，合理制订营养支持方案。护理时应注意：①喂养管的护理，妥善固定喂养管，防止滑脱、移动、扭曲和受压；保持喂养管通畅，每次输注营养液前后用生理盐水或温开水 20～30 ml 冲管，输注营养液的过程中每 4 小时冲管 1 次，以防止营养液沉积堵塞导管；②控制输入营养液的温度、浓度和速度；③观察有无恶心、呕吐、腹痛、腹胀、腹泻和水电解质紊乱等并发症的发生。

（3）饮食护理

肠蠕动恢复后可拔除胃管，逐渐恢复饮食。注意少食牛奶、豆类等产气食物，忌生、冷、硬和刺激性食物。应少食多餐，开始时每日 5～6 餐，以后逐渐减少每日餐次并增加每餐量，逐步恢复至正常饮食。全胃切除术后，肠管代胃容量较小，开始全流质饮食时宜少量、清淡；每次饮食后须观察患者有无腹部不适。

# 第四节 大肠癌患者的护理

大肠癌包括结肠癌和直肠癌，是消化道常见的恶性肿瘤之一。

## 一、病因

大肠癌发病原因尚未完全明确，根据流行病学调查结果和临床观察发现，可能与下述因素有关：

### （一）饮食习惯

高脂肪、高蛋白、低纤维饮食与大肠癌的发生有一定相关性。此外，过多食用腌制食品能增加肠道内致癌物质，诱发大肠癌。

### （二）遗传因素

大肠癌与遗传因素有关。家族性多发性息肉病及无息肉结、直肠癌综合征者的发病率明显高于普通人群。

### （三）癌前病变

多数大肠癌由腺瘤癌变而致，其中以家族性腺瘤和绒毛状腺瘤癌变率最高。某些慢性炎性病变，如溃疡性结肠炎、克罗恩病及血吸虫性肉芽肿等，也被列入癌前病变。

## 二、病理生理和分型

### （一）大体分型

#### 1. 隆起型

肿块向肠腔内生长，呈菜花状、结节状、息肉状隆起，大的肿块表面易溃烂。生长较慢、转移较晚、恶性程度低，预后较好。

#### 2. 溃疡型

肿瘤向肠壁深层浸润生长。此型早期可发生溃疡，边缘隆起，中央凹陷；表面糜烂、易出血、感染，甚至穿透肠壁。此型分化程度低，转移较早，恶性程度高，是结肠癌最常见的类型。

#### 3. 浸润型

肿瘤沿肠壁各层环状浸润，极易引起肠腔狭窄或梗阻。此型转移较早，分化程度低，预后差。

### （二）组织学分类

#### 1. 腺癌

结、直肠腺癌细胞主要是柱状细胞、黏液分泌细胞和未分化细胞，进一步分类主要为管状腺癌和乳头状腺癌，占 75%～85%，其次为黏液腺癌，占 10%～20%。

#### 2. 腺鳞癌

亦称腺棘细胞癌，肿瘤由腺癌细胞和鳞癌细胞构成。其分化多为中分化至低分化。腺鳞癌和鳞癌主要见于直肠下段和肛管，较少见。

#### 3. 未分化癌

癌细胞弥漫成片状或团块状，预后最差。

### （三）恶性程度

按 Broder 分级，视癌细胞分化情况分四级，有助于判断疾病的预后。

Ⅰ级：2/3 以上癌细胞分化良好，为高分化，恶性度低。

Ⅱ级：1/2～2/3 的癌细胞分化良好，为中等分化，恶性度一般。

Ⅲ级：少于 1/4 的癌细胞分化良好，为低分化，恶性度高。

Ⅳ级：未分化癌。

## （四）临床分期

常用的是国际抗癌联盟（UICC）提出的 TNM 分期法和我国提出的 Dukes 改良分期（1984 年），后者更简化，应用方便。

### 1.TNM 分期法

T 代表原发肿瘤，Tx 为原发肿瘤无法评价。无原发肿瘤证据为 T0；原位癌为 Tis；肿瘤侵及黏膜下层为 T1；侵及黏膜肌层为 T2；穿透肌层至浆膜下或侵犯无腹膜覆盖的结直肠旁组织为 T3；穿透脏腹膜或侵及其他脏器或组织为 T4。N 为区域淋巴结，Nx 代表区域淋巴结无法评价；无区域淋巴结转移为 N2；1～3 个区域淋巴结转移为 N1；4 个及 4 个以上区域淋巴结转移为 N2。M 为远处转移，无法估计远处转移为 Mx；无远处转移为 M0，凡有远处转移为 Ml。

### 2.Dukes 改良分期

A 期：癌肿局限于肠壁，又可分为 3 期：① A1：癌肿侵及黏膜或黏膜下层；② A2：癌肿侵及肠壁浅肌层；③ A3：癌肿侵及肠壁深肌层。

B 期：癌肿穿透肠壁或侵及肠壁外组织、器官，尚能整块切除，但无淋巴结转移。

C 期：癌肿侵及肠壁任何一层，但有淋巴结转移。又可分 2 期：① C1 期：淋巴转移仅局限于肿瘤附近；② C2 期：淋巴转移至系膜及其淋巴结。

D 期：发生远处转移、腹腔转移或广泛浸润，侵及邻近脏器。

## （五）扩散和转移方式

### 1. 直接浸润

癌细胞向肠管周围及肠壁深层浸润性生长，穿透肠壁后可侵入邻近器官，如膀胱、子宫、输尿管、前列腺等，甚至形成内瘘。

### 2. 淋巴转移

为大肠癌最常见的转移方式。

（1）结肠癌

一般先累及邻近病变部位的淋巴结，再侵及所属的动脉旁淋巴结，之后沿肠系膜上、下动脉根部淋巴结到腹主动脉旁的淋巴结并向上转移；晚期患者可向左锁骨上淋巴结转移。

（2）直肠癌

上段直肠癌向上沿直肠上动脉、肠系膜下动脉根部及腹主动脉旁淋巴结向上转移；下段直肠癌以上方和侧方转移为主，可沿侧韧带内淋巴管转移至髂内淋巴结，亦可向下穿过肛管括约肌转移至双侧腹股沟淋巴结。

### 3. 血行转移

癌细胞侵入静脉后，经门静脉系统移至肝，甚至进入体循环向远处转移至肺，少数也可转移至脑或骨骼。

### 4. 种植播散

癌细胞直接穿透肠壁，脱落、种植于腹膜或其他器官表面。直肠癌发生种植转移较少。

## 三、临床表现

### （一）结肠癌

早期多无明显症状或特异性表现，易被忽视。随病程发展与病灶增大，出现一系列症状。

#### 1. 排便习惯和粪便形状改变

常为最早出现的症状。表现为大便次数增多、大便不成形或稀便，伴腹泻、便秘，或腹泻与便秘交替出现，粪便带血、脓或黏液。

#### 2. 腹痛

也是较早出现的症状。表现为定位不确切的持续性隐痛，或仅为腹部不适或腹胀感；若发生肠梗阻，腹痛加剧，甚至阵发性绞痛。

#### 3. 肠梗阻

属晚期症状。一般呈慢性、低位、不完全性肠梗阻，表现为腹胀、便秘，有时伴腹部胀痛或阵发性绞痛。若发生完全性肠梗阻，症状加剧。

#### 4. 全身症状

由于慢性失血、癌肿溃烂、感染、毒素吸收等原因，患者可出现贫血、消瘦、乏力、低热等全身症状。晚期可出现恶病质。

结肠癌因位置不同而有不同临床表现：①右半结肠肠腔较大，肿瘤多向肠腔突出生长，呈菜花状；粪便稀薄，可出现腹泻、便秘交替；便血与大便混合。特点为贫血、腹部肿块和消瘦乏力，肠梗阻较少见。②左半结肠肠腔较小，肿瘤多呈浸润生长而引起环状狭窄，加之肠内粪便多已成形，以肠梗阻症状多见。若肿瘤破溃，粪便表面亦可有鲜血或黏液。

### （二）直肠癌

早期多无明显症状，易被忽视。当病情发展并伴感染时，症状才明显。

#### 1. 直肠刺激症状

癌肿刺激直肠产生频繁便意而致排便习惯改变，便前常感肛门下坠、里急后重和排便不尽感；晚期出现下腹痛。

#### 2. 黏液血便

若癌肿破溃，大便表面带血和黏液。血便是直肠癌患者最常见的症状，85% 患者早期出现便血，出血量由少至多。若伴感染，可出现脓血便。

#### 3. 粪便变细和排便困难

随肿瘤增大，肠腔变窄，粪便逐渐变细。表现为腹胀、腹痛或阵发性绞痛，肠鸣音亢进，粪便变细及排便困难等慢性肠梗阻症状。

#### 4. 转移症状

肿瘤晚期，癌肿侵犯前列腺、膀胱，可出现尿频、尿痛；若侵犯骶前神经则出现持续性剧烈疼痛；若转移至肝脏，出现腹腔积液、肝大、黄疸、贫血、水肿等，甚至恶病质表现。

### 四、辅助检查

#### （一）直肠指检

为诊断直肠癌最直接和主要的方法。约 75% 以上的直肠癌为低位，可通过直肠指检触及其部位、大小、范围和周围组织的关系。

### （二）实验室检查

#### 1. 大便潜血试验

可作为大规模普查手段和高危人群初筛检查，持续阳性者须进一步检查。

#### 2. 血液检查

癌胚抗原（CEA）测定对结肠癌诊断特异性不高，但对判断患者预后、疗效和复发有一定作用。

### （三）影像学检查

#### 1.X 线钡剂灌肠或气钡双重对比造影检查

这是诊断结肠癌的重要检查手段，可观察结肠运动，显示结肠内异常形态。

#### 2.B 超和 CT 检查

有助于了解直肠癌的浸润深度及局部淋巴结转移情况，可提示有无腹部肿块、腹腔内肿大淋巴结及有无肝内转移等。

### （四）内镜检查

包括直肠镜、乙状结肠镜和纤维结肠镜检查。内镜检查可在直视下取活组织做病理学检查，是诊断大肠癌最有效、可靠的方法。

## 五、治疗要点

手术切除是治疗大肠癌的主要方法，并辅以化疗、放疗等综合治疗。

### （一）手术治疗

手术方式的选择应综合考虑肿瘤的部位、大小、范围、活动度及细胞分化程度等因素。

#### 1. 根治性手术

（1）结肠癌根治性手术

切除范围包括肿瘤所在的肠袢及其系膜和区域淋巴结。根据肿瘤部位的不同，可分为右半结肠切除术、横结肠切除术、左半结肠切除术和乙状结肠切除术。

（2）直肠癌根治术

切除范围包括肿瘤及其两端足够肠段、全部或部分受累器官、周围被浸润组织和全直肠系膜、淋巴结。包括局部切除术、腹会阴联合直肠癌根治术（Miles 手术）、经腹腔直肠癌切除术、经腹直肠癌切除、近端造口、远端封闭术和全盆腔清扫术等。

#### 2. 姑息性手术

适用于有远处转移的晚期癌症患者，但局部癌肿尚能切除者，仅切除癌肿所在的局部肠段。对于局部癌肿不能切除的晚期癌患者，为解除梗阻，可行梗阻近端肠管与远端肠管端侧或侧吻合术，或梗阻近端做结肠造口术。

### 3. 结肠癌并发急性肠梗阻

应行紧急手术以解除梗阻。若患者全身情况差，可先行肿瘤切除、肠道造瘘或短路手术，待病情稳定后，再行二期手术。

### （二）非手术治疗

#### 1. 放疗

术前放疗可提高手术切除率和生存率。术后放疗仅适用于晚期癌症、无法根治或局部复发的患者，降低局部复发率。

#### 2. 化疗

化疗配合根治性切除术，以提高5年生存率。给药途径有区域动脉灌注、门静脉给药、静脉给药、术后腹腔置管灌注给药等。

#### 3. 中医药治疗

以中药补气益血、调理腑脏，清肠解毒，有扶正的作用。

#### 4. 其他

如基因治疗、导向治疗、免疫治疗等，但尚处于探索阶段。

## 六、护理措施

### （一）术前护理

#### 1. 心理护理

患者一旦诊断癌症，将面临疾病本身、治疗及经济负担等多重打击，由此产生不良心理反应。行人工肛门者尚须承受自我形象受损的打击。因此，护士须根据患者具体情况，做好安慰、解释工作，真实且技巧性地回答患者的疑问。指导患者和家属通过各种途径获得疾病相关知识，寻求社会支持，以树立战胜疾病的信心，消除焦虑和恐惧的心理，提高适应能力。

#### 2. 营养支持

术前以高蛋白、高热量、高维生素、易消化的少渣饮食为主，保证足够能量需求。必要时，遵医嘱少量多次输血，以纠正贫血和低蛋白血症。若患者消瘦、脱水明显或急性肠梗阻，应注意纠正水、电解质及酸碱平衡紊乱，以提高手术耐受力。

#### 3. 肠道准备

术前充分的肠道准备可减少或避免术中污染，防止术后腹胀和切口感染，利于吻合口愈合。

（1）传统肠道准备法

①术前 3 d 进食少渣半流质饮食，术前 2 d 起进食流质饮食，术前 12 h 禁食、4 h 禁水。②术前 3 d 番泻叶 6 g 泡茶饮用或术前 2 d 口服泻剂，如硫酸镁 15 ～ 20 g 或蓖麻油 30 ml，每日上午 1 次。手术前 2 d 晚行 1% ～ 2% 肥皂水灌肠，手术前 1 d 晚行清洁灌肠；灌肠过程中若患者出现剧烈腹痛、面色苍白、出冷汗等症状，应立即停止灌肠并处理。③口服抗菌药物以抑制肠道细菌，如新霉素、甲硝唑、庆大霉素等。④因控制饮食和服用肠道杀菌剂导致维生素 K 的合成和吸收减少，因此，遵医嘱适当补充维生素 K。

（2）全肠道灌洗法

患者于术前 12 ～ 14 h 开始口服 37 ℃左右等渗平衡电解质液（由氯化钠、碳酸氢钠及氯化钾配制），引起容量性腹泻，以达到彻底清洗肠道的目的。灌洗液中可加入抗菌药物，量不少于 6000 ml。灌洗全程 3 ～ 4 h。对于年迈体弱、心肾等脏器功能障碍和肠梗阻患者不宜选用此方法。

（3）甘露醇口服肠道准备法

术前 1 d 午餐后 0.5 ～ 2 h 内，口服 5% ～ 10% 甘露醇 1500 ml。甘露醇为高渗性溶液，口服后因吸收肠壁水分而促进肠蠕动，引起腹泻，从而达到清洁肠道的目的。此法患者无须做饮食准备。但因甘露醇在肠道内被细菌酵解而产生大量气体，术中使用电刀易引起爆炸，应予注意；对于年老体迈、心肾功能不全者禁止使用此法。

（4）其他

若患者有肠梗阻症状，术前准备时间应延长；对于直肠癌肠腔狭窄患者，灌肠应选择粗细合适的肛管，并在直肠指诊引导下（或直肠镜直视下），轻轻通过狭窄口至狭窄病变以上肠腔行灌肠。对于高位直肠癌患者，禁用高压灌肠，以防癌细胞扩散。

### 4. 其他

对于肿瘤侵及阴道后壁的女患者，术前 3 d 每晚阴道冲洗。

### （二）术后护理

#### 1. 病情观察

①监测生命体征变化，根据病情设定监测时间。

②严密观察患者有无腹痛、腹膜炎等吻合口瘘的症状和体征，一旦发现，及时报告医生并协助处理。

#### 2. 体位

全麻清醒后，血压平稳者，应取半卧位。

### 3.饮食护理

留置胃肠减压期间，经静脉补充液体和营养液，并准确记录 24 h 出入水量，预防水和电解质失衡；术后 48～72 h 后，肛门排气或结肠造口开放后，拔除胃肠减压，喂食少量温开水，观察有无腹胀、恶心、呕吐等不良反应。若无不良反应，可进流质饮食，如米粥、菜肉汤等；术后 1 周逐渐过渡为少渣半流质饮食，术后 2 周左右可进少渣普食，食物以高热量、高蛋白、高维生素、低渣为主，如豆制品、鱼或蛋类等。

### 4.引流管护理

妥善固定；保持引流管通畅，避免受压、扭曲、堵塞；观察并记录引流液的颜色、性状及量；保持引流管周围皮肤清洁、干燥，及时更换污染、渗湿的敷料。一般骶前引流管留置 5～7 d。

### 5.留置导尿管护理

Miles 术后患者导尿管放置 2 周左右，留置尿管期间应保持其通畅，防止扭曲、受压；观察并记录尿液情况。拔尿管前，先试行夹闭尿管，每 4～6 h 或患者有尿意时开放尿管，以训练膀胱舒缩功能，防止出现排尿功能障碍。

### 6.结肠造口的护理

（1）造口开放前的护理

造口周围用凡士林或生理盐水纱布保护；及时更换污染的外敷纱布，防止感染。注意观察有无张力过大、缝合不严、血运障碍等原因导致肠段回缩、出血、坏死等现象。

（2）保护腹壁切口

结肠造口一般于术后 2～3 d 开放。开放后取偏离腹壁切口的侧卧位，并用塑料薄膜将腹壁切口与造口隔开，以防流出的稀薄粪便污染腹壁切口，导致感染。

（3）造口的观察与护理

造口开放后，注意观察造口肠黏膜的色泽，造口肠段有无回缩、出血及坏死等症状；及时清洁造口分泌物及渗液，保持造口周围皮肤清洁、干燥，避免感染。

（4）正确使用造口袋，保护造口周围皮肤

①选择合适袋口；②造口袋内充满 1/3 排泄物，应及时予以更换；③观察造口周围皮肤有无红、肿、破溃等现象。于每次更换造口袋后用中性皂液或 0.5% 氯己定溶液清洁造口周围皮肤，涂氧化锌软膏或防漏膏，防止皮炎和皮肤糜烂；④除使用一次性造口袋外，还可备用 3～4 个造口袋用于更换。将使用过的造口袋用中性洗涤剂和清水洗净，或用 1∶1000 氯己定溶液浸泡 30 min，擦净、晾干备用。

（5）饮食指导

①注意饮食卫生，避免腹泻；②避免进食胀气性或有刺激性气味的食物；③避免食用引起便秘的食物。

# 第五节　急性阑尾炎患者的护理

急性阑尾炎是常见的外科急腹症之一，多发生于青壮年，男性发病率高于女性。

## 一、病因与转归

### （一）病因

#### 1. 阑尾管腔阻塞

这是急性阑尾炎最常见的病因。引发阑尾管腔阻塞的原因为：①淋巴小结明显增生，约占60%，多见于青年人；②粪石，约占35%；③异物、炎性狭窄、食物残渣、蛔虫、肿瘤等，较少见；④阑尾的管腔细长、开口狭小、系膜短致阑尾卷曲。

#### 2. 细菌入侵

致病菌多为肠道内的革兰氏阴性杆菌和厌氧菌。阑尾管腔阻塞后，细菌繁殖并分泌内毒素和外毒素，损伤黏膜上皮，产生溃疡，细菌经溃疡面向肌层扩散；也可因肠道炎性疾病蔓延至阑尾。

#### 3. 饮食因素

长期进食高脂肪、高糖和缺乏纤维的食物，因肠蠕动减弱、菌群改变、粪便黏稠而易形成粪石，阻塞管腔造成炎症。

### （二）急性阑尾炎的转归

#### 1. 炎症消退

部分单纯性阑尾炎经及时治疗后炎症消退，无解剖学上的改变；化脓性阑尾炎经药物治疗后，即使炎症消退，仍遗留管腔狭窄、管壁增厚和周围粘连，转为慢性阑尾炎。

#### 2. 炎症局限

部分化脓、坏疽或穿孔性阑尾炎被大网膜包裹后，炎症可局限化，形成阑尾周围脓肿，如脓液较少，经药物治疗后可被逐渐吸收。

### 3. 炎症扩散

炎症重、发展快，又未得到及时治疗时，可发展为弥漫性腹膜炎、化脓性门静脉炎、细菌性肝脓肿甚至感染性休克等。

## 二、临床表现

### （一）症状

#### 1. 转移性右下腹痛

发生率为70%～80%，即疼痛多开始于上腹部或脐周，位置不固定，在6～8 h后转移并固定于右下腹。少部分患者在发病初时即表现为右下腹痛。特殊位置阑尾的腹痛部位也不相同，如盲肠后位阑尾炎的腹痛在右侧腰部，盆位阑尾炎者的腹痛位于耻骨上区，肝下区阑尾炎表现为右上腹痛，极少数内脏反位者呈左下腹痛。

#### 2. 胃肠道反应

早期可出现畏食、恶心和呕吐，有些患者可发生腹泻或便秘。

#### 3. 全身表现

早期有乏力、低热。炎症加重可出现脉速、发热等，体温多在38 ℃以下。阑尾穿孔形成腹膜炎时，出现寒战、体温明显升高，若发生门静脉炎还可引起轻度黄疸。

### （二）体征

#### 1. 右下腹固定压痛

压痛点通常位于麦氏点，虽然压痛点随阑尾解剖位置变异会有改变，但始终固定在一个位置。阑尾炎症扩散至周围组织时，压痛范围也相应扩大，但仍以阑尾所在位置最明显。

#### 2. 腹膜刺激征

包括压痛、反跳痛、腹肌紧张、肠鸣音减弱或消失等。这是壁腹膜受炎症刺激的一种防御性反应，常表示阑尾炎症加重。但小儿、老人、孕妇、肥胖、虚弱者或盲肠后位阑尾炎的腹膜刺激征不明显。

#### 3. 右下腹包块

右下腹可扪及压痛性包块，位置固定、边界不清，阑尾穿孔和阑尾周围形成脓肿者多见。

### 三、辅助检查

#### （一）实验室检查

多数患者的血常规检查可见白细胞计数和中性粒细胞比例升高。但新生儿、老年人及 HIV 感染者的白细胞计数不升高或升高不明显。部分单纯性阑尾炎患者白细胞可无明显升高，可查血清淀粉酶、脂肪酶除外胰腺炎，$\beta \sim$ HCG 测定以除外异位妊娠。

#### （二）影像学检查

##### 1. 腹部 X 线检查

立位腹平片可见盲肠扩张和液气平；钡剂灌肠 X 线检查可见阑尾不充盈或充盈不全，阑尾腔不规则，72 h 后复查仍有钡剂残留，即可诊断慢性阑尾炎。

##### 2.B 超检查

可显示阑尾肿大或脓肿。

### 四、治疗要点

大部分患者应早期手术治疗，部分成人急性单纯性阑尾炎患者可经非手术治疗而痊愈。

#### （一）非手术治疗

仅适用于诊断不很明确或症状比较轻的单纯性阑尾炎。主要治疗措施为：应用抗生素控制感染、禁食、补液或中药治疗等。在非手术治疗期间，应密切观察病情，若病情有发展趋势，应及时行手术治疗。

#### （二）手术治疗

可用传统的开腹手术方法切除阑尾，也可采用腹腔镜进行手术。根据阑尾炎不同病理类型选择不同手术方式，具体方法如下：

##### 1. 急性单纯性阑尾炎

行阑尾切除术，切口Ⅰ期缝合。

##### 2. 急性化脓性或坏疽性阑尾炎

行阑尾切除术，若腹腔内有脓液，应彻底清除脓液，可根据病情放置引流。注意保护切口，可Ⅰ期缝合。

### 3. 穿孔性阑尾炎

手术切除阑尾后，清除腹腔脓液并清洗腹腔，根据病情放置腹腔引流管。术中注意保护切口，冲洗腹腔，Ⅰ期缝合。

### 4. 阑尾周围脓肿

全身应用抗生素治疗或同时联合局部外敷药物，以促进脓肿吸收消退；待肿块缩小局限、体温正常 3 个月后再手术切除阑尾。若在非手术治疗过程中，病情有发展趋势，则应行脓肿切开引流手术，待 3 个月后再行阑尾切除术。

## 五、护理措施

### （一）术前护理

### 1. 心理护理

在与患者及家属建立良好沟通的基础上，做好解释安慰工作，稳定患者情绪，减轻焦虑。

### 2. 减轻或控制疼痛

（1）采取合适卧位

协助患者采取半卧位或斜坡卧位，以减轻腹壁张力。指导患者进行有节律的深呼吸，起到放松和减轻疼痛的作用。

（2）避免增加肠腔内压力

疾病观察期间，患者禁食，必要时遵医嘱给予胃肠减压，以减轻腹胀和腹痛；解除禁食后，应在严密的病情观察下，指导患者进清淡饮食，防止腹胀而引起疼痛。

（3）药物镇痛

对诊断明确或已决定手术的剧烈疼痛患者，可遵医嘱给予解痉或镇痛药，以缓解疼痛。

（4）控制感染

遵医嘱应用足量有效抗生素，以有效控制感染，达到减轻疼痛的目的。

### 3. 病情观察

定时测量生命体征；加强巡视，观察患者腹部症状和体征，尤其注意腹痛的变化；禁用镇静镇痛药，以免掩盖病情。

### （二）术后护理

### 1. 密切监测生命体征及病情变化

### 2. 体位

患者全麻术后清醒或硬膜外麻醉术后 6 h，血压、脉搏平稳者改为半卧位。

### 3. 切口和引流管的护理

保持切口敷料清洁、干燥，观察切口愈合情况，及时发现切口出血及感染征象。妥善固定引流管，防止扭曲、打折、受压，观察并记录引流液的颜色、性状及量。

### 4. 饮食

患者术后禁食、胃肠减压，并经静脉补液。待肠蠕动恢复，肛门排气后，逐步恢复经口进食。

### 5. 应用

应用有效抗生素，控制感染，防止并发症发生。

### 6. 活动

鼓励患者术后床上翻身、活动肢体，早期下床活动，以促进肠蠕动恢复，减少肠粘连的发生。

### （三）并发症的预防和护理

### 1. 切口感染的预防和护理

①按时更换切口敷料，及时更换被渗液污染的敷料，保持切口敷料清洁和干燥。

②合理应用抗生素：对化脓、坏疽或穿孔的阑尾炎患者，应根据脓液或渗液细菌培养和药物敏感试验结果应用敏感抗菌药物。

③加强观察：注意观察手术切口情况，若术后 2 ～ 3 d，切口部位出现红肿、压痛、波动感，且伴体温升高，应考虑切口感染。

④及时处理：发现切口感染后，应配合医师做好穿刺抽出脓液，或拆除缝线放出脓液及放置引流等，定期伤口换药，及时更换被渗液浸湿的敷料，保持敷料清洁、干燥。

### 2. 腹腔脓肿的预防和护理

①术后患者血压平稳后给予半坐卧位，以利于腹腔内渗液积聚于盆腔或引流，避免形成腹腔脓肿。

②保持引流管通畅：妥善固定引流管，防止受压、扭曲、堵塞等，确保有效引流，

防止因引流不畅而致积液或脓肿。

③遵医嘱应用足量、敏感的抗菌药物。

④病情观察：术后密切观察患者的体温变化，若术后 5 ～ 7 d 患者体温下降后又升高，且伴腹痛、腹胀、腹肌紧张或腹部包块等，则提示腹腔感染或脓肿。

⑤及时处理：一经确诊，应配合医师做好超声引导下穿刺抽脓、冲洗或置管引流，必要时遵医嘱做好手术切开引流的准备。

# 第六节　原发性肝癌患者的护理

原发性肝癌是我国常见恶性肿瘤之一，年死亡率占肿瘤死亡率的第 2 位。患者的年龄多为 40 ～ 50 岁，男女比例约为 2：1。

## 一、病因和病理

原发性肝癌的发病原因和病理尚未确定。目前认为与肝硬化、病毒性肝炎、黄曲霉素等某些化学致癌物质和水土因素有关。

原发性肝癌的大体病理形态可分为 3 型，即巨块型、结节型和弥漫型。按肿瘤大小可分为微小肝癌（直径 ≤2 cm）、小肝癌（直径＞2 cm，≤5 cm）、大肝癌（直径＞5 cm，≤10 cm）和巨大肝癌（直径＞10 cm）。从病理组织上可分为 3 类，即肝细胞型肝癌、胆管细胞型肝癌和混合型肝癌。我国 91.5% 的原发性肝癌是肝细胞型肝癌。

原发性肝癌极易侵犯门静脉分支，癌栓经门静脉系统形成肝内播散，甚至阻塞门静脉主干引起门静脉高压的临床表现；肝外血行转移最多见于肺，其次为骨、脑等。淋巴转移以肝门淋巴结最多，其次为胰周、腹膜后、主动脉旁及锁骨上淋巴结。此外，向横膈及附近脏器直接蔓延和腹腔种植性转移也不少见。

## 二、临床表现

原发性肝癌的早期症状较为隐匿，表现无特征性。常见临床表现为：

### （一）肝区疼痛

半数以上患者以此为首发症状，多为持续性钝痛、刺痛或胀痛。因肿瘤迅速生长，肝包膜被牵拉引起。若肿瘤生长缓慢，则可完全无痛或仅有轻微钝痛。当病变侵犯横膈，可有右肩牵涉痛。当肝癌结节坏死破裂，坏死的癌组织及血液流入腹腔可引起剧烈腹痛，从肝区开始迅速蔓延至全腹，产生急腹症表现。出血量大的情况下，还可能会引起晕厥和休克。

### （二）肝大

为中晚期肝癌最常见的主要体征。肝大呈进行性，质地坚硬，边缘不规则，表面凹凸不平呈大小结节或巨块。癌肿位于肝右叶顶部者可使膈肌抬高，肝浊音界上移。由患者自己偶然扪及肝大或肝区肿块常成为肝癌首发症状。肝大显著者可充满整个右上腹或上腹，右季肋部明显隆起。

### （三）全身和消化道症状

早期常不易引起注意，主要表现为乏力、消瘦、食欲缺乏、腹胀等。部分患者可伴恶心、呕吐、发热、腹泻等症状。晚期则出现贫血、黄疸、腹腔积液、下肢水肿、皮下出血及恶病质等。

### （四）其他症状

发生肺、骨、脑等处转移可产生相应症状。少数患者还可有低血糖症、红细胞增多症、高血钙和高胆固醇血症等特殊表现。

### （五）并发症

主要有肝性脑病、上消化道出血、癌肿破裂出血及继发性感染。

## 三、辅助检查

### （一）甲胎蛋白（AFP）测定

为目前诊断肝细胞癌特异性最高的方法之一，对诊断肝细胞肝癌具有相对专一性。对无肝癌其他证据，AFP 放射免疫电泳法 ≥400 $\mu g$ /ml 持续 1 个月以上，并能排除妊娠、活动性肝病、生殖腺胚胎性肿瘤等即可诊断为肝细胞癌。

### （二）血液酶学检查

肝癌患者血清中 $\gamma$ - 谷氨酰转肽酶、碱性磷酸酶和乳酸脱氢酶的同工酶等可高于正常，但因缺乏特异性，多作为辅助诊断。

### （三）影像学检查

超声检查是目前有较好的定位非侵入性检查方法，能发现直径 1.0 cm 或更小的病变，其诊断符合率可达 90%；CT 检查可检出直径 1.0 cm 左右的早期肝癌；选择性腹腔动脉或肝动脉造影检查可确定病变的部位、大小和分布，特别对小肝癌的定位诊断有重要意义。

此外，肝穿刺行针吸细胞学检查有确定诊断意义，经各种检查仍不能明确诊断，但又高度怀疑或已定性诊断为肝癌的患者，必要时可行剖腹探查。

### 四、治疗要点

早期发现、早期诊断和早期治疗，以及根据不同病情发展阶段进行综合治疗是提高疗效的关键。早期施行手术切除是最有效的治疗方法。对无法手术的中、晚期肝癌，可根据病情采用中医中药治疗、化疗、冷冻治疗、肝动脉栓塞化疗等方法。

#### （一）手术疗法

直径小于 5 cm 的"小肝癌"以及估计病变局限于一叶或半肝，无严重肝硬化，临床上无明显黄疸、腹腔积液或远处转移，肝功能代偿好，全身情况及心、肺、肾功能正常者可进行手术探查或施行肝切除术。肝切除术式的选择应据患者的全身情况、肝硬化程度、肿瘤大小和部位以及肝脏代偿功能等而定。

#### （二）介入治疗

指在影像学方法直视或引导下的非手术局部治疗，包括放射介入和超声介入。前者指在 X 线电视监视下经皮穿刺插管肝动脉栓塞或化疗栓塞，以及肝胆管减压引流术或内支架置入术；后者指超声引导下经皮穿刺瘤内局部治疗。其中，肝动脉栓塞化疗具有可以反复多次施行的特点，可使肿瘤缩小，部分患者可因此获得二期手术切除的机会。

#### （三）肝移植

肝移植已日趋成为治疗终末期肝病的有效方法。适当放宽肝癌肝移植适应证是当前研究的热点及未来发展的趋势。

### 五、护理措施

#### （一）减轻焦虑

评估患者焦虑的程度，给患者提供适当的环境，让患者能够表达自己的焦虑；加强患者对疾病知识，尤其是疾病治疗方法及预后的了解。

#### （二）减轻或有效缓解疼痛

术后全麻清醒生命体征平稳后，患者采取半卧位以减轻切口疼痛。若疼痛剧烈遵医嘱给予镇痛药物。对使用镇痛泵的患者，须指导患者正确使用，并注意观察药物的不良反应。

### （三）改善患者的营养状况

术前监测肝脏功能及水、电解质情况，保持水、电解质、酸碱平衡；术后患者排气之后可逐步恢复至正常饮食。若术后患者进食不好，可给予肠内、肠外营养支持，并注意监测肝功能及电解质情况。

### （四）潜在并发症的预防和护理

#### 1. 出血

术前如原发性肝癌的患者合并脾功能亢进和食管、胃底静脉曲张时须预防食管、胃底静脉曲张破裂引起的上消化道出血，并注意观察患者的腹部体征及生命体征，早期发现癌肿破裂出血的征兆。肝切除术后 24 h 之内注意观察患者的生命体征、腹部体征及引流液的量、颜色、性状；若患者出现心率增快、腹膜刺激症状、短时间内血性引流液增加，且患者有口渴、烦躁等自觉症状时，应警惕术后腹腔出血的可能，及时通知医生，做好救治的准备工作。

#### 2. 肝性脑病

术前检查患者血氨浓度，血氨较高者应限制蛋白的摄入，给予弱酸性溶液洗肠；术前做好肠道准备工作，于术前晚及术晨行清洁洗肠，以减少氨的来源和消除术后引发肝性脑病的因素。术后观察患者有无肝性脑病的早期症状（如欣快感、表情淡漠等性格行为变化、扑翼样震颤）；术后注意保护肝功能，因肝脏对氧敏感，故术后须间歇吸氧 3 ~ 4 d。

#### 3. 膈下积液或脓肿

因术后引流不畅或引流管拔除过早所致，多发生于术后 1 周左右。护理上应妥善固定，保持引流管通畅，并注意观察引流液的颜色、量及性状。如患者术后体温正常后再度升高或术后体温持续不降，同时，伴有上腹部或右季肋部胀痛、呃逆、脉快、白细胞增多等症状时，应怀疑有膈下积液或膈下脓肿。

### （五）介入治疗的护理

#### 1. 术前护理

做好治疗前准备工作，为患者讲解治疗相关知识。

## 2. 术后护理

（1）预防出血

术后 24 h 绝对卧床休息，穿刺点用绷带加压包扎，观察生命体征及穿刺点局部敷料有无渗血。

（2）预防血栓形成

观察插管肢体皮肤的颜色和温度变化，与健侧比较；观察足背部动脉搏动情况。指导患者进行早期主动及被动肢体活动。

（3）预防感染

因化疗药物对骨髓的抑制作用导致患者白细胞降低，机体免疫力下降，故化疗后易发生感染。术后 3 d 须常规应用抗生素；操作时严格遵守无菌技术原则；做好口腔护理及皮肤护理，预防口腔炎及压疮的发生。

（4）化疗不良反应护理

应用化疗药物致肿瘤组织坏死，术后可出现发热、肝区胀痛、恶心、呕吐等不良反应，一般持续 2～4 d，轻者无须处理，症状明显者须对症治疗。

（5）饮食护理

术后 6 h 鼓励患者多饮水，以利于造影剂的排出。术后 12 h 内禁食有渣、油腻食物，可进食清淡、高热量、高维生素的半流质饮食。因化疗药物导致食欲缺乏、畏食时，须注意饮食的调节和搭配，促进食欲，增强机体抵抗力。

# 第七节　胆石症患者的护理

胆石症指发生在胆囊和胆管的结石，是胆道系统的常见病和多发病。

胆石的成因十分复杂，是多因素综合作用的结果，主要与以下因素有关：①胆道感染；②胆管异物；③胆道梗阻；④代谢因素；⑤胆囊功能异常；⑥致石基因及其他因素。

胆石按结石组成成分的不同分可为 3 类：①胆固醇结石：以胆固醇为主要成分，其中，80% 发生于胆囊内。X 线检查多不显影；②胆色素结石：含胆色素为主，其中，75% 发生于胆管内，X 线检查多不显影；③混合型结石：X 线检查常显影。

## 一、胆囊结石

胆囊结石为发生在胆囊内的结石,主要是胆固醇结石和以胆固醇为主的混合性结石,常与急性胆囊炎并存。主要见于成年人,女性多见。

### (一)病因

胆囊结石是多种综合性因素作用的结果。主要与脂类代谢异常、胆囊细菌感染和收缩排空功能减退有关,这些因素引起胆汁成分和理化性质发生变化。

### (二)临床表现

30% 的胆囊结石患者可终身无临床症状。单纯性胆囊结石,无梗阻和感染时,常无临床症状或仅有轻微的消化系统症状;结石嵌顿时,则出现明显症状和体征。

#### 1. 胆绞痛

常发生于饱餐、进食油腻食物后或睡眠时。表现为突发的右上腹阵发性剧烈绞痛,可向右肩部、肩胛部或背部放射。由油腻饮食后胆囊收缩或睡眠时体位改变导致结石移位并嵌顿于胆囊颈部,使胆汁排空受阻,胆囊强烈收缩所致。

#### 2. 上腹隐痛

多数患者仅在饱餐、进食油腻食物、工作紧张或休息不好时感到上腹部或右上腹部隐痛,或者有畏食、腹胀、腹部不适等消化道症状。

#### 3. 胆囊积液

胆囊结石长期嵌顿或阻塞胆囊管但未合并感染时,胆囊黏膜吸收胆汁中的胆色素,并分泌黏液物质,导致胆囊积液。积液呈透明且无色,称为白胆汁。

#### 4. 其他

极少表现为黄疸,可并发胆源性胰腺炎、胆囊穿孔、胆囊十二指肠瘘、胆囊结肠瘘等。

#### 5. irizzi 综合征

是特殊类型的胆囊结石,临床特点是反复发作胆囊炎及胆管炎,明显的梗阻性黄疸。形成原因是胆囊管与肝总管伴行过长或胆囊管与肝总管汇合位置过低,较大的胆囊管结石持续嵌顿于胆囊颈部压迫肝总管,引起肝总管狭窄。

### (三)辅助检查

B 超检查可显示胆囊内结石;CT 及 MRI 检查亦能显示结石,但费用较高,不作为常规检查。

### （四）治疗要点

### 1. 手术治疗

（1）适应证

①伴有胆囊息肉＞1 cm；②结石数量多及结石直径 ≥2 ～ 3 cm；③胆囊壁钙化或瓷性胆囊；④胆囊壁增厚（＞3 mm）即伴有慢性胆囊炎；⑤儿童胆囊结石。

（2）手术类型

胆囊切除是治疗胆囊结石的首选方法。根据病情选择经腹或腹腔镜胆囊切除术。行胆囊切除时，若有下列情况应同时行胆总管探查术：①既往有梗阻性黄疸病史；②术前检查发现胆总管扩张或有结石；③术中发现胆总管扩张或管壁增厚；④术中扪及胆总管内有结石、蛔虫或肿块；⑤术中胆总管穿刺抽出脓性或血性胆汁或胆汁内有泥沙样胆色素颗粒；⑥术中胆道造影提示胆总管结石；⑦有胰腺炎病史或术中发现胰腺呈弥漫性炎症改变且不能排除胆总管病变者。

### 2. 非手术治疗

对无症状的胆囊结石一般无须积极手术治疗。

### （五）护理措施

### 1. 减轻或控制疼痛

根据疼痛的程度及性质，采取非药物或药物方法镇痛。

（1）疼痛观察

观察疼痛的程度、性质；发作的时间、诱因及缓解的相关因素；与饮食、体位、睡眠的关系；腹膜刺激征及 Murphy 征是否阳性等。

（2）卧床休息

协助患者采取舒适体位，达到放松和减轻疼痛的效果。

（3）合理饮食

根据病情指导患者进清淡饮食，忌油腻食物；病情严重者予以禁食水、胃肠减压。

（4）药物镇痛

对诊断明确的剧烈疼痛患者，可遵医嘱给予解痉或镇痛药，以缓解疼痛。

### 2. 提供相关知识

介绍胆石症和与手术相关的知识。

### 3.胆汁瘘的预防和护理

（1）加强观察

包括生命体征、腹部体征及引流液情况，若患者术后出现发热、腹胀、腹腔引流管引流出胆汁样液体等情况，应警惕胆汁瘘的可能。

（2）及时处理

如发现胆汁瘘的征象，应及时通知医师并协助进行相应的处理。

## 二、胆管结石

胆管结石为发生在肝内、外胆管的结石。

### （一）肝外胆管结石

### 1.病因病理

分为原发性胆管结石和继发性胆管结石。在胆管内的结石称为原发性胆管结石，以胆色素结石或混合性结石多见。胆管内结石来自胆囊结石者，称为继发性胆管结石，以胆固醇结石多见。形成诱因主要有胆道感染、胆道梗阻包括胆总管扩张形成的相对梗阻、胆道异物等。结石可引起急性和慢性胰管炎、全身感染、肝损害及胆源性胰腺炎。

### 2.临床表现

（1）腹痛

因结石嵌顿于胆总管下端或壶腹部，引起 Oddi 括约肌痉挛收缩所致。腹痛位于剑突下或右上腹部，呈阵发性绞痛，或持续性疼痛阵发性加剧，可向右肩背部放射。

（2）寒战、高热

这是胆管梗阻并继发感染后引起的全身性中毒症状。多发生于剧烈腹痛后，体温可高达 39～40 ℃。

（3）黄疸

由胆管梗阻后胆红素逆流入血所致。黄疸的程度取决于梗阻的程度及是否继发感染。

（4）消化道症状

多数患者有恶心、腹胀、厌油腻食物等。

### 3. 辅助检查

（1）实验室检查

血常规检查可见白细胞计数及中性粒细胞比例明显升高；血清胆红素、转氨酶和碱性磷酸酶升高。尿液检查示尿胆红素升高，尿胆原降低甚至消失。粪便检查示粪中尿胆原减少。

（2）影像学检查

B超检查可见胆管内结石影，近端胆管扩张。PTC、ERCP或MRCP等检查可显示梗阻部位、程度、结石大小和数量等。

### 4. 治疗要点

以手术治疗为主。原则为取除结石，解除胆道梗阻，术后保持胆汁引流通畅。

肝外胆管结石常用的手术方法有：①胆总管切开取石、T管引流术：适用于单纯胆管结石，胆管上、下端通畅，无狭窄或其他病变者。有胆囊结石者同时切除胆囊。②胆肠吻合术：又称胆汁内引流术。仅适用于胆总管远端炎症狭窄造成的梗阻无法解除，胆总管扩张；胆胰汇合部异常，胰液直接流入胆管；胆管因病变而部分切除无法再吻合。常用的吻合方式为胆管空肠Roux～Y吻合术。

### （二）肝内胆管结石

### 1. 病因病理

肝内胆管结石又称肝胆管结石。其病因复杂，主要与胆道感染、胆道寄生虫、胆汁停滞、胆管解剖变异等有关。肝内胆管结石可局限于肝内一叶或一段，也可弥漫分布于所有肝内胆管，临床常见于左叶及右后叶肝内胆管结石。基本病理生理改变为肝胆管梗阻、肝内胆管炎、肝胆管癌。

### 2. 临床表现

常与肝外胆管结石并存，临床表现与肝外胆管结石相似。当胆管梗阻和感染发生在部分肝叶、肝段胆管时，患者可无症状或仅有轻微的肝区和患侧胸背部胀痛。若一侧肝内胆管结石合并感染而未能及时治疗且发展为叶、段胆管积脓或肝脓肿时，可表现为长时间发热、消耗而出现消瘦、体弱等表现。部分患者可有肝大、肝区压痛和叩痛等体征。

### 3. 辅助检查

血常规检查可见白细胞计数及中性粒细胞比例明显升高，肝功酶学检查异常。

## 4. 治疗要点

以手术治疗为主。原则为取除结石，解除梗阻或狭窄，去除结石和感染病灶，恢复和建立通畅的胆汁引流，防止结石的复发。

（1）胆管切开取石

胆管切开取石是最基本的方法。应争取切开狭窄的部位，取净结石。

（2）胆肠吻合术

不能作为替代对胆管狭窄、结石病灶的处理方法。当 Oddi 括约肌仍有功能时，应尽量避免行胆肠吻合术。

（3）肝切除术

肝内胆管结石反复并发感染，致局部肝萎缩、纤维化和功能丧失时，或切除病变部分的肝脏。

（4）残留结石的处理

术后经引流管窦道胆道镜取石；激光、超声、微爆破碎石；经引流管溶石，体外震波碎石，以及中西医结合治疗等。

## 5. 护理措施

（1）减轻或控制疼痛

①卧床休息。

②禁食、胃肠减压，指导患者深呼吸放松等，以缓解疼痛。

③对诊断明确的剧烈疼痛患者，遵医嘱给予消炎利胆、解痉或镇痛药。

（2）降低体温

①降温。根据患者的体温情况，采取物理降温和药物降温方法。

②控制感染。遵医嘱应用足量、有效的抗生素，以有效控制感染，恢复患者正常体温。

（3）营养支持

①梗阻未解除的禁食患者。通过胃肠外途径补充足够的热量，以维持良好的营养状态。

②梗阻已解除、进食水不足者。指导和鼓励患者进食高蛋白、高碳水化合物、高维生素和低脂饮食。

（4）防止皮肤破损

①提供相关知识：患者常因胆道梗阻致胆汁淤滞、胆盐沉积而引起皮肤瘙痒。应告知患者相关知识，不可用手抓挠，防止抓破皮肤。

②保持皮肤清洁。

③瘙痒剧烈者，可遵医嘱应用外用药物或其他药物治疗。

④引流管周围皮肤的护理：若术后放置引流管，应注意其周围皮肤的护理。若引流管周围见胆汁样渗出物，应及时更换被胆汁浸湿的敷料，局部皮肤涂敷氧化锌软膏，防止胆汁刺激和损伤皮肤。

# 第八节　门静脉高压症患者的护理

门静脉高压症指门静脉血流受阻、血液淤滞、门静脉系统压力升高，继而引起脾大及脾功能亢进、食管和胃底静脉曲张及破裂出血、腹腔积液等一系列症状和体征的疾病。门静脉主干由肠系膜上、下静脉和脾静脉会合而成，其左、右两干分别进入左、右半肝后逐渐分支。门静脉系与腔静脉系之间存在 4 个交通支，即胃底—食管下段交通支、直肠下端—肛管交通支、前腹壁交通支和腹膜后交通支，其中以胃底—食管下段交通支为主。正常情况下上述交通支血流量很少，于门静脉高压症时开放。门静脉血流量占全肝血流的 60% ～ 80%，正常情况下压力 13 ～ 24 cmH_2O（平均值 18 cmH_2O）。门静脉压力高时，压力可升高至 30 ～ 50 cmH_2O。

## 一、病因与病理生理

门静脉无瓣膜，其压力由流入的血量和流出阻力形成并维持。门静脉血流阻力增加是门静脉高压症的始动因素。按阻力增加的部位，可将门静脉高压症分为肝前型、肝内型和肝后型 3 类，其中，肝内型门静脉高压症在我国最常见。

门静脉高压形成后发生下列病理变化：

### （一）脾大、脾功能亢进

门静脉高压时可见脾窦扩张，单核—吞噬细胞增生和吞噬红细胞现象。外周血细胞减少，以白细胞和血小板减少明显，称为脾功能亢进。

### （二）静脉交通支扩张

门静脉高压时正常的门静脉通路受阻，加之门静脉无静脉瓣，因而四个交通支大量开放，并扩张、扭曲形成静脉曲张。其中最有临床意义的是食管下段、胃底形成的曲张静脉，因离门静脉主干和腔静脉最近，压力差最大，因而受门静脉高压的影响最早，最明显。肝硬化患者常因胃酸反流而腐蚀食管下段黏膜，引起反流性食管炎，或由于坚硬、粗糙食物的机械性损伤，以及咳嗽、呕吐、用力排便、重负等因素使腹腔内压力突然升高，造成曲张静脉破裂，可引起致命性大出血。

### （三）腹腔积液

门静脉压力升高，门静脉系统毛细血管床的滤过压增加，肝硬化引起的低蛋白血症，血浆胶体渗透压下降及淋巴液生成增加，都是促使液体从肝表面、肠浆膜面漏入腹腔而形成腹腔积液的原因，且中心静脉血流量降低，继发性醛固酮分泌增多，导致钠、水潴留而加剧腹腔积液形成。

### （四）门静脉高压性胃病

约 20% 的门静脉高压症患者有门静脉高压性胃病，占门静脉高压症上消化道出血的 5% ～ 20%。门静脉高压性胃病是由于门静脉高压时，胃壁淤血、水肿、胃黏膜下层的动—静脉交通支大量开放，胃黏膜微循环发生障碍，导致胃黏膜防御屏障的破坏而形成。

### （五）肝性脑病

门静脉高压症时由于自身门体血流短路或手术分流，造成大量门静脉血流绕过肝细胞或因肝实质细胞功能严重受损，致使有毒物质（如氨、硫醇和 γ 氨基丁酸）不能代谢与解毒而直接进入体循环，对脑产生毒性作用并出现精神神经综合征，称为肝性脑病或门体性脑病。常因胃肠道出血、感染、过量摄入蛋白质、镇静药和利尿剂而诱发肝性脑病。

## 二、临床表现

门静脉高压症多见于中年男子，病情发展缓慢。主要表现是脾大、脾功能亢进、呕血或黑粪、腹腔积液或非特异性全身症状（如疲乏、嗜睡、畏食）。曲张的食管、胃底静脉一旦破裂，可发生急性大出血。因肝功能损害引起凝血功能障碍，以及脾功能亢进引起血小板减少，因此出血不易停止。由于大出血引起肝组织严重缺氧，可导致肝性脑病。

## 三、辅助检查

### （一）血常规

脾功能亢进时，血细胞计数减少，以白细胞计数降至 $3 \times 10^9/L$ 以下和血小板计数减少至 $70 \times 10^7 L$ 以下最为明显。

### （二）肝功能检查

表现为血浆清蛋白降低而球蛋白升高，白、球蛋白比例倒置。血清总胆红素超过 $51 \mu \, mol/L$（3 mg/dl），血浆清蛋白低于 30 g/L 提示肝功严重失代偿。

### （三）影像学检查

腹部超声可显示腹腔积液、肝密度及质地、血流情况；食管吞钡 X 线检查和内镜检查可见曲张静脉形态；腹腔动脉造影的静脉相或直接肝静脉造影，可明确静脉受阻部位及侧支回流情况，对于术式选择有参考价值。

## 四、治疗要点

### （一）预防和控制急性食管、胃底曲张静脉破裂出血

肝硬化患者中仅有 40% 出现食管、胃底静脉曲张，其中 50% ～ 60% 并发大出血。控制大出血的具体治疗方案须依据门静脉高压症的病因、肝功能储备、门静脉系统主要血管的可利用情况，以及医师的操作技能和经验来制订。

#### 1. 非手术治疗

食管胃底曲张静脉破裂出血，肝功能储备 Child C 级的患者，尽可能采用非手术治疗。对有食管胃底静脉曲张但没有出血的患者，不宜做预防性手术。

（1）初步处理

输液、输血、防治休克。但应避免过度扩容，防止门静脉压力反跳性增加而引起再出血。

（2）药物治疗

首选血管收缩药，或与血管扩张药硝酸酯类合用。如三甘氨酰赖氨酸加压素、生长抑素及其八肽衍生物奥曲肽。药物治疗早期再出血率较高，须采取进一步措施防止再出血。

（3）内镜治疗

包括硬化剂注射疗法（EVS）和经内镜食管曲张静脉套扎术（EVL）两种方法。但二者对胃底曲张静脉破裂出血无效。

（4）三腔管压迫止血

利用充气的气囊压迫胃底和食管下段的曲张静脉，达到止血目的。常适用于药物和内镜治疗无效的患者。三腔管压迫可使 80% 的食管、胃底曲张静脉出血得到控制，但约 50% 的患者排空气囊后又再出血。

结构：三腔管有 3 腔，一通圆形气囊，充气后压迫胃底；一通椭圆形气囊，充气后压迫食管下段；一通胃腔，通过此腔可行吸引、冲洗和注入止血药。

用法：先向两个气囊各充气约 150 ml，将气囊置于水下，证实无漏气后抽出气体。液状石蜡润滑导管，由患者鼻孔缓慢插管至胃内。插入 50 ～ 60 cm，抽出胃内容物为止。此后，先向胃气囊充气 150 ～ 200 ml 后，向外拉提管直到三腔管不能被拉出，并有轻度弹力时予以固定；也可利用滑车装置，于尾端悬挂重量 0.25 ～ 0.5 kg 的物品做牵引压迫。观察止血效果，如仍有出血可再向食管气囊注气 100 ～ 150 ml。放置三腔管后，应抽除胃内容物，并反复用生理盐水灌洗，同时观察胃内有无鲜血吸出。如无鲜血，且脉搏、血压渐趋稳定，说明出血已基本控制。三腔管一般放置 24 h，持续时间不宜超过 3 ～ 5 d。出血停止时先排空食管气囊，后排空胃气囊，观察 12 ～ 24 h，如明确出血已停止，将管慢慢拉出。

（5）经颈静脉肝内门体分流术（TIPS）

采用介入放射方法，经颈静脉在肝内肝静脉与门静脉主要分支间建立通道，置入支架以实现门体分流。TIPS 用于食管胃底曲张静脉破裂出血经药物和内镜治疗无效，肝功能失代偿（Child C 级）不宜行急诊门体分流手术的患者。并发症包括肝性脑病和支架狭窄或闭塞。

### 2. 手术疗法

包括分流手术和断流手术两种方法。此外，肝移植是治疗终末期肝病并发门静脉高压食管胃底曲张静脉出血患者的最理想方法。

### （二）解除或改善脾大、脾功能亢进

对于严重脾大，合并明显的脾功能亢进者，单纯行脾切除术效果良好。

## （三）治疗顽固性腹腔积液

对于肝硬化引起的顽固性腹腔积液，有效的治疗方法是肝移植。

## 五、护理措施

### （一）术前护理

#### 1. 休息与活动

肝功能代偿较好的患者应适当休息，注意劳逸结合，肝功能代偿差的患者应卧床休息，避免腹压增加活动，如咳嗽、打喷嚏、用力大便、提举重物等，防止食管、胃底静脉因腹内压升高而破裂出血。

#### 2. 心理护理

对门静脉高压出血者，应稳定患者的情绪，避免恐惧，防止出血量增多或因误吸而造成窒息。

#### 3. 饮食护理

进食高热量、高维生素、无渣软食，避免粗糙、干硬及刺激性食物，以避免诱发大出血。为减少腹腔积液形成，须限制液体和钠的摄入，每日钠摄入量限制在 $500 \sim 800$ mg（氯化钠 $1.2 \sim 2.0$ g）内，少食含钠高的食物，如咸肉、酱菜、酱油、罐头和含钠味精等。

#### 4. 维持体液平衡

定时、定部位测量体重和腹围，了解患者腹腔积液变化情况。遵医嘱使用利尿剂，记录 24 h 出入液量，并观察有无低钾、低钠血症。

#### 5. 预防和处理出血

择期手术患者可于术前输全血，补充维生素 B、维生素 C、维生素 K 及凝血因子，防止术中和术后出血。术前一般不放置胃管，断流术患者必须放置时应选择细、软胃管，插入时涂大量润滑油，动作轻巧，在手术室放置。当患者出现出血时应迅速建立静脉通路、备血，及时补充液体及输血。肝硬化患者宜用新鲜血，有利止血和预防肝性脑病；严密监测患者的生命体征、中心静脉压和尿量，呕吐物的颜色、性状、量，大便的颜色、性状、量；遵医嘱给予止血药物，注意药物不良反应。

#### 6. 预防肝性脑病

急性出血时，肠道内血液在细菌作用下分解成氨，肠道吸收氨增加而导致肝性脑病。故使用弱酸性溶液灌肠（禁忌碱性溶液灌肠）清除肠道内积血，减少氨的吸收；或使用肠道杀菌剂，减少肠道菌群，减少氨的生成。择期手术术前日口服肠道杀菌剂，术前晚灌肠，防止术后肝性脑病。

### （二）术后护理

#### 1.体位

脾切除术患者血压平稳后取半卧位；行分流术者，为使血管吻合口保持通畅，1 周内取平卧位或低坡半卧位（＜15°），1 周后可逐渐下床活动。

#### 2.引流管护理

膈下置引流管者应保持负压引流系统的无菌、通畅；观察和记录引流液的颜色、性状和量。如引流量逐日减少、色清淡、每日少于 10 ml 时可拔管。

#### 3.并发症的预防和护理

①出血：密切观察血压、脉搏、呼吸及有无伤口、引流管和消化道出血情况。若 1～2 h 内经引流管引出 200 ml 以上血性液体应警惕出血的发生；②感染：加强基础护理，预防皮肤、口腔和肺部感染的发生；③静脉血栓：脾切除术后 2 周内隔天检查血小板，注意观察有无腹痛、腹胀和便血等肠系膜血栓形成的迹象。必要时，遵医嘱给予抗凝治疗，注意用药后的凝血时间延长、易出血等不良反应。

#### 4.肝性脑病的观察和预防

①病情观察：分流术后患者按时监测肝功能和血氨浓度，观察有无性格异常、定向力减退、嗜睡与躁动，黄疸是否加深，有无发热、畏食、肝臭等肝功能衰竭表现。②饮食：术后 24～48 h 进流质饮食，待肠蠕动恢复后逐渐过渡到普食。分流术后患者严格限制蛋白质摄取量（＜30 g/d），避免诱发或加重肝性脑病。③肠道准备：为减少肠道细菌量，分流术后应用非肠道吸收的抗菌药；采用生理盐水灌肠或缓泻剂刺激排泄；保持大便通畅，促进氨由肠内排出。

# 第七章　心胸外科疾病患者的护理

## 第一节　胸部损伤患者的护理

根据损伤暴力性质，胸部损伤可分为钝性伤和穿透伤；根据是否穿破全层胸壁造成胸膜腔与外界相通，分为闭合性损伤和开放性损伤。

### 一、肋骨骨折

在胸部损伤中，肋骨骨折最为常见。可为单根或多根肋骨骨折，同一肋骨又可在一处或多处折断。第 1 ～ 3 肋骨较短，且有锁骨、肩胛骨和肌肉的保护，较少发生骨折。第 4 ～ 7 肋骨较长且固定，最易折断。第 8 ～ 10 肋骨虽较长，但前端与胸骨连成肋弓，较有弹性，不易折断。第 11 ～ 12 肋骨前端游离不固定，故也不易折断。中年人和老年人的肋骨骨质疏松，脆性较大，容易发生骨折。肿瘤侵犯肋骨可发生病理性骨折。

#### （一）病理生理

单根或数根肋骨单处骨折，若上、下仍有完整的肋骨支持胸廓，对呼吸功能的影响不大。尖锐的肋骨断端向内移位，刺破壁层胸膜和肺组织，可产生气胸、血胸。多根多处肋骨骨折可使局部胸壁失去完整肋骨的支撑而软化，出现反常呼吸运动，即吸气时，软化区胸壁内陷，呼气时外突。此类胸廓又称连枷胸。若软化区范围较广泛，在呼吸时两侧胸膜腔内压力不平衡，形成纵隔左右扑动，影响肺通气和静脉血液回流，导致体内缺氧和二氧化碳潴留，严重者可发生呼吸和循环衰竭。

#### （二）临床表现

**1. 疼痛**

主要为局部疼痛，尤其是在深呼吸、咳嗽或转动体位时加剧。局部明显压痛，挤压胸部疼痛加剧，甚至产生骨摩擦音，可与软组织挫伤鉴别。

### 2. 局部

胸壁肿胀，胸壁可有畸形。

### 3. 肺不张

胸痛使呼吸变得浅快、咳嗽无力，呼吸道分泌物潴留，易导致肺不张和肺部感染。

### 4. 其他

如合并气胸、血胸，患者可出现相应的临床表现，如气促、呼吸困难、咯血、发绀、休克。

### （三）辅助检查

胸部 X 线检查显示肋骨骨折断裂线或断端错位情况，还可显示有无气胸、血胸。

### （四）治疗要点

处理原则是镇痛、清理呼吸道分泌物、固定胸廓和防治并发症。固定胸廓的方法因肋骨骨折的损伤程度与范围不同而异。

### 1. 固定

闭合性单处肋骨骨折，因骨折的断端有上、下完整的肋骨和肋间肌支撑，较少错位、重叠，多能自行愈合。固定胸廓的目的主要是减少肋骨断端活动、减轻疼痛，可采用多条胸带或弹性胸带固定胸廓。

### 2. 局部处理

闭合性多根多处肋骨骨折，因胸壁软化出现反常呼吸运动时，须进行局部处理。①较小范围的胸壁软化，可用厚敷料加压包扎、沙袋压盖于胸壁软化区，再粘贴胶布固定，或用多头胸带包扎胸廓；②对于大片胸壁软化，可在患侧胸壁放置牵引支架，在体外用毛巾钳或电视胸腔镜下导入不锈钢丝，固定在支架上。具备其他手术适应证而开胸手术时，在肋骨两端分别钻孔，贯穿不锈钢丝固定肋骨断端。

### 3. 清创、固定

开放性肋骨骨折的胸壁伤口须彻底清创，固定肋骨断端。胸膜穿破者，行胸膜腔闭式引流术。

### 4. 保持呼吸道通畅

对咳嗽无力、不能有效排痰或呼吸衰竭者，行气管插管或气管切开，以利抽吸痰液、给氧和施行辅助呼吸。

## 二、损伤性气胸

胸膜腔内积气，称为气胸。气胸一般分为闭合性、开放性和张力性气胸3类。①闭合性气胸：胸膜腔内压低于大气压。随着胸膜腔内积气与肺萎陷程度增加，肺表面裂口缩小，直至吸气也不开放，气胸则可趋于稳定；②开放性气胸：外界空气经胸壁伤口或软组织缺损处，随呼吸而自由地出入胸膜腔。空气出入量与胸壁伤口大小有密切关系；③张力性气胸：又称为高压性气胸。气管、支气管或肺损伤处形成活瓣，吸气时空气从裂口进入胸膜腔内，呼气时活瓣关闭，使胸膜腔内积气不断增多，导致胸膜腔压力高于大气压。

### （一）病理生理

#### 1. 闭合性气胸

胸膜腔内压低于大气压。胸膜腔积气量决定伤侧肺萎陷的程度。伤侧肺萎陷使肺呼吸面积减少，影响肺通气和换气功能。

#### 2. 开放性气胸

由于患侧胸膜腔和大气直接相通，伤侧胸膜腔负压消失，肺被压缩而萎陷；两侧胸膜腔压力不等使纵隔移位，健侧肺受压。吸、呼气时，两侧胸膜腔压力不均衡出现周期性变化，即吸气时，健侧胸膜腔负压程度升高，与伤侧压力差增大，纵隔向健侧进一步移位；呼气时，两侧胸膜腔压力差减小，纵隔移回伤侧，导致纵隔位置随呼吸运动而左右摆动，称为纵隔扑动。纵隔扑动影响静脉回流，导致循环功能严重障碍。

#### 3. 张力性气胸

胸膜腔内的高压迫使伤侧肺严重萎缩，并将纵隔推向健侧，挤压健侧肺，产生呼吸和循环功能严重障碍。

### （二）临床表现

#### 1. 闭合性气胸

小量气胸，肺萎陷小于30%，多无明显症状。大量气胸，患者出现胸闷、胸痛和气促症状，气管向健侧移位，伤侧胸部叩诊呈鼓音，听诊呼吸音减弱或消失。

#### 2. 开放性气胸

患者出现气促、发绀、呼吸困难以致休克等症状。伤侧胸壁可见伴有气体进出胸膜腔发出吸吮样声音的伤口，称为吸吮样伤口。伤侧胸部叩诊呈鼓音，听诊呼吸音减弱或消失，气管和心脏明显向健侧移位。

### 3. 张力性气胸

患者极度呼吸困难，端坐呼吸。缺氧严重者，发绀、烦躁不安、昏迷，甚至窒息。体格检查可见气管向健侧偏移，伤侧胸部饱满，肋间隙增宽，呼吸幅度减小，可有明显皮下气肿。叩诊呈鼓音，听诊呼吸音消失。

### （三）辅助检查

胸部 X 线显示肺萎陷和胸膜腔内积气，还可见气管、心脏向健侧移位。胸膜腔穿刺可抽出气体。

### （四）治疗要点

①小量闭合性气胸无须治疗，可于 1～2 周内自行吸收。

②开放性气胸应立即封闭胸壁伤口。

③大量闭合性气胸、开放性气胸和张力性气胸，因胸膜腔积气较多，须进行胸膜腔穿刺抽气或胸膜腔闭式引流术，促进肺及早膨胀，同时应用抗生素预防感染。若持续漏气，疑有胸膜腔内脏器严重损伤或进行性出血，应考虑剖胸探查或电视胸腔镜手术探查。

## 三、血胸

胸部损伤引起胸膜腔积血称为血胸。胸膜腔积血来自：①肺组织裂伤出血；②肋间血管或胸廓内血管破损出血；③心脏和大血管受损破裂出血。

### （一）临床表现

根据出血速度、出血量和患者体质的不同，而有不同的临床表现。少量血胸（成人 0.5 L 以下），可无明显症状。中量（0.5～1 L）和大量（1 L 以上）出血，尤其是急性失血，可出现面色苍白、脉搏快弱、血压下降和末梢血管充盈不良等低血容量性休克表现。同时，可伴有胸膜腔积液征象，如肋间隙饱满、气管向健侧移位、伤侧胸部叩诊浊音、呼吸音减弱或消失。

### （三）辅助检查

#### 1. 血常规检查

示红细胞计数、血红蛋白、血细胞比容降低。

#### 2. 胸部 X 线检查

少量血胸胸部 X 线检查仅示肋膈窦消失，大量血胸可见胸膜腔有大片积液阴影，纵隔可向健侧移位。如合并气胸，可显示气液平面。胸膜腔穿刺抽出血液可明确诊断。

### （四）治疗要点

少量积血可自行吸收，不必穿刺抽吸。积血量较多者，早期即行胸膜腔穿刺，必要时放置胸膜腔闭式引流管。进行性血胸者，应立即剖胸止血，及时补充血容量。凝固性血胸者，须在出血停止后数日内剖胸清除积血和血块，以防感染或机化为纤维组织。机化性血胸者，可在伤情稳定后早期进行血块和纤维组织剥除术。对感染性血胸按脓胸处理。

### （五）护理措施

#### 1. 急救

（1）连枷胸

行胸壁加压包扎固定或牵引固定，消除或减轻反常呼吸运动，恢复呼吸功能。

（2）开放性气胸

将开放性气胸变为闭合性气胸。使用无菌敷料如凡士林纱布、棉垫或清洁器材如塑料袋、衣物等制作成不透气敷料和压迫物，在用力呼气末封盖伤口，并加压包扎。转运途中如伤员呼吸困难加重，应在呼气时开放密闭敷料，排出高压气体后再封闭伤口。

（3）张力性气胸

立即排气，在危急时可用一粗针头在伤侧第2肋间锁骨中线处刺入胸膜腔。在转送过程中，可于针柄外接剪有小口的柔软塑料袋、橡胶手指套或气球，即在呼气时能张开裂口排气，吸气时闭合，防止空气进入。

#### 2. 病情观察

严密观察生命体征；注意有无气促、发绀、气管移位、皮下气肿征象；注意观察神志、瞳孔的变化；重视胸部和腹部体征以及肢体活动等情况，警惕多发性损伤。

#### 3. 减轻疼痛与不适

疼痛限制患者深呼吸及有效咳痰，应采取有效的镇痛措施。镇痛的方法有多种，可酌情使用吲哚美辛、布洛芬、可待因、曲马朵、布桂嗪、哌替啶、吗啡等镇痛药，也可使用患者自控镇痛装置或1%普鲁卡因肋间神经阻滞。对肋骨骨折患者可采用胸带固定。

#### 4. 维持呼吸功能

（1）保持呼吸道通畅，预防窒息

常规给予鼻导管吸氧；鼓励和协助患者翻身、深呼吸、有效咳嗽排痰，以减少肺不张等肺部并发症的发生；及时清除口腔和呼吸道内的血液、痰液及呕吐物，痰液黏稠不易排出时，应用祛痰药物以及雾化吸入；大量呼吸道分泌物潴留和有误吸或呼吸衰竭的患者，采用鼻导管深部吸痰或支气管镜下吸痰，必要时行气管切开，呼吸机辅助呼吸。

（2）卧位

病情稳定者取半卧位，有利于呼吸、咳嗽排痰及胸膜腔引流。

### 5. 补充血容量，维持正常心排血量

迅速建立静脉通路。在监测中心静脉压（CVP）的前提下，补充液体，维持水、电解质及酸碱平衡。通过补充血容量或抗休克处理，病情无明显好转且出现胸膜腔活动性出血征象者，如：①脉搏逐渐增快，血压持续下降，或经补充血容量后血压仍不稳定；②胸膜腔闭式引流引出血性液体在 200 ml/h 以上，持续 3 h；③血红蛋白、红细胞计数、血细胞比容进行性降低；④引流液的血红蛋白含量和红细胞计数与周围血接近，且迅速凝固，须迅速协助医生做好剖胸止血的准备。

### 6. 咯血的护理

痰中带血丝为轻度肺、支气管损伤，安静休息数日后可自愈。咯血或咳大量泡沫样血痰，常提示肺、支气管严重损伤，应首先稳定患者情绪，鼓励咳出支气管内积血，以减少肺不张的发生。大量咯血时，行体位引流以防止窒息，并做好剖胸探查的准备。

# 第二节　肺癌患者的护理

肺癌大多数起源于支气管黏膜上皮，也称支气管肺癌。

## 一、病因

肺癌的病因尚未完全明确。据流行病学调查发现，肺癌与个人生活史、职业史及某些疾病史、家族史等关系密切。

### （一）吸烟

大量资料表明，长期大量吸烟是肺癌的一个重要致病因素。吸烟量越多、时间越长、开始吸烟年龄越早，则肺癌发病率越高。多年每日吸烟 40 支以上者，肺鳞癌和小细胞癌的发病率比不吸烟者高 4 ～ 10 倍。

## （二）致癌物质接触史

某些工业部门和矿区职工，肺癌的发病率较高，这可能与长期接触石棉、铬、镍、铜、锡、砷、放射性物质等致癌物质有关。城市居民的肺癌发病率比农村高，这可能与大气污染和烟尘中致癌物有关。此外，家庭炊烟的小环境污染也是致癌因素之一。

## （三）人体内在因素

如免疫状态、代谢活动、遗传因素以及肺部慢性感染等，也可能对肺癌的发病有影响。

近年来在肺癌分子生物学方面的研究表明，某些基因表达的变化及基因突变与肺癌的发病有密切的关系。

## 二、病理

肺癌的分布以右肺癌多于左肺，上叶多于下叶。起源于主支气管、肺叶支气管的肺癌，位置靠近肺门者称为中心型肺癌；起源于肺段支气管以下的肺癌，位于肺的周围部分者称为周围型肺癌。

## （一）分类

肺癌主要分两类：非小细胞肺癌和小细胞肺癌。

### 1. 非小细胞肺癌

（1）鳞状细胞癌（鳞癌）

患者年龄大多在 50 岁以上，以男性多见。一般起源于较大的支气管，以中心型肺癌多见。鳞癌生长缓慢，病程较长。通常先经淋巴转移，血行转移发生较晚，对放射、化学疗法较敏感。

（2）腺癌

发病年龄较小，多见于女性。多数起源于较小的支气管上皮，多为周围型肺癌。一般生长较慢，但局部浸润和血行转移在早期即发生，淋巴转移则较晚发生。早期无明显症状，往往在胸部 X 线检查时发现。近年来，肺腺癌的发病率明显升高。

（3）大细胞癌

此型肺癌少见。约半数起源于大支气管。分化程度低，预后很差，常在发生脑转移后才被发现。

### 2. 小细胞癌（未分化小细胞癌）

又称燕麦细胞癌，发病年龄轻，多见于男性。一般起源于较大支气管，生长速度快，恶性程度高，转移较早。对放射、化学疗法虽较敏感，但在各型肺癌中预后较差。

此外，少数肺癌病例同时存在不同类型的癌肿组织，称为混合型肺癌。

### （二）转移

肺癌的扩散和转移主要有直接扩散、淋巴转移、血行转移三个途径。

#### 1. 直接扩散

癌肿可沿支气管壁并向支气管腔内生长，亦可直接扩散侵入邻近肺组织或侵犯胸膜、胸壁、胸内其他组织和器官。

#### 2. 淋巴转移

最常见。癌细胞经支气管和肺血管周围的淋巴管道，先侵入邻近的肺段或肺叶支气管周围的淋巴结，然后到达肺门或气管隆凸下淋巴结，或侵入纵隔和气管旁淋巴结，最后累及锁骨上前斜角肌淋巴结和颈部淋巴结。纵隔和气管旁以及颈部淋巴结转移一般发生在肺癌同侧，但也可以在对侧，即所谓交叉转移。肺癌侵入胸壁或膈肌后，可向腋下或主动脉旁淋巴结转移。

#### 3. 血行转移

血行转移是肺癌的晚期表现，常见的有肝、骨骼、脑、肾上腺等。

### 三、临床表现

肺癌的临床表现与肿瘤的部位、大小、是否压迫或侵犯邻近器官、有无转移等情况有着密切关系。

### （一）早期

特别是周围型肺癌往往没有任何症状，大多在胸部 X 线检查时发现。肿瘤在较大的支气管内长大后，常出现刺激性咳嗽；另一个常见症状是血痰，通常为痰中带血点、血丝或断续地少量咯血，大量咯血很少见。部分肺癌患者，可出现胸闷、哮鸣、气促、发热和胸痛等症状。

### （二）晚期

晚期肺癌压迫、浸润邻近器官及组织或发生远处转移时，可出现相应的症状，如声音嘶哑、吞咽困难、胸膜腔积液、胸痛、上肢静脉怒张及水肿、臂痛和上肢运动障碍、颈交感神经综合征等。

### （三）非转移性的全身症状

如骨关节病综合征、Cushing 综合征、重症肌无力、男性乳腺增大、多发性肌肉神经痛等。这些症状在切除肺癌后可能消失。

## 四、辅助检查

### （一）影像学检查

胸部 X 线和 CT 检查可了解癌肿大小及其与肺叶、肺段、支气管的关系。肺部可见块状阴影，边缘不清或呈分叶状，周围有毛刺。

### （二）痰细胞学检查

若痰细胞学检查找到癌细胞，可明确诊断。

### （三）支气管镜检查

对中心型肺癌诊断的阳性率较高，可采取小块组织做病理切片检查，亦可经支气管刷取肿瘤表面组织或吸取支气管内分泌物进行细胞学检查。

### （四）正电子发射断层扫描（PET）

目前是肺癌定性诊断和分期的最好、最准确的无创检查。

### （五）其他检查

纵隔镜、放射性核素肺扫描、经胸壁穿刺活组织检查、胸腔积液检查、剖胸探查等。

## 五、治疗要点

肺癌采取以外科手术为主的综合治疗。具体的治疗方案应根据肺癌的 TNM 分期、细胞病理类型、患者的心肺功能和全身情况以及其他因素来决定。

### （一）手术治疗

目的是彻底切除肺部原发癌肿病灶和局部及纵隔淋巴结，并尽可能保留健康的肺组织。

第一，肺切除术的范围，决定于病变的部位和大小，常用（基本）术式为肺叶切除术或一侧全肺切除术，此外，还有支气管袖状肺叶切除术及肺动脉袖状肺叶切除术。肺切除的同时，应进行系统的肺门和纵隔淋巴结清除术。

第二，手术禁忌证包括：①远处转移；②心、肺、肝、肾功能不全，全身情况差的患者；③广泛肺门、纵隔淋巴结转移；④严重侵犯周围器官及组织；⑤胸外淋巴结转移。

### （二）放射治疗

在各种类型的肺癌中，小细胞癌对此最敏感，鳞癌次之，腺癌最低。

### （三）化学治疗

临床上可单独应用于晚期肺癌病例，或与手术、放射等疗法综合应用。

### （四）中医中药治疗

应用辨证论治法则治疗肺癌，一部分患者的症状可以得到改善。

### （五）免疫治疗

①特异性免疫疗法：用经过处理的自体肿瘤细胞或加用佐剂后做皮下接种治疗；②非特异性免疫疗法：用卡介苗、转移因子、干扰素、胸腺素等生物制品激发和增强人体免疫功能。

## 六、护理措施

### （一）手术前护理

#### 1. 改善

肺泡的通气与换气功能，预防术后感染。

（1）戒烟

术前应戒烟 2 周以上。

（2）维持呼吸道通畅

支气管分泌物较多者，行体位引流；痰液黏稠不易咳出者，行雾化吸入。注意观察痰液的量、颜色、黏稠度及气味。遵医嘱给予支气管扩张剂、祛痰药等药物，以改善呼吸状况。

（3）注意口腔卫生

口腔是细菌进入下呼吸道的门户，故应加强口腔卫生。

（4）控制感染

对伴有慢性支气管炎、肺内感染、肺气肿的患者，遵医嘱应用抗生素。

### 2. 术前指导

（1）腹式呼吸训练

指导患者用鼻吸气，吸气时将腹部膨起，随即屏气 1 ～ 2 s，呼气时让气体从口中慢慢呼出。手术前每天均应坚持训练数次。

（2）有效咳嗽训练

咳嗽前嘱患者做数次深呼吸。咳嗽时，嘱患者吸气后屏气 3 ～ 5 s，口型呈半开状态，用力从胸部深处咳嗽，不要从口腔后面或咽喉部咳嗽，用两次短而有力的咳嗽将痰咳出。有效的咳嗽声音应是低音调、深沉的。

（3）练习使用深呼吸训练器

预防肺部术后并发症的发生。深呼吸训练器的使用方法为：将深呼吸训练器的刻度指针置于预期刻度，平静呼气后，用口含住口含器，缓慢吸气，使呼吸训练器内的活塞缓慢升起。活塞到达预定刻度后，保持吸气状态 5 ～ 10 s 后平静呼气，待活塞下降至底部，松开口含器。根据患者的身高、体重、性别、年龄、病情调整预期刻度，3 ～ 4 次 / 天，15 ～ 20 分钟 / 次。

### （二）手术后护理

### 1. 监测生命体征

手术后每 15 ～ 30 min 测生命体征 1 次；麻醉苏醒，且脉搏和血压平稳后改为 0.5 ～ 1 h 测量 1 次。术后 24 ～ 36 h 内，血压常有波动现象，须严密观察。

### 2. 呼吸道护理

①肺切除术后 24 ～ 36 h 内，由于肺通气量和肺换气面积减少、麻醉后遗不良反应、伤口疼痛、肺膨胀不全等，会造成不同程度的缺氧，常规给予鼻导管吸氧。

②对于术前心肺功能差、全麻清醒较迟、动脉血氧饱和度过低者，术后可短时间使用呼吸机辅助呼吸。

③观察呼吸频率、幅度及节律；双肺呼吸音；有无气促、发绀等缺氧征象以及经皮血氧饱和度情况。

④鼓励并协助患者深呼吸及咳嗽：患者清醒后鼓励并协助患者深呼吸及有效咳嗽，术后早期每 1 ～ 2 h 1 次。叩背可使存在于肺叶、肺段处的分泌物松动流至支气管中并咯出，咳嗽前应给患者叩背。此外，按压胸骨切迹上方的气管也可刺激患者咳痰。患者咳痰时固定其胸部，避免或减轻由于胸廓震动而引起的疼痛。

⑤稀释痰液：痰液黏稠不易咳出时，可采用雾化吸入。

⑥吸痰：对于咳痰无力、呼吸道分泌物潴留的患者，可行鼻导管深部吸痰，必要时协助医生行纤维支气管镜下吸痰或气管切开术。

### 3. 维持胸膜腔引流通畅

定时挤压引流管，避免引流管受压、折曲、滑脱及阻塞。观察引流液的量、色、性状的变化。全肺切除术后引流管护理见"一侧全肺切除术后护理"。

### 4. 减轻疼痛

肺手术切口较大，引流管穿过肋间使肋间神经受压，故手术后切口疼痛较剧烈。手术后应适当应用镇痛药。

### 5. 活动与锻炼

（1）肩关节与手臂的活动

须及早进行，当患者完全清醒后先开始患侧肩、臂的被动活动，每3～4 h活动1次；手术后第1天鼓励患者做主动活动，以患肩的前屈、后伸、外展、内收、内旋、外旋活动为主。

（2）早期下床活动

术后早期生命体征平稳后，协助患者坐起。鼓励患者逐步下床活动，根据患者的情况逐渐增加活动量，如出现头晕、气促、心动过速、心悸和出汗等症状时，应立即停止活动。

### 6. 一侧全肺切除术后护理的特殊要求

①胸膜腔引流管呈钳闭状态，以减轻或纠正明显的纵隔移位。

②注意胸膜腔内压力的改变：经常检查颈部气管的位置有无变化。如气管偏向健侧，可酌情放出适量的气体或积液，以维持气管、纵隔于中间位置。每次放液时，速度宜慢，每次放液量不宜过多，否则快速多量放液可引起纵隔突然移位，患者出现胸闷、呼吸困难、心动过速，甚至心搏骤停。

③严格掌握输液的速度和量：一侧全肺切除术后24 h补液量宜控制在2000 ml内，速度以20～30滴/分为宜。

④一侧全肺切除术后的患者，其支气管残端缝合处就在气管隆凸下方，深部吸痰时吸痰管进入气管长度以不超过气管的1/2为宜。

⑤休息与活动：患者手术后早期应卧床休息，禁忌健侧卧位。但要适当活动肢体，进行功能锻炼，促进循环、呼吸功能恢复。

## 第三节　食管癌患者的护理

食管癌是一种常见的消化道癌肿，全世界每年约有30万人死于食管癌。发病年龄多在40岁以上，男性多于女性。我国是世界上食管癌高发地区之一。

### 一、病因

食管癌的病因尚不明确，据流行病学调查发现，食管癌与种族、地理、生活环境、饮食、生活习惯、营养状况、慢性疾病史、家族遗传史等有一定关系。

#### （一）化学因素

如长期进食亚硝胺含量较高的食物。

#### （二）生物因素

如某些真菌有致癌作用，能促使亚硝胺及其前体形成。

#### （三）缺乏某些微量元素

如铝、铁、锌、氟、硒等在粮食、蔬菜、饮水中含量偏低。

#### （四）缺乏维生素

缺乏维生素A、维生素$B_1$、维生素$B_{12}$、维生素C以及动物蛋白、新鲜蔬菜、水果摄入不足，是食管癌高发区的一个共同特点。

#### （五）其他

烟、酒、热食、热饮、口腔不洁等因素如长期饮烈性酒、嗜好吸烟、食物过硬、过热、进食过快、炎症、创伤或口腔不洁等对局部黏膜的慢性刺激引起癌变。

#### （六）遗传易感因素

据统计，在食管癌高发区，家族史阳性者达27%～61%。

### 二、病理

临床上食管的解剖分段多分为：①颈段：自食管入口至胸骨柄上沿的胸廓入口处。②胸段：又分为上、中、下三段。胸上段——自胸廓上口至气管分叉平面；胸中段——

自气管分叉平面至贲门口全长度的上一半；胸下段——自气管分叉平面至贲门口全长度的下一半。通常将食管腹段也包括在胸下段内。食管癌以胸中段较多见，下段次之，上段较少，多系鳞癌。

按病理形态，食管癌可分为四型：①髓质型：食管壁明显增厚并向腔外扩展，癌肿的上下缘呈坡状隆起，多数累及食管周径的全部或大部分；②蕈伞型：瘤体呈卵圆形扁平肿块状，向腔内呈蘑菇样突起；③溃疡型：瘤体的黏膜面呈深陷而边缘清楚的溃疡；④缩窄型（即硬化型），瘤体部位形成明显的环状狭窄累及食管全周，较早出现梗阻症状。

扩散及转移：癌肿最先向黏膜下层扩散，继而向上、下及全层浸润，很易穿过疏松的外膜侵入邻近器官。癌肿主要通过淋巴转移，血行转移发生较晚。

### 三、临床表现

早期症状常不明显，仅在吞咽粗硬食物时有不同程度的不适感觉，包括咽下食物哽噎感、停滞感，胸骨后烧灼样、针刺样或牵拉摩擦样疼痛，食管内异物感。哽噎停滞感常在饮水后缓解。症状时轻时重，进展缓慢。

中、晚期食管癌典型的症状为进行性咽下困难。先是难咽干硬食物，继而半流质，最后水和唾液也不能咽下，常吐黏液样痰。患者逐渐消瘦、贫血、无力、脱水。当癌肿侵及邻近器官时，可出现相应的临床表现，如癌肿侵犯喉返神经，可发生声音嘶哑；侵入主动脉，溃烂破裂，可引起大量呕血；侵入气管，可形成食管气管瘘，引起进食时呛咳及肺部感染；高度阻塞可致食物反流，亦可引起肺部感染；持续胸痛或背痛为晚期症状，表示癌肿已侵犯食管外组织。

体格检查时应特别注意锁骨上有无肿大淋巴结，肝有无肿块，有无腹腔积液、胸腔积液等远处转移体征。

### 四、辅助检查

#### （一）食管吞钡 X 线双重对比造影

早期可见：①食管黏膜皱襞紊乱、粗糙或有中断现象；②小的充盈缺损；③局限性管壁僵硬，蠕动中断；④小龛影。中、晚期有明显的不规则狭窄和充盈缺损，管壁僵硬。有时狭窄上方食管有不同程度的扩张。

#### （二）纤维食管镜检查

对临床已有症状或怀疑而未能明确诊断者，应早做纤维食管镜检查，可直视肿块并钳取活组织做病理组织学检查。

## （三）CT、超声内镜检查

可判断食管癌的浸润层次、向外扩展深度以及有无淋巴结转移。

## 五、治疗要点

食管癌的治疗采用综合治疗，包括外科治疗、放射治疗、化学治疗等。

### （一）手术治疗

适用于全身情况和心肺功能储备良好、无明显远处转移征象的患者；对较大的鳞癌估计切除可能性不大而患者全身情况良好者，可先采用术前放疗，待瘤体缩小后再做手术。手术方法应根据病变部位及患者具体情况而定。手术路径常经左胸切口，中段食管癌切除有经右胸切口者。联合切口有经胸腹联合切口或颈、胸、腹三切口者。

食管下段癌，与代食管器官吻合多在主动脉弓上；食管中段或上段癌应吻合在颈部，可用器械或手工吻合。常用的代食管器官是胃，有时用结肠或空肠。

对晚期食管癌，不能根治且吞咽困难者，可做姑息性减状手术，如食管腔内置管术、食管胃转流吻合术、食管结肠转流吻合术或胃造瘘术等。

### （二）放射疗法

#### 1. 放射和手术综合治疗

可增加手术切除率，也能提高远期生存率。术前放疗后，间隔 2 ~ 3 周再做手术较为合适。手术时不能完全切除的残留癌组织处做金属标记，一般在术后 3 ~ 6 周开始术后放疗。

#### 2. 单纯放射疗法

多用于颈段、胸上段食管癌，因手术难度大，并发症多，手术疗效常不满意；也可用于有手术禁忌证而病变长度不长，尚可耐受放疗的患者。

### （三）化学药物治疗

采用化疗与手术治疗相结合或与放疗、中医中药相结合的综合治疗，有时可提高疗效，或使食管癌患者症状缓解，延长存活期。

### （四）食管原位癌的内镜治疗

食管原位癌，可在内镜下行黏膜切除，术后 5 年生存率可达 86% ~ 100%。

## 六、护理措施

### （一）手术前护理

#### 1. 营养支持

术前应保证患者的营养摄入，能口服者，指导患者合理进食高热量、高蛋白、富含维生素的饮食；若患者仅能进流质或长期不能进食者，可经静脉补充液体、电解质或提供肠外营养。

#### 2. 保持口腔卫生

口腔内细菌可随食物或唾液进入食管，而食管梗阻可造成食物积存，易引起细菌繁殖，造成局部感染，影响术后吻合口愈合，故应保持口腔清洁，进食后漱口，并积极治疗口腔疾病。

#### 3. 呼吸道准备

手术前患者戒烟2周以上，训练患者有效咳痰和腹式深呼吸，练习使用深呼吸训练器，为改善手术后肺部通气，预防术后肺炎和肺不张做好准备。

#### 4. 消化道准备

①食管癌可导致不同程度的梗阻和炎症，手术前1周每餐后嘱患者饮少量温开水，并口服抗生素溶液，以起到冲洗食管和局部消炎抗感染作用。②食管有明显梗阻者，术前3 d每晚以0.9% 氯化钠溶液加抗生素经鼻胃管冲洗食管，可减轻局部充血水肿，减少术中污染，防止吻合口瘘。③结肠代食管手术患者，术前3～5 d口服肠道抗生素；术前2 d进无渣流质饮食，术前晚行清洁灌肠或全肠道灌洗后禁饮、禁食。④术日晨常规置胃管时，如不能通过梗阻部位，可置于梗阻部位上端，待手术中直视下再置于胃中。否则强行插管，有致癌细胞大量脱落或局部穿孔的危险。

### （二）手术后护理

#### 1. 监测生命体征

手术后密切监测生命体征；麻醉苏醒，且生命体征平稳后改为0.5～1 h测量1次。

#### 2. 呼吸道护理

食管与胃吻合术后，胃拉入胸膜腔，使肺受压，肺扩张受限；手术后切口疼痛、体质虚弱使咳痰无力等，患者易发生呼吸困难、缺氧，以及肺不张、肺炎，甚至呼吸衰竭。术后应密切观察呼吸状况，协助患者咳嗽、咳痰，保持呼吸道通畅，必要时行纤维支气管镜吸痰或气管切开吸痰。

### 3. 饮食护理

①手术后 3～4 d 内吻合口处于充血水肿期，胃肠蠕动尚未恢复正常，须禁食、禁饮。

②肛门排气、胃肠减压引流量减少后，拔除胃管。停止胃肠减压 24 h 后，若无吻合口瘘症状，先试饮少量水，若无异常，可给予少量全清流质饮食，每 h 给 100 ml，每 d 6 次。如无不适，进食量逐渐增加至全量。

③一般术后 10 d 左右考虑进半流质饮食，术后 3 周后患者若无特殊不适可进普食。应注意少食多餐，防止进食过多、速度过快，避免进食生、冷、硬食物。进食量过多、过快或因吻合口水肿可导致进食时呕吐，水肿严重者应禁食，给予肠外营养，待 3～4 d 水肿消退后再继续进食。

④留置十二指肠营养管者，遵医嘱早期经营养管注入 38～40 ℃的营养液。一般在手术后留置十二指肠营养管 7～10 d。营养管拔除后经口摄入流食或半流食。

### 4. 胃肠道护理

（1）胃肠减压的护理

食管癌手术后胃肠减压的目的是减轻腹胀和胃内胀气，以免影响吻合口的愈合。手术后 3～4 d 内持续胃肠减压，保持胃管通畅并妥善固定，防止脱出。严密观察引流量、性状、气味并准确记录。若引流出大量鲜血或血性液体，患者出现烦躁、血压下降、脉搏增快等，应考虑吻合口出血，须立即通知医生并配合处理。经常挤压胃管，避免管腔堵塞。如胃管不通畅，可用少量 0.9% 氯化钠溶液冲洗并及时回抽，避免胃扩张增加吻合口张力，导致吻合口瘘。胃管脱出后不应再盲目插入，以免戳穿吻合口，造成吻合口瘘。

（2）胃肠造瘘术后的护理

行胃肠造瘘术的患者，在手术 72 h 后，胃肠蠕动功能逐渐恢复正常，即可由导管灌食。观察造瘘管周围有无渗出液或胃液漏出。由于胃液对皮肤刺激较大，应保持敷料的清洁并在瘘口周围涂氧化锌软膏或置凡士林纱布保护皮肤，防止发生皮炎。妥善固定胃造瘘管，防止脱出、阻塞。

（3）结肠代食管术后护理

①保持置于结肠袢内的减压管通畅。②注意观察腹部体征。③若从减压管内吸出大量血性液体或呕吐较多咖啡样液并伴全身中毒症状，应考虑代食管的结肠袢坏死；如出现以上情况，须及时通知医生并配合抢救。④结肠代食管吻合术后，因结肠逆蠕动，患者常嗅到粪便味，须向患者解释清楚，并指导其注意口腔卫生，一般此情况于半年后逐步缓解。

# 第四节　先天性心脏病外科治疗患者的护理

## 一、动脉导管未闭

动脉导管是胎儿期降主动脉和肺动脉的正常通道。出生后未能闭锁而形成动脉导管未闭。

### （一）病理生理

动脉导管未闭的患儿，主动脉血液分流入压力较低的肺动脉内，增加肺循环血量。左心负荷增加，导致左心室肥大，肺充血，甚至左心衰竭。血液分流入肺动脉后增加肺循环量和压力，也加重右心负荷，引起右心肥大，导致衰竭。肺小动脉承受大量分流血量先发生反应性痉挛，一定时期后继发管壁增厚和纤维化，从而使肺动脉压力持续上升。当肺动脉压力等于或超过主动脉压力时，左向右分流消失，甚至逆转为右向左分流，临床上表现为发绀，导致艾森曼格综合征。

### （二）临床表现

导管细、分流量少者可终生无症状。导管粗、分流量大者易有感冒或呼吸道感染，发育不良，甚至可出现左心衰竭。心脏检查可在胸骨左缘第 2 肋间听到响亮粗糙的连续性机器样杂音，局部可扪及震颤。周围血管体征有脉压增宽，颈动脉搏动加强，水冲脉、枪击声等。肺动脉压超过主动脉致右向左分流时，出现下半身发绀和杵状趾，称为差异性发绀。

### （三）辅助检查

心电图示左心室高电压或左心室肥大。胸部 X 线检查见左心室增大，主动脉结突出，可呈漏斗状，肺动脉圆锥平直或隆出。超声心动图可探到未闭的动脉导管。心导管检查和主动脉造影可明确病变情况。

### （四）治疗要点

主要为手术治疗。

#### 1. 手术适应证

早产儿、婴幼儿反复发生肺炎、呼吸窘迫、心力衰竭或喂养困难者，应及早手术。无明显症状者，多主张学龄前择期手术，艾森曼格综合征是手术禁忌证。

#### 2. 手术方法

有动脉导管结扎或钳闭术、切断缝合术，或在全麻低温体外循环下阻断心脏血液循环，经肺动脉切口缝闭动脉导管内口。近年来有人经由心导管将封堵器材嵌入动脉导管将其堵塞。术后主要并发症为喉返神经损伤、出血、动脉导管再通。

## 二、房间隔缺损

房间隔缺损是左、右心房之间的间隔发育不全，遗留缺损而造成血流可相通的先天性畸形，分为原发孔房间隔缺损和继发孔房间隔缺损，后者较为多见。

### （一）病理生理

房间隔存在缺损将使左心房血向右心房分流，分流量的多少决定于心房压力阶差、缺损的大小和两侧心室充盈阻力。幼儿期，两侧心房压力比较接近，分流量不大。随着年龄增长，房压差增大，左向右分流量逐渐增多，右心和肺循环负荷加重，久之可引起肺动脉高压，使血液转为右向左分流。

### （二）临床表现

继发孔缺损早期多无症状，一般到了青年期才开始出现症状。原发孔缺损症状出现较早、表现严重。病情发展为梗阻性肺动脉高压，可出现发绀和右心衰竭表现。体格检查时，胸骨左缘可闻及Ⅱ～Ⅲ级吹风样收缩期杂音，肺动脉瓣第二音亢进、分裂。

### （三）辅助检查

心电图检查示电轴右偏，不完全性或完全性右束支传导阻滞，右心室肥大。X线检查示右心增大，肺动脉段突出，主动脉结缩小，呈典型梨形心。超声心动图显示右心房、右心室增大，室间隔与左心室后壁同向运动。

### （四）治疗要点

无症状，但有右心房室扩大者应手术治疗。适宜的手术年龄为 3～5 岁。手术方法为直接缝合或使用自体心包片或涤纶片修补缺损。近年开展的导管伞封堵术，无须开胸，创伤小，适用于有选择的病例。常见的术后并发症为气体栓塞和完全性房室传导阻滞。

## 三、室间隔缺损

室间隔缺损是室间隔在胎儿期发育不全所致。室间隔缺损产生左向右分流。分流量大，肺动脉压力和肺血管阻力将逐渐上升。肺小动脉早期发生痉挛，继而管壁内膜和中层增厚，阻力增大，形成阻塞性肺动脉高压，致左向右分流明显减少，甚至出现右向左逆向分流导致艾森曼格综合征。室间隔缺损分为膜部缺损、漏斗部缺损及肌部缺损，其中，以膜部缺损最常见，肌部缺损最少见。

### （一）临床表现

缺损小者多无临床症状；缺损大者婴儿期易反复发生呼吸道感染、充血性心力衰竭、喂养困难和发育迟缓。肺动脉高压患儿，可出现发绀和右心衰竭。胸骨左缘第 2～4 肋间能闻及 Ⅲ 级以上全收缩期杂音，常伴收缩期震颤。肺动脉高压出现时杂音逐步减轻，甚至消失。

### （二）辅助检查

#### 1. 心电图检查

缺损较大者心电图检查示左心室高电压、左心室肥大或左右心室肥大。超声心动图可显示缺损的部位和大小。

#### 2. 影像学检查

中度以上缺损者，X 线检查可见心影扩大，肺动脉段突出，肺血增多。

### （三）治疗要点

#### 1. 手术适应证

约有半数的室间隔缺损在 3 岁以前可能自然闭全。无症状和房室无扩大的小缺损可长期观察。缺损大和分流量大或伴有肺动脉高压的婴幼儿应尽早手术；缺损较小，已有房室扩大者须在学龄前手术；合并心力衰竭或细菌性心内膜炎者须控制症状后方能手术。艾森曼格综合征者禁忌手术。

## 2.手术方法

主要手术方法是在低温体外循环下行心内直视修补术。导管伞堵法是治疗室间隔缺损的新方法，该方法创伤小，但目前仅适用于严格选择的病例。

### 四、法洛四联症

法洛四联症是右室漏斗部或圆锥发育不全所致的一种具有特征性肺动脉狭窄和室间隔缺损的心脏畸形，主要包括4种解剖畸形：肺动脉狭窄、室间隔缺损、主动脉骑跨和右心室肥厚。

#### （一）病理生理

肺动脉狭窄使右心排血受到阻碍，右心室压力上升超过左心室，迫使部分血流通过室间隔缺损从右向左分流，致使动脉血氧饱和度下降，发绀，而肺循环血流量则减少。为了代偿缺氧，红细胞和血红蛋白都显著增多。

#### （二）临床表现

大多数患儿出生即有呼吸困难，生后3～6个月出现发绀，并随年龄增大逐渐加重。由于组织缺氧，常发生喂养困难和发育迟缓，体力和活动耐力均较同龄人差。蹲踞是特征性姿态，多见于儿童期，蹲踞时发绀和呼吸困难有所减轻。缺氧发作多见于单纯漏斗部狭窄的婴幼儿，常发生在清晨和活动后，表现为骤然呼吸困难、发绀加重、晕厥，甚至抽搐死亡。

体检时发现患儿发育迟缓，口唇、眼结膜和肢端发绀，指（趾）呈杵状。胸骨左缘第2～4肋间闻及喷射性收缩期杂音。

#### （三）辅助检查

血常规检查见红细胞计数、血红蛋白与血细胞比容升高。X线检查示心影正常或稍大，肺动脉段凹陷，心尖圆钝，可呈"靴状心"，主动脉影增宽。超声心动图可见升主动脉内径扩大，骑跨在室间隔上方。室间隔的连续中断，右心室增大，流出道或（和）肺动脉狭小。多普勒示右向左分流。

#### （四）治疗要点

主要依赖手术治疗，手术治疗分为姑息手术和矫治手术两大类。

##### 1.适应证

绝大多数肺动脉及左、右分支发育正常的法洛四联症患儿均应力争在1岁内行矫治术。对于生后病情发展严重、婴儿期严重缺氧、屡发呼吸道感染和晕厥者，或不具备手术医疗条件者可行姑息手术。

## 2. 手术方式

（1）姑息手术

即全麻下行锁骨下动脉—肺动脉吻合术或右心室流出道补片术，其目的是增加肺循环血量，改善缺氧，待条件成熟后再做矫治手术。

（2）矫治手术

即在低温体外循环下疏通右室流出道、修补室间隔缺损同时矫正所合并的其他心内畸形。

### （五）护理措施

## 1. 手术前护理

（1）预防感冒

注意房间通风，保持室内空气新鲜，湿度适合，严格控制探视及陪伴人员。根据气候变化增减衣服，注意保暖，预防感冒。

（2）测量身高、体重

以计算体表面积，便于用药。

（3）病情观察

①监测生命体征，如有必要，监测和记录 24 h 液体出入量；②观察有无异常啼哭、烦躁不安、四肢厥冷等；③观察患者有无心力衰竭、上呼吸道感染或肺部感染等症状，发现异常通知医师。

（4）维持循环和呼吸功能稳定

①减少患者活动量，保证休息，避免哭闹。②心功能不全者，遵医嘱应用强心、利尿药，改善循环功能。③严重心律失常者，给予持续心电监护并遵医嘱给药。④加强呼吸道管理，呼吸困难、缺氧者给予间断或持续吸氧，纠正低氧血症，严重者用呼吸机辅助通气。⑤指导患者深呼吸及有效咳嗽，保持呼吸道通畅；必要时予以吸痰。

（5）改善营养状况

进营养丰富的饮食，增强机体对手术耐受力；心功能欠佳者，应限制钠盐摄入；低蛋白血症和贫血者，遵医嘱给予清蛋白、新鲜血输入。

（6）吸氧

发绀型心脏病患儿术前应吸氧，2～3次/天，每次30 min。注意休息，避免大声哭闹。

（7）心理护理

病房的设计应富有人性化及童趣，减轻由于病房环境导致的紧张情绪。墙壁的颜色鲜艳多彩，布置一些吸引儿童的图案，门窗可装配一些彩带或其他饰物。多与患儿进行沟通，让患儿建立信任感，避免因术后离开亲属而感到恐惧。耐心向家属做好解释工作，有条件者可带患儿及家长参观监护室。

## 2. 手术后护理

（1）循环系统的监护

第一，血压监测：测量血压的方法包括有创血压直接监测和无创血压间接监测。直接动脉测压比袖带式间接测压更为精确，而且可以连续观察动脉收缩压、舒张压和平均压的数值。常选梅动脉插管进行测量。有创血压监测时应注意：①严格执行无菌技术操作，防止感染的发生；②在测量时须将压力换能器置于第4肋间腋中线水平，并随换能器的位置变化及时调整零点；③定时观察动脉穿刺部位有无出血、肿胀，导管有无脱落，以及远端皮肤颜色和温度等；④在测压、取血、冲洗和调零点时，严防空气进入导致气栓；⑤拔管后局部压迫10 min。

高血压是动脉导管术后最常见的并发症。因手术结扎导管后导致体循环血流量突然增大，术后可出现高血压，护理上应注意：①监测血压，并注意患儿有无烦躁不安、头痛、呕吐等高血压脑病的表现。②降压：若血压偏高，遵医嘱及时给予降压药物，以防出现高血压危象。给药后，密切观察血压变化、疗效和不良反应，准确记录用药量；根据血压变化随时调整剂量。③适当控制液体入量。④保持小儿安静。

第二，中心静脉压监测（CVP）：体外循环术后的患儿常规建立CVP的监测，直到病情平稳。每次测压时，测压管的零点必须与右心房中心在同一水平。平卧位时，零点平对腋中线第4肋间；坐位时应平对胸骨角。体位变动时应注意调整。咳嗽、呕吐、躁动、抽搐及用力时均影响CVP水平，应在安静10～15 min后再行测定。

第三，肤色、皮温的观察：密切观察患者皮肤的颜色、温度、湿度、动脉搏动，以及唇、甲床、毛细血管充盈情况：检查者用手指压迫被检者甲床后立即放松，记录颜色由白转红的时间（正常为2～3 s）。若充盈时间延长，同时有口唇和甲床青紫，表示周围血管收缩、组织灌注不佳。

（2）呼吸系统的监护

术后应注意观察呼吸频率、幅度、节律，有无呼吸困难。经常做胸部检查，判断有无肺不张、支气管痉挛、痰鸣及皮下气肿等。为改善氧合，减少呼吸做功，降低肺血管阻力，促进心功能恢复，心脏术后患者常规采用机械通气，支持呼吸功能。用呼吸机者应了解气管插管的位置是否合适，定期进行血气分析以了解呼吸功能。等患者神志清醒，血压、心律平稳，自主呼吸良好后，可拔除气管插管，改为鼻导管吸氧，并加强呼吸道护理，尤其婴幼儿呼吸道较短小，极易被痰液和呕吐物堵塞，引起窒息，故术后保持呼吸道通畅极为重要。

（3）肾功能监护

体外循环的低流量和低灌注压，红细胞破坏所致的血浆游离血红蛋白含量明显升高，低心排血量综合征或低血压（平均压低于 60 mmHg），缩血管药物应用不当或肾毒性药物的大量应用等，可导致急性肾衰竭。临床表现为少尿、无尿、血钾升高、尿素氮及血清肌酐升高等。护理上应注意：

①术后患儿必须留置导尿管，采用小刻度容器计算每小时尿量。注意观察尿色的变化，定时监测尿量、尿比重及 pH 值，维持尿量，1ml/（kg·h）。

②当血容量稳定而尿量偏少或疑有肾功能不全时，及时应用利尿剂，可自小剂量开始直至达到满意的利尿效果。体外循环术后的患儿，无尿和少尿的最常见原因为术后血容量不足、肾灌注压低、低心排血量综合征。针对病因治疗，提高肾灌注压。

③尿量过多，应密切监测血压及血钾变化，避免血容量不足及低钾血症的发生。

④发生血红蛋白尿，应予高渗性利尿或 4% 碳酸氢钠静脉滴注以碱化尿液，防止血红蛋白沉积于肾小管导致肾功能损害。疑为肾衰竭者，严格记录出入液体量，限制水和电解质摄入，补液应量出为入，宁少勿多。

（4）心包、纵隔引流管的护理

①保持引流管通畅；②及时准确地记录引流量、色与性质的变化；③密切观察病情，注意有无心脏压塞征象，一旦确定有心脏压塞、心包或胸膜腔内有活动性出血，均应立即做好开胸止血的准备。

（5）体温监测

术后体温低于 35 ℃时应保暖复温；体温逐渐回升至常温时，及时撤除保暖措施并防止体温反跳。高热使心率加快，心肌氧耗量增加，若术后体温升至 38 ℃，应立即采取降温措施。

（6）镇静和镇痛

小儿合作程度差，但对痛觉不如成人敏感，所以，少量镇静药即可使之安静。有时父母陪伴、玩具或电视节目可解除患儿的紧张情绪。

# 第五节　冠状动脉粥样硬化性心脏病外科治疗患者的护理

冠状动脉粥样硬化性心脏病简称冠心病。主要病理变化是冠状动脉内膜脂质沉着、局部结缔组织增生、纤维化或钙化，形成粥样硬化斑块，造成管腔狭窄或阻塞，心肌供血量减少，引起心肌缺血甚至坏死。

## 一、临床表现

管腔狭窄严重者，冠状动脉血流量减少，在体力劳动、情绪激动等情况下，心肌需氧量增加就可引起或加重心肌血氧供给不足，出现心绞痛、心肌梗死等症状。心肌长期缺血缺氧，引起心肌广泛变性和纤维化，导致心脏扩张。临床表现为一种以心功能不全为主的综合征，称为缺血性心肌病，预后较差。

### （一）外科治疗要点

冠心病的外科治疗主要是应用冠状动脉旁路移植手术（简称"搭桥"）为缺血心肌重建血运通道，改善心肌的供血和供氧，缓解和消除心绞痛症状，改善心肌功能，延长寿命。手术治疗的主要适应证为：①心绞痛经内科治疗不能缓解，影响工作和生活，经冠状动脉造影示冠状动脉主干或主要分支明显狭窄，其狭窄远端血流通畅者；②左冠状动脉主干狭窄和前降支狭窄者；③冠状动脉的主要分支，如前降支、回旋支和右冠状动脉有两支以上明显狭窄者；④出现心肌梗死并发症，如室壁瘤形成、室间隔穿孔、二尖瓣乳头肌断裂或功能失调；⑤经皮冠状动脉腔内成形术后狭窄复发者。

冠状动脉旁路移植术即采取一段自体的大隐静脉，将静脉的近心端和远心端分别与狭窄段远端的冠状动脉分支和升主动脉作端侧吻合术，以增加心肌血液供应量；或近年来较多采用的胸廓内动脉与狭窄段远端的冠状动脉分支端侧吻合术。对于多根或多处冠状动脉狭窄病例可用单根大隐静脉或胸廓内动脉与邻近的数处狭窄血管做序贯或蛇形端侧与侧侧吻合术。冠状动脉旁路移植术后约有 90% 以上的患者症状消失或减轻，心功能改善，可恢复工作，延长寿命。血管旁路闭塞或冠状动脉粥样硬化的发展是造成晚期死亡的主要原因。

### （二）护理措施

#### 1. 手术前护理

（1）药物

冠心病患者手术前 3 ～ 5 d 停服抗凝剂、洋地黄、奎尼丁、利尿剂等药物，给予口服氯化钾，以防止术中出血不止或发生洋地黄毒性反应以及心律失常。

（2）适当活动与休息

避免劳累，保证充足的睡眠，避免情绪波动。

（3）合理膳食

进富含维生素、纤维素及低脂饮食，控制钠盐摄入。

（4）观察胸痛

有无胸痛症状及性质。

（5）预防感染

术前戒烟 3 周，避免受凉，防止呼吸道感染。

#### 2. 手术后护理

除体外循环术后一般护理外，还须注意以下几方面：

①密切监测生命体征，观察心电图变化，以及时发现心律失常和心肌梗死的发生。

②术后应用肝素进行抗凝，监测出、凝血时间，并注意观察引流的量、色及性状。

③观察患者有无头痛、肢体感觉或运动障碍等血栓和栓塞表现。

④观察取静脉侧肢体的足背动脉搏动情况和足趾温度、肤色、水肿情况。

⑤大隐静脉—冠状动脉旁路术后应将患肢置于垫枕上，保持功能位，以预防水肿、静脉炎。术后 2 h 即可开始被动活动，抬高患肢 5 ～ 10 次，进行脚掌、趾的锻炼。

⑥取静脉肢体，须继续使用弹性绷带 1 ～ 3 个月，以利侧支循环形成，减少肿胀。

# 第六节　常见后天性心脏病护理

后天性心脏病是指出生后所患的心脏病，占心脏病的大多数。在我国已施行的心脏手术病例中，风湿性心脏瓣膜病居首位，冠心病较少。随着人民生活水平的不断提高，冠心病的发病率逐年上升。另外，后天性心脏病还有心包疾病及心脏肿瘤等。

## 一、风湿性心脏瓣膜病

风湿性心脏瓣膜病是我国常见的心脏病之一。临床上常见的有风湿性二尖瓣病变 [ 狭窄和（或）关闭不全 ]、主动脉瓣病变 [ 狭窄和（或）关闭不全 ] 等，亦可为二尖瓣和主动脉瓣联合瓣膜病变。二尖瓣和联合瓣膜病变常常合并三尖瓣病变（以关闭不全常见）。

### （一）临床表现

### 1. 症状

主要有活动后心悸、气急、乏力易疲劳、尿少等。以二尖瓣狭窄病变为主者，可有明显咳嗽、咯血，严重者有夜间阵发性呼吸困难等；严重主动脉瓣狭窄或 / 和关闭不全病变者，易出现晕厥、心绞痛等。大多在儿童和青少年时期有游走性关节酸痛、风湿热病史。

### 2. 体征

（1）典型杂音

二尖瓣狭窄为心尖部舒张期隆隆样杂音，较局限；二尖瓣关闭不全为心尖部收缩期吹风样杂音，向腋下传导；主动脉瓣狭窄为胸骨右缘第二肋间喷射样杂音，向颈部传导；主动脉瓣关闭不全为胸骨左缘第二肋间泼水样杂音，向心尖部传导；合并三尖瓣关闭不全时有胸骨下缘或剑突下收缩期杂音。

（2）心率和心音改变

合并房颤时，有心律绝对不齐、心音强弱不等。

（3）心界扩大

主动脉瓣和二尖瓣关闭不全明显者以左心室扩大为主，二尖瓣狭窄明显者以左心房扩大为主，三尖瓣关闭不全明显者以右心房扩大为主。

（4）下肢水肿

为凹陷性水肿。

（5）周围血管征

即股动脉枪击音、水冲脉，主要见于主动脉瓣关闭不全者。

### 3. 辅助检查

（1）胸部 X 线检查

可见各心腔不同程度的扩大，单纯二尖瓣狭窄者左心室不大或缩小。两肺瘀血，以二尖瓣狭窄者为重。

（2）心电图检查

主要为心房、心室扩大或肥厚表现，常见房颤心律。

（3）超声心动图检查

可明确瓣膜病变的性质及其严重程度，了解各心腔的扩大程度，以及左心功能等。

### （二）治疗原则

诊断明确，应采用手术治疗。对于单纯二尖瓣或主动脉瓣狭窄，瓣膜质量较好者，可选用经皮球囊扩张术；瓣膜病变较轻者，行瓣膜成形术；瓣膜病变较重、不能修复者，则行瓣膜替换术。

### 1. 术前准备

（1）实验室检查

血、尿、便除三大常规，肝、肾功能外，还包括以下内容。

①凝血机制的检查：出血时间、凝血时间、血小板计数、凝血酶原时间的测定。

②溶血检查：珠蛋白结合力、乳酸脱氢酶、网织红细胞等，为术后是否有血液破坏做随访对照，目前，一般已不列为常规检查内容。

③水、电解质及血气分析：电解质主要为血清钾、钠、氯，必要时查钙、镁，特别是血清钾、镁，术前应保持正常水平，有利于预防洋地黄中毒和心律失常。血气分析主要了解缺氧和酸中毒程度。

（2）辅助检查

①胸部 X 线检查：一般拍后前位及左前斜位片，以了解各心腔的大小及肺部情况。

②心电图检查：主要观察有无心律失常、心肌劳损和肥厚表现。

③心脏超声检查：可对心脏大小、心内畸形情况、大血管粗细、瓣膜病变类型和程度以及心功能提供较可靠和有用的数据。

④肺功能测定：重点了解肺通气功能。

⑤体重、身长测定：为计算体表面积和体外循环灌注流量以及测定血流动力学参数提供数据。

⑥周围静脉压的测定：了解右心室功能及有无三尖瓣反流。

⑦心导管检查和心血管造影：对复杂先心病、疑有三尖瓣器质性病变和肺动脉高压者，做右心导管检查和（或）造影；对主动脉或其瓣膜有病变者，做逆行主动脉造影。

⑧其他检查：磁共振成像（MRI）检查、心脏电生理检查。

（3）术前护理

①一般护理：同胸心外科手术前一般护理。

②特别做好心理护理：风湿性心脏瓣膜病大多病程较长，患者长期受疾病折磨及家庭、社会、经济等因素的困扰，会产生不同的心理反应，如焦虑、恐惧、紧张等。特别是面临重大的手术，存在着希望手术成功，又担心手术失败的双重矛盾心理。因此，术前必须详细了解患者的心理状态与需求，并做好术前指导，重点是使患者树立手术必定会成功的自信心和理解、配合医护人员治疗的必要性和重要性。为术后做好患者气管插管不能说话时的意思表达和交流工作，教会患者理解和使用规范手势语。

## 2. 术后护理

心脏手术创伤大，影响心、肺、肾、肝、脑等主要器官的生理功能，特别是那些病变复杂和心功能减退明显的患者，由于创伤、麻醉和体外循环的影响，具有更大的危险性，术后病情严重、变化迅速、并发症多，必须在重症监护病房严密监护和治疗，从而最大限度地预防和减少并发症，降低死亡率，提高手术效果。

（1）心电监护

心血管术后早期，心率死亡，心律异常甚为常见，因此患者进入重症监护病房即予24 h 连续心电监测。通常连续监测 48～72 h，直到病情稳定后改为间歇性监测与记录。理想的心率应保持在 80～100 次／分，心率高于 160 次／分或低于 560 次／分则可能影响心排量，应予纠正。心率增快的常见原因有：术后发热、血容量不足或出血、低血钾、心功能不全、心包填塞、缺氧、切口疼痛等。心率减慢的常见原因有：结性心律、高钾症、房室传导阻滞、洋地黄和抗心律失常等药物作用。除密切观察心率变化外，还须密切观察心律的变化，常见的心律失常有室早和室速等，要严密监护，及时发现和处理，可通过使用药物或起搏器等维持合适的心率、心律。

（2）循环压力监护

①血压监护：血压的波动主要受血容量、心搏出量、外周阻力三个因素的影响。术后 6～8 h，血压波动较大，8 h 后，排除明显的出血，低血压一般主要与心、肺功能不全有关。术后一般要求血压达到术前 90%，或收缩压高于 12.0 kPa（90 mmHg）。术后早期测血压 1 次 /5～15 分钟，以后视病情逐渐延长测量时间至 1 次 /2～4 小时。选用无创自动测压仪自动定时测定，或采用桡动脉直接监测法连续测定。监测过程中，根据血压值，及时调整血管活性药物的使用浓度。

②中心静脉压：主要反映右房压力、心脏前负荷、血容量和静脉张力，其正常值为 0.59～1.17 kPa（6～12 cmH$_2$O）。

③左房压或肺毛细血管楔压：左房测压主要了解左室充盈压，反映左室顺应性与左心室舒张容量，从而有助于对血容量及左心功能评估。正常左房压为 0.53～L59 kPa（4～12 mmHg）。肺毛组血管楔压常采用颈内静脉穿刺技术放置漂浮（Swan～ganz）导管进行测定，同时可测定右房压、右室压、肺动脉压。正常肺毛细血管楔压为 0.66～1.99 kPa（5～15 mmHg）。在监测过程中，测压管各接头处应严格无菌，测压间隙以肝素稀释液缓慢冲洗，防止阻塞。拔管前后严密观察生命体征变化。特别是左房测压管必须在心包引流管拔除前拔出，拔出后要严密观察有无心脏活动性出血。

（3）呼吸监护

带气囊气管插管是术后患者通气、排痰与连接呼吸机辅助呼吸的唯一呼吸通气道，心脏术后一般经口或鼻插管接呼吸机支持呼吸 4～24 h。呼吸机使用过程中主要监测内容：呼吸频率、潮气量、氧浓度、气道压力、吸呼比、动脉血氧饱和度、呼气末二氧化碳分压等，每 30～60 min 记录 1 次。在呼吸机使用过程中保持呼吸机与患者呼吸合拍，患者安静，根据病情定时做动脉血气分析，及时纠正酸碱失衡。待患者神志清醒，循环稳定，自主呼吸有力、平稳，血气分析正常，无严重并发症时可停用呼吸机，拔除气管插管后给予鼻导管持续供氧。在患者自主呼吸期间也应密切监测患者的呼吸频率、幅度、呼吸状态，听肺部呼吸显著等。加强呼吸道护理，雾化吸入 1 次 /6～8 小时，并协助拍背咯痰，配合口服祛痰药物。主要护理内容如下：

①气管插管护理。预防插管位置移动：患者进入重症监护病房后，必须检查气管插管固定是否适当，必要时重新调整固定。患者因疼痛或对插管不适出现躁动时，应给予适量的镇静药。对需较长时间用呼吸机支持呼吸者，可选择经鼻插管或行气管切开，有利于提高患者对插管不适的耐受性。对于术后因神志或精神等因素不能配合者，应妥善

固定好上肢，以免自行拔管。做好插管气囊的护理：根据插管气囊容量的大小予以适度充气以维持患者的辅助呼吸和使气道不漏气。对于长期使用呼吸机的患者，最好使用带低压气囊的气管插管或套管。在呼吸机支持呼吸期间，应经常检查有无气囊漏气，并及时吸除口腔、咽部与气管内分泌物，防止分泌物进入气管内引起呼吸道阻塞、缺氧，甚至引起心搏骤停。清除呼吸道分泌物：及时吸除呼吸道分泌物，保持呼吸道通畅是术后呼吸道护理的重要内容。吸痰时，应注意严格无菌操作，吸痰的同时嘱患者咳嗽，使深部的分泌物排至气管、支气管内，便于吸净。调整吸引负压，避免负压过大损伤气道黏膜。每次吸痰时间不宜过长，通常低于 15 秒 / 次，以免加重缺氧。吸痰时，严密观察心电示波图像，防止发生心律失常。

②拔除气管插管的护理。根据拔管指征，按以下步骤进行：先吸尽痰液，然后做肺部听诊，咨询患者的自我感觉，证实无分泌物存在，即吸除口咽部分泌物，再更换吸痰管，将其插入气管内，放松气囊，边吸引，边缓慢拔出，同时嘱患者咳嗽，咯出残留于小支气管内的分泌物。随后，用鼻导管供氧，流量 2 ～ 3 L/min。调整合适体位，进行口腔护理、洗脸。

（4）体温监护

心脏手术后早期大多体温偏低，6 ～ 8 h 后逐渐恢复至正常，此后体温稍有升高，手术当日夜间可高达 39 ℃左右，大多在术后 2 ～ 3 d 内降至正常或低于 38.5 ℃。若术后体温持续升高不降，提示有内在致热源持续存在。若 48 ～ 72 h 后体温仍高于 38.5 ℃，则要警惕有无感染或其他不良反应存在。因此，术后常规监测体温每日 4 次，当腋表温度高于 38.5 ℃时，即给予物理或药物降温，并改测体温 1 次 /4 小时。末梢温度也是反映心功能状况的一个良好指标，当低心排、血容量不足和心包填塞时常可致末梢皮肤发凉、颜色苍白。另外，有缺氧、呼吸功能不全时，也可产生上述现象。

（5）水、电解质平衡监护

正确记录出入量对了解患者的水、电解质平衡和指导输液等均很重要。术后辅助呼吸时每小时总结 1 次，以后每日做 12 h 小结和 24 h 总结。电解质的平衡对维持心脏的正常生理功能至关重要。术后常规抽血查电解质、红细胞比积（HCT）每 d 2 次，根据化验结果及时补充钾、钠、氯、钙、镁离子，防止因电解质紊乱引起心律失常和心功能不全，甚至心脏停搏。

（6）尿的监护

尿液是综合反映心、肾功能，组织灌注，体液平衡等情况的重要指标，心血管手术后常规留置导尿管，观察记录尿量、比重、pH 值及尿色，1 次 / 小时。

①尿量：体外循环术后尿量的变化大致可分为三个阶段。术后 6 ～ 8 h 内，为高排尿期，平均尿量每小时达 3 ～ 5 mL/kg 体重；循环稳定后至术后 1 ～ 2 d，体液基本稳定，早期呈轻度脱水，尿量逐渐减少至每小时 1 mL/kg 体重左右，开始饮食后，尿量维持在 1 500 ～ 2 000 mL/24 小时；术后 2 ～ 3 d 开始，体液回收，尿量增多。尿量的多少与血液稀释、术后应用利尿剂与心功能改善等因素有关。正常尿量为每小时 1 mL/kg 体重。尿量过多，一般临床意义不大。但须注意电解质紊乱，及早补充钾、钠及镁离子，防止引起心律失常。尿量过少，低于 30 mL/ 小时，须查明原因，常见的肾前性原因为血容量不足、血液浓缩、心功能不全、早期心包填塞、脱水、高热、多汗等；肾性原因多为急性肾功能不全。

②尿比重：反映尿渗透压的高低，可溶性物质与水的比率。比重的高低主要决定于肾脏的浓缩功能，是测定肾功能的重要方法之一。正常尿比重为 1.015 ～ 1.025，尿少、比重高，提示肾功能正常，可能由于液体量摄入不足引起；尿少而比重固定在 1.010 ～ 0.003，呈等渗尿状态，则提示肾实质严重损害，丧失浓缩与稀释的功能。心血管手术后尿比重常随尿量的改变而增减。

③尿 pH 值：一般采用广泛试纸测定。尿 pH 值决定于肾小管分泌氢离子量的多少，受用药与某些疾病的影响，一般能反映体内酸碱平衡的水平。正常尿 pH 值呈弱酸性，平均为 6.5 左右。

④留置尿管的护理：留置导尿管一般在手术麻醉后放置，多采用带气囊尿管，便于固定。送入膀胱后气囊内注入灭菌盐水 8 ～ 10 mL。导尿管与引流瓶连接后，不可受牵拉产生张力以免压迫膀胱壁造成糜烂出血。如循环功能良好，突然发生无尿，应首先考虑导尿管或连接的管道有无阻塞，必要时更换导尿管。留置导尿管一般与胸管一起拔除，留有胸管的患者，保留尿管不仅可及时观察尿量，还可避免患者自行排尿时因胸管移动所引起的疼痛。留置导尿时，用氯己定溶液清洁尿道口每日 2 次，并保持局部干燥，防止逆行感染。拔尿管前，先自尿管注入 1% 红汞溶液 10 ～ 20 mL。保留 10 ～ 20 min 后拔出，可预防泌尿道感染，刺激自行排尿。因并发症需要长期留置导尿管的患者，应定时用 0.02% 呋喃西林溶液冲洗膀胱，定期做细菌、真菌培养，指导临床用药。

（7）神志观察和心理护理

①神志观察：心脏手术患者通常在术后 2 ～ 4 h 神志恢复清醒，对全麻未清醒者，

应每 30 min 观察、记录 1 次，并注意瞳孔的变化；对于清醒者，要注意四肢活动情况，观察有无偏瘫征象，以便及早发现影响神志变化的原因，及时做出处理。

②心理护理：同胸心外科手术后一般护理。

（8）胸管护理

心脏手术后，常规放置心包及纵隔引流管。心包引流管在膈肌上对向心包切口，纵隔引流管置于胸骨后。主要作用如下：

①排出前纵隔与心腔内的渗血，预防纵隔感染、心包填塞或心包积血以及减轻发热反应。

②通过引流管观察与记录纵隔引流量与速度，有利于诊断术后活动性出血与决定二次开胸止血的时机。若术中损伤胸膜，则放置胸腔闭式引流管，以引出积血、积液，维持胸膜腔的正常生理功能，促进术后康复。术后早期，应定时挤压胸管，观察胸液量及性状，当胸液量不低于 200 mL/ 小时，及时汇报医师，警惕有无活动性出血的可能，若经积极处理仍无转机，则须再次开胸手术止血。若胸管引流量先多后突然减少，除胸管通畅性差外，还应排除引流管打折等因素，结合患者有血压下降、脉压缩小、心率快、尿量少、末梢皮肤发凉或伴中心静脉压高等临床表现，应考虑急性心包填塞的可能，一旦明确，应及时手术解除。

（9）输液护理

①保留必须的静脉输液通路，相对固定每条通道输入的液体与药物的种类，保证用药安全，减少并发症。

②标明加入药物的含量，尤其标明氯化钾及血管活性药的含量，便于核对，预防差错事故的发生。

③在输液操作的各个环节，严格无菌操作，避免输液污染。静脉置管部位，每日做常规消毒，更换无菌贴膜，留置时间一般应少于 2 周。

④预防发生输液外渗性损伤，高渗性药物、肾上腺素、去甲肾上腺素、钾、钙等制剂应自深静脉置管处输入。

⑤采用微电脑注射泵，控制血管活性药物的输入。输液过程中应经常巡视，并记录输液卡。

（10）皮肤护理

留置胸管时，为便于引流，患者术后常取半卧位；拔除胸管后，根据患者需要，保持卧位舒适，床单清洁；注意皮肤受压部位的护理，避免褥疮的发生。

（11）饮食护理

气管插管拔除 4～6 h 后可少许饮水，若无呛咳且肠蠕动恢复好，则可进食半流质，以后根据患者食欲，给予高热能、高维生素、低脂肪饮食，少量多餐，满足患者术后恢复的营养需要。卧床期间，预防便秘发生，3 d 不排便即应给予润肠药物或开塞露通便。对拔除胸管和尿管者，应鼓励早日下床活动，以利胃肠功能的恢复。

（12）抗凝护理

血栓栓塞为人造心脏瓣膜置换术后的严重并发症。当血液与非正常的心血管内膜或非生理性的人工瓣膜材料表面接触，始动凝血反应，导致纤维蛋白网与血小板凝块的形成。因此，不论置换机械瓣膜或生物瓣膜，术后均须抗凝治疗。机械瓣膜应终生抗凝，生物瓣膜一般抗凝 6 个月。目前，临床上常用的口服抗凝药物有香豆素衍生物、醋硝香豆素和华法林等，临床上华法林最常用，而对华法林过敏者可用醋硝香豆素。

口服抗凝药剂量的调整，主要在术后早期开始抗凝后 1～2 周内，一般 3～5 日左右抽血查凝血酶原时间，维持在正常对照的 1.5～2 倍，低于或超过该范围，可酌情增加或减少维持量的 1/4～1/8，注意分药要均匀准确，在调整后 3 d 复查凝血酶原时间。近年来，倾向于采用国际标准比率（INR）来表示抗凝强度。由于新型人造瓣膜的抗凝性能优于早期人造瓣膜，因此，现在抗凝也趋向低强度，一般维持凝血酶原时间在正常对照的 1.5 倍或国际标准比率（INR）在 1.5 即可。

## 二、冠心病

冠心病是中、老年人的一种常见心脏病，是由冠状动脉固定性（动脉粥样硬化）或动力性（血管痉挛）狭窄或阻塞引起的心肌缺血、缺氧或坏死。临床上常分为无症状型、心绞痛型、心肌梗死型、心肌硬化型等多种类型。

### （一）临床表现

### 1. 症状

（1）心绞痛

为胸骨后或前胸部疼痛，呈"窒息"或"压榨"感，持续 2～3 min，少见持续超过 5 min 以上者。疼痛可放射至颈部或前臂。常因体力劳动、情绪激动或紧张等诱发。

（2）心肌梗死

持续剧烈心前区疼痛，呈"压榨""紧缩"感，伴出汗、烦躁不安，甚至出现休克、心衰、心律失常、晕厥和猝死等。

## 2. 体征

心绞痛可无特殊先兆体征，当发生心肌梗死时，有脸色苍白、血压下降、脉搏细弱等；并发乳头肌功能不全或室间隔缺损时，有心前区收缩期杂音。

## 3. 辅助检查

（1）实验室检查

血清肌酸磷酸激酶（CPK）、异构酶（CPK～MB）、乳酸脱氢酶（I～DH）等明显升高，尤以异构酶升高价值大。

（2）心电图检查

心绞痛时可有 ST 段下降、病理性 Q 波等；心肌梗死时可有 ST 段弓背上抬、病理性 Q 波、T 波倒置。

（3）冠状动脉造影术

明确冠状动脉狭窄的部位、严重程度。

（4）超声心动图检查

排除其他心脏病，了解心功能。

（5）放射性核素检查

可了解心肌坏死范围和心功能等。

## （二）治疗原则

单支冠脉狭窄高于 75%，狭窄远端通畅、管径大于 1.5 mm；左主干狭窄或两支血管狭窄 50%，狭窄远端通畅、管径高于 1.5 mm；心肌梗死后 6 h 内；经皮穿刺冠状动脉腔内扩张成形术失败或复发者应行外科手术，手术方式主要有冠状动脉旁路移植术（CABG 包括升主动脉—大隐静脉—冠状动脉旁路术、内乳动脉—冠状动脉旁路术、横动脉—冠状动脉旁路术、胃网膜右动脉—冠状动脉旁路术）。冠脉弥漫性病变，病变远端血管口径太细或不通；严重心肺功能下降者为手术禁忌证。

### （三）临床护理

#### 1. 术前护理

（1）常规护理

同胸心外科术前一般护理。

（2）心理护理

冠心病患者大多有多次心绞痛和心肌梗死史，并经过住院正规内科治疗而未能根治，害怕心绞痛和心肌梗死再发作，要求手术治疗的愿望很强烈，但对冠心病的手术治疗缺乏了解，存在希望与忧虑的双重矛盾心理。因此，术前必须详细了解患者的心理状态与需求，重点是使患者树立手术必定会成功的自信心，尽力配合医护人员接受治疗。

#### 2. 术后护理

（1）常规护理

同胸心外科手术后一般护理。

（2）主要并发症的监护

①低心排：冠状动脉旁路移植术术后发生低心排，主要与术前心功能有关。须密切观察其临床表现，针对不同的病情和阶段制定监护措施，主要以强心为主，应用血管活性药，多巴胺或多巴酚丁胺等，尽可能维持动脉收缩压不低于 13.3 kPa（100 mmHg），用微泵控制各药物的输入速度，主要选用颈内静脉或股静脉穿刺通道，定时检查各输液通道，确保通畅无外渗等现象。加强利尿，可用呋塞米，保持每小时尿量不低于 1 mL/kg 体重，每日尿量不低于晶体入量，适当补充胶体注射液，以白蛋白为主，维持较高的血浆胶体渗透压。注意经常观察四肢末梢的温度，并定时监测血流动力学指标。

②心肌缺血和梗死：以术后早期多见，发生率可达 3% ～ 5%。术后除常规 3 导联动态心电监护外，于术后 2 h、4 h、8 h、12 h、24 h 定时定位描记 12 导联心电图，以了解有无心肌缺血或栓塞的表现及其动态变化。若在监护过程中发现可疑的心电波形变化，随时做全套心电图，重点观察对比有无 ST ～ T 段和 T 波的改变，有无新的病理性 Q 波出现或原有 Q 波加深等，以便及早发现和及时防治。在呼吸机辅助呼吸期间，常规应用吗啡、地西泮等药物止痛、镇静以减少氧耗；常规应用硝酸甘油静滴，以扩张冠状动脉。

③心律失常：术后早期以室性早搏多见，加强监护。同时注意补钾、镁，监测血气，纠正水、电解质紊乱及酸碱失衡。对于频发室早，常规应用抗心律失常药，主要应用利多卡因、普罗帕酮，采用静推和静滴相结合的方法。心律失常须及时消除，以防演变为

严重心律失常甚至猝死。备齐急救用物，配合抢救，遵医嘱及时、准确地用药。在术后早期须常规准备好床旁除颤器以备急用。

④高血压：冠状动脉旁路移植术术后高血压发生率可高达 35%，一方面增加心脏负荷，增加心肌耗氧量，不利于心功能恢复；另一方面，易引起吻合口出血。因此，在术后早期要给予重视。当血压不低于 16 kPa（120 mmHg）时，常规应用硝普钠，用微泵控制输入速度，从小剂量开始，逐渐加大。

# 第八章　神经外科疾病护理

## 第一节　脑疝护理

脑疝是由于颅内压不断增高，其自动调节机制失代偿，脑组织从压力较高区向低压区移位，部分脑组织通过颅内生理空间或裂隙疝出，压迫脑干和相邻的重要血管和神经，出现特有的临床征象，是颅内压增高的危象，也是引起患者死亡的主要原因。脑疝是脑移位进一步发展的后果，一经形成便会直接威胁中脑或延髓，损害生命中枢，常于短期内引起死亡。

### 一、专科护理

#### （一）护理要点

降低颅内压，严密观察病情变化，及时发现脑疝发生，给予急救护理。

#### （二）主要护理问题

①脑组织灌注量异常与颅内压增高、脑疝有关。

②清理呼吸道无效与脑疝发生意识障碍有关。

③躯体移动障碍与脑疝有关。

④潜在并发症意识障碍、呼吸、心脏骤停。

#### （三）护理措施

##### 1. 一般护理

病室温湿度适宜，定期开窗通风，光线柔和，减少人员探视。患者取头高位，床头抬高 15 ～ 30°，做好基础护理。急救药品、物品及器械完好备用。

## 2. 对症护理

（1）脑组织灌注量异常的护理

①给予低流量持续吸氧。

②药物治疗颅内压增高，防止颅内压反跳现象发生。

③维持血压的稳定性，从而保证颅内血液的灌注。

（2）清理呼吸道无效的护理

①及时清理呼吸道分泌物，保持呼吸道通畅。

②舌根后坠者应抬起下颌或放置口咽通气道，以免阻碍呼吸。

③翻身后保证患者体位舒适，处于功能位，防止颈部扭曲。

④昏迷患者必要时行气管插管或气管切开，防止二氧化碳蓄积而加重颅内压增高，必要时使用呼吸机辅助呼吸。

（3）躯体移动障碍的护理

①给予每 1～2 h 翻身 1 次，避免拖、拉、推等动作。

②每日行四肢关节被动活动并给予肌肉按摩，防止肢体挛缩。

③保持肢体处于功能位，防止足下垂。

（4）潜在并发症的护理

①密切观察脑疝的前驱症状，及早发现颅内压增高，及时对症处理。

②加强气管插管、气管切开患者的护理，进行湿化气道，避免呼吸道分泌物黏稠不易排出。

③对呼吸骤停者，在迅速降颅压的基础上按脑复苏技术进行抢救，给予呼吸支持、循环支持和药物支持。

## 二、健康指导

### （一）疾病知识指导

#### 1. 概念

当颅腔内某一分腔有占位性病变时，该分腔的压力高于邻近分腔，由于颅压的持续增高迫使一部分脑组织向压力最小的方向移位，并被挤进一些狭窄的裂隙，造成该处脑组织、血管及神经受压，产生相应的临床症状和体征，称为脑疝。根据移位的脑组织及其通过的硬脑膜间隙和孔道，可将脑疝分为：小脑幕切迹疝，是位于幕上的脑组织（颞叶的海马回、沟回）通过小脑幕切迹被挤向幕下，又称颞叶沟回疝；枕骨大孔疝是位于幕下的小脑扁桃体及延髓经枕骨大孔被挤向椎管内，又称为小脑扁桃体疝；一侧大脑半球的扣带回经镰下孔被挤入对侧分腔可产生大脑镰下疝，又称扣带回疝。

### 2. 主要的临床症状

（1）小脑幕切迹疝

①颅内压增高的症状：表现为剧烈头痛及频繁呕吐，并有烦躁不安。

②意识改变：表现为意识模糊、浅昏迷以至于深昏迷，对外界的刺激反应迟钝或消失。

③瞳孔改变：双侧瞳孔不等大。初起时患侧瞳孔略缩小，对光反射稍迟钝，逐渐患侧瞳孔出现散大，略不规则，直接及间接对光反射消失，但对侧瞳孔仍可正常。这是由患侧动眼神经受到压迫牵拉所致。另外，患侧还可有眼睑下垂、眼球外斜等。如脑疝继续发展，则出现双侧瞳孔散大，对光反射消失。

④运动障碍：多发生于瞳孔散大侧的对侧，表现为肢体的自主活动减少或消失。如果脑疝继续发展，症状可波及双侧，引起四肢肌力减退或间歇性出现头颈后仰、四肢挺直、躯背过伸、角弓反张等去大脑强直症状，是脑干严重受损的特征性表现。

⑤生命体征的紊乱：表现为血压、脉搏、呼吸、体温的改变。严重时血压忽高忽低，呼吸忽快忽慢，出现面色潮红、大汗淋漓，或者面色苍白等症状。体温可高达41 ℃以上，也可低至35 ℃以下而不升，甚至呼吸、心跳相继停止而死亡。

（2）枕骨大孔疝

表现为颅内压增高、剧烈头痛、频繁呕吐、颈项强直或强迫头位等。生命体征紊乱出现较早，意识障碍、瞳孔改变出现较晚。因脑干缺氧，瞳孔可忽大忽小。由于位于延髓的呼吸中枢严重受损，呼吸功能衰竭的表现更为突出，患者早期即可突发呼吸骤停而死亡。

（3）大脑镰下疝

引起患侧大脑半球内侧面受压部的脑组织软化坏死，可出现对侧下肢轻瘫、排尿障碍等症状。

### 3. 脑疝的诊断

脑疝的最大危害是干扰或损害脑干功能，通过脑干受累临床表现进行诊断。由于病程短促，常常无法进行头部CT检查。

### 4. 脑疝的处理原则

①关键在于及时发现和处理。对于需要手术治疗的病例，应尽快进行手术治疗。患

者出现典型脑疝症状时，应立即选用快速降低颅内压的方法进行紧急处理。

②可通过脑脊液分流术、侧脑室外引流术等降低颅内压，治疗脑疝。

### （二）饮食指导

①保证热量、蛋白质、维生素、碳水化合物、氨基酸等摄入。

②注意水、电解质平衡。

③保持大便通畅，必要时可使用开塞露通便、服用缓泻剂或给予灌肠。

### （三）用药指导

①遵医嘱按时、准确使用脱水利尿药物，甘露醇应快速静脉滴注，同时要预防静脉炎的发生。

②补充钾、镁离子等限制输液滴速药物时，要告知患者家属注意事项，合理安排选择穿刺血管。

③根据病情变化调整抗生素前，详细询问药物过敏史。

### （四）日常生活指导

①意识昏迷、植物生存状态患者应每日定时翻身、叩背，保持皮肤完整性。加强观察与护理，防止压疮、泌尿系感染、肺部感染、暴露性角膜炎及废用综合征等并发症发生。

②肢体保持功能位，给予康复训练。

### 三、循证护理

脑疝是颅内高压的严重并发症。对外伤性颅内血肿致脑疝患者的研究结果显示，当患者 GCS 评分从 8 分逐渐下降时，应加大脱水治疗力度，改善患者的颅内高压状态，为手术赢得时间。研究结果显示，对于重度妊娠高血压综合征的患者，护理人员应重视观察意识、瞳孔的变化，尤其重视对应用镇静剂的患者的夜间观察，以便预防或及早发现脑疝的发生。

# 第二节　头皮损伤护理

头皮损伤是指直接损伤头皮所致的伤害，常因暴力的性质、方向及强度不同而不同。可分为头皮血肿、头皮挫伤、头皮裂伤及头皮撕脱伤。单纯头皮损伤一般不会引起严重后果，但在颅脑损伤的诊治中不可忽视。因为头皮血供丰富，动静脉伴行，头皮损伤可导致出血不止，易造成休克，且头皮损伤可并发颅骨损伤或脑损伤，易引起感染。

## 一、专科护理

### （一）护理要点

立即给予现场急救措施，密切观察病情变化，避免失血性休克的发生，同时，加强患者的心理护理。

### （二）主要护理问题

①急性疼痛与头皮损伤有关。

②恐惧与头皮出血有关。

③焦虑与担心疾病预后有关。

④体像紊乱与头皮损伤有关。

⑤知识缺乏疾病的相关知识。

⑥潜在并发症感染、休克。

### （三）护理措施

#### 1. 一般护理

（1）止血

①较小的头皮血肿在 1 ～ 2 周后可自行吸收，无须给予特殊处理；较大的血肿可能需 4 ～ 6 周才能吸收。局部应在严格皮肤准备和消毒条件下，给予适当加压包扎，防止血肿扩大。

②头皮裂伤的患者应尽量在 24 h 内进行清创缝合、局部压迫止血。清创时应仔细检查伤口深处有无骨折或碎骨片，如发现有脑脊液或脑组织外溢，则按照开放性脑损伤处理。

③头皮撕脱伤的患者用无菌敷料覆盖创面，加压包扎止血。应注意保护撕脱的头皮，避免污染，用无菌敷料包裹、隔水、低温密封保存，随伤员一同送往医院。

（2）病情观察

密切观察患者生命体征及瞳孔、意识的变化，同时注意观察伤口有无渗血、渗液及红肿热痛等感染征象。若患者出现面色苍白、皮肤湿冷、血压下降、脉搏细数等休克症状，应立即通知医生，建立静脉通路；做好休克的相关护理。若患者出现意识障碍加深，一侧瞳孔散大等症状,提示有硬膜外血肿的发生,应立即通知医生,及时行头部CT检查确诊。

### 2. 对症护理

（1）急性疼痛的护理

保持患者舒适体位，头皮血肿的患者24 h内选择冷敷，以减少出血和疼痛，24～48 h后可改为热敷，以促进血肿的吸收；头皮裂伤的患者应遵医嘱使用抗生素，预防感染，缓解疼痛；头皮撕脱伤的患者可遵医嘱应用镇痛剂缓解疼痛、应用抗菌药预防感染。

（2）恐惧、焦虑的护理

患者因意外受伤、头部疼痛、出血较多而出现恐惧、焦虑心理，护理人员应热情接待患者，以真诚、和蔼、关心、体贴的语言，耐心、细致地倾听患者的陈述。给予患者舒适的环境，减少不良刺激，缓解其紧张情绪。

（3）体像紊乱的护理

对于恢复期患者，护理人员可协助患者选择合适的假发、头饰、帽子等，并鼓励其尽量多去户外走动，多与病友交流，使之能接受自己外表改变的现实，战胜自我，重新融入社会生活中去。

（4）知识缺乏的护理

有针对性地进行相关的健康知识指导，告知注意事项，提供正确有价值的信息资料，及时解答疑问，消除患者的焦虑和紧张心理。

（5）潜在并发症的观察与护理

①感染：遵医嘱应用抗生素预防感染。若发生感染，应取炎性分泌物或脓液进行细菌培养、药物敏感试验，选择有效抗生素，并严密监测生命体征变化。

②休克：严密观察患者的生命体征、意识和表情、瞳孔、皮肤色泽与温度、尿量的变化；给予仰卧中凹位，即头和躯干抬高20～30°，下肢抬高15～20°，以利于增加回心血量；保证静脉通路顺畅，给予支持疗法，如输血、补充人血白蛋白及所需各种营养素；维持有效的气体交换，给予鼻导管吸氧，氧浓度为40%～50%，氧流量为6～8 L/min，有气道分泌物或呕吐物时给予及时清理。

### 3. 围术期护理

（1）术前准备

术前遵医嘱进行各项检查及准备工作，如术区备皮、留置导尿、交叉配血试验。

（2）术后体位

全身麻醉未清醒的患者给予去枕平卧位，头偏向一侧，保持呼吸道通畅。全身麻醉清醒后可取头高脚低斜坡卧位，以利于静脉回流，减轻脑水肿。

（3）病情观察及护理

严密观察患者生命体征、瞳孔、意识、肌力的变化，准确记录。注意观察手术区敷料以及引流情况，保证术区敷料完好、清洁，保持引流通畅。注意观察患者有无失血性休克的早期迹象。

（4）饮食护理

局部麻醉和无不适主诉患者术后可按需进食，全身麻醉者应待完全清醒、无恶心呕吐后方可进流质饮食，以后根据病情改为半流食或普食。指导患者可选择进食高热量、高蛋白、高维生素、易消化的食物，避免粗糙、辛辣等刺激性食物，限制烟、酒。禁食期间，应协助患者做好口腔护理，保持口腔卫生。

## 二、健康指导

### （一）疾病知识指导

#### 1. 概念

头皮血肿多因钝器所致，是由于头皮损伤或颅骨骨折导致血液渗出于局部聚集而形成。根据血肿出现于头皮的层次可分为皮下血肿、帽状腱膜下血肿和骨膜下血肿；头皮挫伤指因致伤物的作用，头皮或（和）头皮下出血的一种皮肤钝器伤；头皮裂伤是常见的开放性头皮损伤，可由锐器或钝器打击所致；头皮撕脱伤是一种严重的头皮损伤，多因发辫受机械力牵扯，使大块头皮自帽状腱膜下层或连同颅骨骨膜一起被撕脱所致。

#### 2. 主要临床症状

（1）头皮血肿

按血肿出现于头皮的具体层次可分为三种类型，并各具临床特点。皮下血肿范围比较局限、体积小、中心软、周边硬、张力高、压痛显著；帽状腱膜下血肿的范围广泛，可蔓延至整个头部，张力低，血肿边界与帽状腱膜附着缘一致，覆盖整个穹隆部，似戴有一顶有波动的帽子；骨膜下血肿的范围以颅缝为界，张力高，血肿大者可有波动感，常伴有颅骨骨折。

（2）头皮挫伤

头皮或（和）头皮下出血或（和）组织挫碎。

（3）头皮裂伤

常因锐器的刺伤或切割伤，创缘整齐，裂口较平直，除少数锐器直接穿戳或劈砍进入颅内，造成开放性颅脑损伤者外，大多数单纯裂伤仅限于头皮，有时可深达骨膜，但颅骨常完整无损，也不伴有脑损伤。由于出血多，易引起患者紧张，使血压升高，加重出血。

（4）头皮撕脱伤

患者表现为剧烈疼痛、大量失血，可导致失血性或疼痛性休克，但较少并发颅骨骨折或脑损伤。

### 3. 头皮损伤的诊断

（1）一般检查

①血常规：检测血红蛋白、红细胞、血小板计数，有助于动态观察损伤的病情变化。

②必要时完善术前各项辅助检查，准备急诊手术。

（2）影像学检查

① X 线：X 线平片有助于了解有无颅骨骨折及头皮下异物等情况。

②头部 CT 平扫：头颅 CT 可显示颅骨骨折及明确颅脑损伤情况。

### 4. 头皮损伤的处理原则如下所述。

（1）头皮血肿

包括皮下血肿、帽状腱膜下血肿和骨膜下血肿。

①皮下血肿：一般无须特殊处理，数日后可自行吸收。

②帽状腱膜下血肿：对较小的血肿可采用早期冷敷、加压包扎，24～48 h 后改为热敷，1～2 周可自行吸收。对较大的血肿，则应在严格无菌操作下，分次穿刺抽吸后再加压包扎，若血肿并发感染者须切开引流。

③骨膜下血肿：早期仍以冷敷为宜，但忌用强力加压包扎，以防血液经骨折缝流向颅内，引起硬脑膜外血肿。若血肿较大，应在严格无菌操作下，分次施行穿刺，抽吸积血 1～2 次即可恢复。

（2）头皮挫伤

可对受损伤的局部头皮进行严格无菌的消毒包扎。

（3）头皮裂伤

处理原则是现场局部压迫止血，争取 24 h 内施行清创缝合，同时，应给予抗菌药物。清创过程中应动作轻柔，将裂口内的头发、泥沙等异物彻底清除；明显污染的创缘应切除，但不可切除过多，以免缝合时产生张力；注意有无颅骨骨折或碎骨片。

（4）头皮撕脱伤

首先应积极采取止血、止痛、抗休克等措施。用无菌敷料覆盖创面加压包扎止血，并保留撕脱的头皮备用，争取在最短的时间内送往有条件的医院清创后再植。可根据患者就诊时间的早晚、撕脱头皮的存活条件，以及有无感染迹象而采用不同的方法处理。

①若撕脱头皮尚未完全脱离，撕脱时间较短且血运供应良好，可在彻底清创消毒后原位缝合。

②若撕脱头皮在 6 h 内，无严重挫伤，保护良好，创面干净，血管断端整齐，应立即行自体头皮再植术。

③如撕脱的头皮挫伤或污染较重已不能利用，严禁原位全皮再植。

④若伤后已久，创面已有感染或经上述处理失败者，只能行创面清洁和更换敷料，待肉芽组织生长后植皮。如颅骨暴露，还须做多处颅骨外板钻孔至板障层，待钻孔处肉芽组织生成后再行植皮。

（5）头皮损伤并发症及处理原则

①头皮感染：多为伤后初期处理不当所致。患者常疼痛难忍，并伴全身畏寒、发热等中毒症状，严重时感染可通过血管侵入颅骨或颅内。早期宜给予抗菌药物及局部热敷，后期形成脓肿时，则应施行切开引流，持续全身抗感染治疗 1 ～ 2 周。

②休克：头皮血供丰富，头皮撕脱伤由于创面大、出血多，极易发生休克。一旦患者出现面色苍白、皮肤湿冷，同时血压下降、脉搏加快等症状时提示有休克发生，应立即建立静脉通路，遵医嘱补充血容量及应用血管活性药物，同时注意为患者保暖。

③骨髓炎：颅盖部位的急性骨髓炎，多表现为头皮水肿、疼痛、局部触痛。颅骨骨髓炎的治疗，应在抗菌治疗同时施行手术，切除已失去活力和没有血液供应的病骨。

④帽状腱膜下脓肿：由于帽状腱膜下层组织疏松，化脓性感染易扩散。患者常表现

为头皮肿胀、疼痛、眼睑水肿，严重时可伴发全身性中毒反应。治疗原则是及时切开引流，并应用抗菌药物抗感染治疗。

5. 头皮损伤的预后

单纯头皮损伤一般预后良好，只要处理及时，一般无生命危险。

（二）饮食指导

①养成良好的生活习惯，增加营养，多食高热量（牛、羊肉等）、高蛋白（鸡、鱼等）、高维生素（新鲜蔬菜、水果等）、清淡、易消化饮食；忌辛辣、油腻、坚硬、刺激性食物，以免影响血管收缩，不利于伤口的愈合。

②保持大便通畅，多食粗纤维食物，保持水分摄入量；忌用力排便，必要时服用缓泻剂或外用开塞露通便。

③限制烟、酒。

（三）用药指导

①遵医嘱准确、及时使用破伤风抗毒素注射液，观察并记录用药后效果，预防破伤风发生。

②若发生感染，应定期做细菌培养和药物敏感试验，合理应用广谱、高效抗菌药物，注意配伍禁忌、观察用药后有无不良反应。

③使用血管活性药物时要从低浓度、慢速度开始，并给予监测血压。根据血压测定值调整药物浓度和速度，严防药液外渗，避免骤然停药。

（四）日常生活指导

①嘱家属多与患者交谈愉快之事，使其保持心态稳定，心情舒畅。进行户外活动时，可选用帽子或假发以保持形象，但室内应取下帽子或假发，以保持头皮干燥，预防头皮湿疹。

②嘱患者保持伤口处无菌敷料清洁、干燥，避免抓挠伤口，可以使用75%乙醇溶液消毒伤口周围，待伤口完全愈合后方可洗头。洗头时，勿使用刺激性的洗发液，要选择中性洗发液，注意保护好头皮。

③为患者营造一个安静、舒适的生活环境，定时开窗透气，保持室内空气流通。

④加强口腔护理，保持口腔卫生，防止口腔感染。

⑤保持皮肤干燥、清洁，适当增减衣物，防止感冒。

### 三、循证护理

头皮损伤是暴力直接或间接作用于头部引起颅骨及脑组织的损伤。头皮损伤的患者常因剧烈的疼痛、出血及形象的改变而出现焦虑、恐惧、悲哀等心理变化，心理产生巨大压力而出现应激反应。研究发现通过语言护理可以消除患者紧张、恐惧、焦虑的情绪。为避免患者的不良情绪影响治疗，临床护士运用循证护理，查阅相关资料，结果显示护士应及时解除患者的不舒适，了解和评估其心理状态及承受能力，针对其心理特征、实际情况进行个性化的心理疏导。研究证明，头皮内含有毛囊、汗腺及皮脂腺，细菌和污垢易隐藏其内，存在潜在感染。头皮损伤往往并发有不同程度的颅骨及脑组织损伤，可引起颅内感染。因此，头皮损伤后的头皮重建越发重要，可对其下覆盖的颅脑组织提供完整严密的保护，满足现代生活对美观的需求。

## 第三节　颅骨骨折护理

颅骨骨折在颅脑损伤中常见，发生率为15%～20%。头部受到外力冲击后，颅骨作为骨性屏障对抗外力起到保护脑组织的作用。当暴力作用大于颅骨的弹性时即可产生骨折。可发生于颅骨任何部位，以顶骨最多，其次为额骨、颞骨和枕骨。其临床意义不在骨折本身，而是在于颅骨骨折可以导致血管、脑组织和脑神经的损伤，也可导致脑脊液漏引起颅内感染。

### 一、专科护理

#### （一）护理要点

严密观察患者意识、瞳孔及生命体征变化，做好脑脊液鼻漏、耳漏的护理，加强患者安全护理。

#### （二）主要护理问题

①有感染的危险与脑脊液外漏有关。

②清理呼吸道无效与脑损伤后意识不清有关。

③有受伤害的危险与脑损伤、颅内高压引起的意识障碍和视力障碍有关。

④营养失调：低于机体需要量与发病后高代谢、呕吐有关。

⑤缺乏脑脊液漏后体位护理和预防感染方面的相关知识。

⑥焦虑与患者受伤后疼痛、恐惧有关。

⑦体像紊乱与伤后形象改变有关。

⑧潜在并发症继发脑损伤、颅内血肿、癫痫、颅内低压综合征、颅内压增高。

### （三）护理措施

#### 1. 一般护理

将患者安置在安静、舒适、温湿度适宜的病房内，减少人员探视，避免交叉感染及不良因素的刺激。及时做好各项检查，制订合理的治疗及护理方案。

#### 2. 对症护理

（1）脑脊液漏护理

①绝对卧床休息，脑脊液耳漏患者取患侧卧位，脑脊液鼻漏患者取半坐卧位，避免漏出的脑脊液逆流入颅内引起感染。

②保持颜面、外耳道、鼻腔、口腔的清洁，在鼻部和耳部放置干棉球，发现潮湿及时更换，并记录，以便准确估计脑脊液外漏的量。

③鼻漏未停止前不可从鼻腔插入任何管道，禁止鼻饲和经鼻吸痰等，禁止做腰穿及耳、鼻滴药、冲洗、堵塞等。

④告知患者不可用力咳嗽、屏气排便、擤鼻涕及打喷嚏，以免颅内压骤然变化导致颅内积气或脑脊液逆流。

⑤注意观察有无颅内感染的征象，漏出的脑脊液颜色、性质、量有无异常。

⑥遵医嘱合理应用抗生素。

（2）呼吸道护理

给予患者侧卧位，及时清除口腔、鼻腔分泌物；对于昏迷患者给予体位排痰或者吸痰护理；有咽部受阻的患者，给予口咽或鼻咽通气道，必要时行气管插管术或气管切开术，保持呼吸道通畅。定时协助患者翻身叩背，预防坠积性肺炎发生。

（3）安全护理

对于癫痫和躁动的患者给予专人护理，提供有护栏的病床，必要时给予约束带进行肢体约束性保护，防止坠床发生。癫痫发作时注意保护患者安全。

（4）饮食护理

急性期给予禁食水，提供肠外营养供给，观察患者水、电解质的情况。如可以进食时，应给予高热量、高蛋白、高维生素、易消化吸收的软食，如新鲜肉类、水果及蔬菜等。避免进食干硬、辛辣、刺激性食物，防止引起呛咳而加重脑脊液漏。

（5）心理护理

稳定患者情绪，护理人员要关心、体贴患者，耐心向患者及家属讲述疾病的相关知识，给予理解与支持，根据患者的性格特点，帮助其建立乐观面对疾病的信心。

（6）潜在并发症的观察及护理

严密观察患者的瞳孔、意识及生命体征变化，观察有无癫痫发作的早期迹象及颅内低压征，及早发现颅内出血和颅内压增高，加强巡视病房，及时通知医生给予相应处理。

## 二、健康指导

### （一）疾病知识指导

#### 1. 概念

颅骨骨折是指颅骨受到暴力作用所致的颅骨结构发生改变。往往是因为钝性外力或穿透性损伤造成的。外力的大小、作用的方向、减速距离和颅骨的受力面积以及颅骨的受力部位决定颅骨骨折的性质。按照骨折的部位可分为颅盖骨折和颅底骨折；按照骨折形状可分为线性骨折、凹陷性骨折和粉碎性骨折；按照骨折是否与外界相通分为开放性骨折、闭合性骨折。

#### 2. 主要的临床症状

（1）颅盖骨折

线性骨折发生率较高，表现为局部压痛、肿胀；凹陷性骨折可扪及下陷区，若骨片位于脑重要的功能区，如运动区、语言区，可引起偏瘫、失语、局限性癫痫等神经系统定位病征；粉碎性骨折是外力作用后造成以着力点为中心的放射状骨折，可不出现凹陷错位、引起脑受压情况。

（2）颅底骨折

颅底的结构凹凸不平、骨嵴隆突、骨沟骨管纵横交错。颅底部的硬脑膜与颅底紧密连接，在受到强烈暴力导致颅底骨折时，易撕裂硬脑膜，出现脑脊液漏，也常因出现脑脊液鼻漏、耳漏而确诊，还可表现为局部软组织肿胀、脑神经损伤，骨折线通过气窦时可导致颅内积气发生。依据骨折部位的不同，可分为颅前窝骨折、颅中窝骨折和颅后窝骨折。

①颅前窝骨折：当骨折累及筛板时，可将骨板上的硬膜撕破而导致脑脊液鼻漏。受损伤神经为嗅神经和视神经，出现嗅觉丧失和视力下降。可有鼻出血、眶周软组织淤斑（熊猫眼征）和眼球结膜下淤血症状。

②颅中窝骨折：当骨折累及颞骨岩部撕裂硬脑膜而出现脑脊液耳漏；若骨膜完整则脑脊液可经咽鼓管流向鼻咽部，出现脑脊液鼻漏。受损伤神经为面神经和听神经，表现为周围性面瘫、听力下降、眩晕及平衡障碍。当骨折损伤颈内动脉时，可出现搏动性突眼、进行性视力障碍及颅内杂音。

③颅后窝骨折：骨折累及斜坡时出现咽后壁血肿，在乳突部可见迟发性皮下瘀斑。骨折累及枕骨大孔时可并发延髓损伤，出现意识障碍和呼吸困难。颅后窝骨折在临床上少见。

### 3. 颅骨骨折的诊断

可通过颅骨 X 线检查、头颅三维 CT 成像技术进行诊断。

### 4. 颅骨骨折的处理原则

（1）颅盖骨折

单纯线性骨折本身不需要特殊治疗，仅须卧床休息，给予对症治疗。对于骨折引起的硬膜外血肿或脑脊液漏需要进行进一步处理。凹陷性骨折陷入深度 < 1 cm 且无临床症状者不需要手术处理；凹陷 > 1 cm 或出现压迫症状者可考虑给予手术行骨折片复位，如有颅内压增高症状应对症治疗。粉碎性骨折时应先手术行骨片摘除，必要时于 3 ~ 6 个月后行颅骨成型术。

（2）颅底骨折

以防止感染为主。若发生脑脊液漏应注意不可填塞，保持五官清洁，取患侧卧位或平卧位并结合抗感染治疗。大部分漏口经处理后可在伤后 1 ~ 2 周内自愈，对持续漏液 4 周以上仍未愈合者，宜实施手术治疗。颅中窝骨折时，若伴有海绵窦动静脉瘘者，应早期进行压迫患侧颈总动脉，每 d 4 ~ 6 次，每次 15 ~ 30 min，对部分瘘孔较小者有一定效果，但对为时较久、症状有所加重或迟发动静脉瘘者，应及早手术治疗。颅后窝骨折时，若有呼吸功能紊乱或颈脊髓受压时应早行气管切开术、颅骨牵引，必要时人工辅助呼吸。

### 5. 颅骨骨折的预后

单纯的颅骨骨折治疗效果较好，预后较好。如果骨折并发脑挫裂伤、颅内血肿等，则需要手术治疗，会影响颅骨骨折的预后。

### （二）饮食指导

①指导患者进食高热量、高蛋白、高维生素、易于消化的流食或半流食。禁烟酒及辛辣、刺激的食物，进食后保持口腔清洁。

②颅底骨折的患者应禁止鼻饲，不可经鼻腔留置胃管，避免颅内感染。

③进食速度宜慢，避免呛咳，食物不宜过稀，也不宜过硬或过稠，指导患者正确吞咽和有效咳嗽。

### （三）用药指导

①应用抗生素预防感染时，应询问有无药物过敏史，试敏结果阴性时方可使用，严密观察患者有无慢性过敏反应。

②出现脑脊液流失过多引起低颅压综合征时，应严格遵循补液原则给予补液。

### （四）日常生活指导

①颅骨缺损的患者要保护好头部，出门戴保护帽，避免剧烈晃动和撞击，洗头时动作轻柔。

②有癫痫发作的患者应按时服药，不可随意停药和更改剂量。保证患者安全，发作时注意保护头部和保持呼吸道通畅。

③并发视神经损伤时给予眼罩保护，叮嘱患者不宜单独下床活动，并定期检查视力、视野，避免用手揉或按压眼球，尽量减少用眼，进行功能锻炼恢复视力；面神经损伤时可导致患侧眼睑闭合不全，应该给予保护，眼睛干燥时可用眼药水滴眼，饮水时使用吸管避免发生呛咳；听神经损伤患者应加强功能训练，注重运用肢体、眼神等沟通技巧。

④有癫痫症状的患者应避免高空作业、游泳、驾车等，外出时有专人陪护，并指导家人应对癫痫发作的方法。

## 三、循证护理

颅底骨折脑脊液漏多由外伤引起，占80%。研究结果显示颅底骨折并发脑脊液漏的护理干预重点是早期发现、预防感染、促进漏口及早愈合；具体措施包括心理支持，严格消毒隔离，防止交叉感染，促进脑脊液外漏通道早日闭合，预防逆行性颅内感染等。

因颅底骨折常导致颅脑通过耳、鼻腔与外界相通，称其为开放性颅脑损伤，对于开放性颅脑损伤，颅内感染率高。尽早进行全身抗感染治疗及破伤风抗毒素预防注射，可预防颅内感染。临床护士应严密观察患者的体温、脉搏、呼吸、血压、瞳孔、意识的变化，了解患者有无头痛、呕吐、颈项强直以及四肢活动情况，以便及早发现颅内感染的征象。

## 第四节　脑损伤护理

脑损伤是由暴力作用于头部，造成脑膜、脑组织、脑血管以及脑神经的损伤。根据受伤后脑组织是否与外界相通分为开放性颅脑损伤和闭合性颅脑损伤，根据脑损伤病情发展分为原发性脑损伤和继发性脑损伤。脑损伤死亡率在 4% ～ 7%，重度颅脑损伤可高达 50% ～ 60%。

### 一、专科护理

#### （一）护理要点

绝对卧床休息，保持呼吸道通畅，密切观察意识、瞳孔及生命体征的变化。

#### （二）主要护理问题

①急性意识障碍与脑损伤、颅内压增高有关。

②清理呼吸道无效与脑损伤后意识不清有关。

③营养失调：低于机体需要量与脑损伤后呕吐、高热、高代谢等有关。

④体温过高与脑干受损、颅内感染有关。

⑤有感染的危险与开放性脑损伤脑脊液漏有关。

⑥有废用综合征的危险与脑损伤后肢体功能障碍、长期卧床等有关。

⑦潜在并发症为颅内压增高、脑疝及癫痫发作。

### （三）护理措施

#### 1. 开放性颅脑损伤的现场急救

①清除患者呼吸道分泌物，开放气道，保持呼吸道通畅。给予氧气吸入，如出现呼吸障碍，应立即进行人工辅助呼吸。

②为患者建立至少两条静脉通路，迅速补充血容量。

③用无菌纱布包扎伤口，减少出血。有脑组织膨出时，用无菌敷料进行保护，以减少污染和损伤。

④尽快转送至有处理条件的医院。

⑤尽早合理应用抗生素。

⑥充分做好术前准备。

⑦治疗原则为先进行抗休克治疗，后给予脱水治疗。因为休克时灌注量不足，导致脑缺氧，可造成脑细胞不可逆性损伤。纠正休克有利于脑复苏，待休克纠正后再行脱水治疗。

#### 2. 对症护理

（1）病情观察

①严密观察患者的意识、瞳孔、生命体征的变化，脑干损伤的患者注意呼吸节律和频率的变化，发现异常及时通知医生处理。

②注意观察患者有无消化道出血、复合伤等情况。

（2）保持呼吸道通畅

①患者采取侧卧位，给予持续低流量吸氧。

②及时清除呼吸道分泌物，气道受阻者给予口咽或鼻咽通气道开放气道，必要时行气管插管术或者气管切开术。

（3）饮食护理

给予肠内、外营养支持，不能经口进食的患者给予鼻饲流质饮食。鼻饲期间注意口腔护理，保持口气清新。定期评估患者营养状况，以便及时调整营养素的供给量。

（4）高热的护理

高热的患者给予物理降温或进行人工冬眠低温疗法，保持适宜的室温，出汗较多者给予及时更换衣裤，鼓励多饮水，注意保暖。

### 3. 围术期护理

①术前向患者或家属解释术前各项准备的目的、意义及注意事项，并做好术前各种准备，包括头部皮肤准备、采集血液标本、备血、禁食水、留置导尿等。

②在进行术前准备时应保证患者安全，躁动及抽搐者应适当约束，防止意外受伤。

③术后体位：全身麻醉未清醒者，给予去枕平卧、头偏向一侧体位。清醒后血压平稳者抬高床头 15 ～ 30°，以利颅内静脉回流，降低颅内压。

④严密观察病情变化，并做好记录，如有异常立即通知医生并给予相应护理措施。

⑤昏迷者给予留置胃管护理：鼻饲液应合理搭配、给予高营养、易消化饮食；每次鼻饲前后用温开水冲洗鼻饲管，以免管腔堵塞；确定胃管在胃内后方可进行；定期更换鼻饲管。对意识逐渐清醒，能自行进食者给予高热量、高蛋白、高维生素饮食。

## 二、健康指导

### （一）疾病知识指导

### 1. 概念

（1）开放性颅脑损伤

系脑组织与相交通的损伤伴有头皮裂伤、颅骨骨折，并有脑脊液漏和脑组织外溢。多为锐器或者火器直接造成，包括火器性颅脑开放伤和非火器性颅脑开放伤。

（2）闭合性颅脑损伤

指脑组织与外界不相交通的损伤。由头部接触钝性物体或者间接暴力所致。

（3）原发性脑损伤

暴力作用于头部后立即发生的损伤，包括脑震荡、脑挫裂伤、弥漫性轴索损伤等，常见于交通意外、工伤等。

（4）继发性脑损伤

指头部受伤一段时间后出现的脑受损病变，包括脑水肿、颅内血肿、脑疝引起的脑干损伤等脑受压所引起的损害等。

### 2. 脑损伤的主要症状

（1）脑震荡

①意识障碍：伤后立即出现轻度、短暂的意识障碍，持续时间不超过 30 min。

②逆行性遗忘：患者清醒后大多不能回忆起受伤前及当时情况，是脑震荡患者特殊的症状。

③头痛和头晕：伤者有不同程度的头痛及头晕，持续加剧的头痛常提示发生病情变化，头晕可因改变体位和震荡有所加剧。

④自主神经功能紊乱：受伤当时可表现为皮肤苍白、出冷汗、血压下降、呼吸微弱、心搏徐缓、体温降低、肌张力减低、各种生理反射迟钝或消失等。之后有不同程度的失眠、耳鸣、心悸、畏光、烦躁等表现，一般卧床休息 3～5 d 后可逐渐恢复。

⑤精神状态：患者常有情绪不稳定的表现，如恐惧、烦躁、激动等。

（2）脑挫裂伤

①意识障碍：脑挫裂伤最突出的临床表现之一，伤后多立即出现昏迷，持续的时间和程度与损伤的部位、范围密切相关。由于伤情不同，昏迷时间可由数十分钟至数小时，重者可迁延至长期、持续昏迷。

②头痛和呕吐：头痛症状只有在患者清醒之后才能陈述，性质多为钝痛、跳痛、涨痛，可持续疼痛或间歇性疼痛；50% 脑挫裂伤患者伤后发生呕吐。二者发生的原因与颅内压增高、自主神经功能紊乱或外伤性蛛网膜下隙出血有关。

③局灶症状和体征：损伤伤及大脑的相应功能区而出现不同的症状和体征。如仅伤及额、颞叶前端等"哑区"可无神经系统缺损的表现，若伤及大脑半球运动区可产生瘫痪，伤及优势半球相应功能区产生失语，伤及视皮质或视放射时出现同向偏盲等。

④脑膜刺激征：脑挫裂伤后由于蛛网膜下隙出血，患者常出现脑膜激惹征象，可表现为畏光、低热、闭目、颈项强直等。

（3）弥漫性轴索损伤

由旋转暴力产生的剪切力所导致，一般伤后即刻出现昏迷状态。临床上表现为持久性意识障碍、植物生存状态和早期死亡。患者伤后有不同程度的原发性昏迷，持续时间长，程度深；双侧瞳孔不等大，单侧或双侧散大，对光反射消失，同向凝视或眼球分离。

（4）原发性脑干损伤

①意识障碍：意识状态受到大脑皮质及脑干内部的网状结构控制。脑干损伤后其内部网状结构受损而呈现持续性昏迷或植物生存状态。

②去大脑强直状态：原发性脑干损伤的特征性表现。患者表现为四肢伸直，肌张力增高，双上肢内收旋前，颈项后仰呈角弓反张状。

③锥体束征：患者可出现一侧或双侧肢体无力或瘫痪，肌张力增高，腱反射亢进，

病理反射阳性等。

④瞳孔和眼球运动变化：脑干损伤后瞳孔大小不等、多变、极度缩小或者扩大，对光反射消失，眼球位置异常。

⑤生命体征变化：当脑桥受到损伤时表现为呼吸不规律、抽泣样呼吸；当延髓损伤时，可在短期内出现呼吸停止。

（5）非火器性颅脑开放伤

患者意识状态差别较大，轻者可始终清醒，重者可呈持续昏迷状态。常因损伤时有异物、毛发、骨片等入颅引起感染症状，表现为高热、头痛、呕吐、颈项强直等。伤及脑部相应功能区，出现偏瘫、失语、感觉障碍、视野缺损等。伤后早期出现癫痫可能与损伤的刺激或脑皮质有关，晚期癫痫与颅内感染、脑膜瘢痕有关。

（6）火器性颅脑开放伤

局部损伤较重的患者，伤后大多出现昏迷。生命体征在受伤后立即出现变化，其变化情况与损伤区域有关。与非火器性颅脑损伤一样，伤后可出现癫痫症状，并因癫痫而加重瘫痪，脑膜刺激征也较容易出现。火器性颅脑开放伤并发颅内血肿的机会较多。

### 3. 脑损伤的诊断

可通过临床表现及头 X 线扫描、头 CT、头 MRI 扫描等进行诊断。

### 4. 脑损伤的处理原则

（1）非手术治疗

主要以对症治疗为主，给予脱水、激素、供氧、降温疗法，减轻脑水肿和降低颅内压；合理应用抗生素，预防颅内感染；若病情允许，尽早进行高压氧疗法；控制癫痫发作，给予抗癫痫药物和安全保护措施。

（2）手术治疗

原发性脑损伤引起颅内压增高甚至形成脑疝时，应及时行手术治疗，达到清除颅内血肿、修补硬脑膜、降低颅内压目的；开放性颅脑损伤患者应尽早给予清创手术，清除颅内异物和血肿，切除糜烂、坏死的脑组织。

### 5. 脑损伤的预后

①脑震荡可以治愈，不影响日常生活，病情好转可逐渐恢复工作。

②脑挫裂伤轻者预后较好，通过康复训练可恢复日常生活能力，重度脑挫裂伤预后

较差，尤其是复合伤患者。

③弥漫性轴素损伤程度越严重，患者致残率和死亡率越高，是导致颅脑损伤患者伤后植物生存或严重神经功能障碍的最主要原因。

④原发性脑干损伤是一种非常严重的脑损伤，致残率和死亡率均很高，多数患者预后较差。

⑤开放性颅脑损伤患者预后与损伤程度有关。抢救及时、受伤范围小、无并发伤的患者预后较好，严重的开放性颅脑损伤累及脑干或基底节等重要结构，患者预后不良。

### （二）饮食指导

①给予肠内营养，以纠正体内代谢紊乱，不能经口进食的患者给予鼻饲流质食物，如米汤、肠内营养液、果汁、蔬菜汁等，每天3～5次，每次200 ml，以满足机体需要。遵医嘱给予静脉营养补充，如氨基酸注射液、脂肪乳注射液等，以保证机体的营养需要。

②进食高蛋白、高维生素、高热量、低盐、低脂、易消化、清淡的饮食，避免摄入辛辣、刺激食物。

### （三）用药指导

①应用抗癫痫类药物如丙戊酸钠注射剂、苯巴比妥钠等时，应注意观察患者的精神状态，有无消化道紊乱及呼吸抑制现象。

②应用解热类药物时，应注意及时补充体液，鼓励饮水。

③应用激素类药物如地塞米松时，注意观察患者有无胃肠道反应。

④应用降颅压类药物如甘露醇注射液、甘油果糖注射液、呋塞米注射液时，应注意有无发生水电解质紊乱及血栓性静脉炎。

### （四）日常生活指导

①有癫痫发作的患者，不能单独活动，应有专人陪同，注意安全。

②轻型颅脑损伤恢复期患者，可做床上活动，待病情好转后可做床下活动，鼓励患者自理生活，劳逸结合。

③重型颅脑损伤恢复期患者，协助家属鼓励患者保持乐观心态，积极参加康复训练，参加有意义的社会活动。

④有颅骨缺损的患者，注意保护颅骨缺损部位，减少出入公共场所次数，佩戴帽子给予保护。按时进行颅骨成形手术。

### 三、循证护理

重型颅脑损伤（GCS≤8 分），是各种外伤中最严重的损伤，其死亡率一般为 50%～60%。研究发现影响重型颅脑损伤转归的因素有很多，总结出主要影响其预后的严重并发症有低氧血症、重度颅高压、肺部感染、消化道出血、高钠高糖血症、癫痫持续状态等，若处理得当可改善其预后。

进行关于重型颅脑损伤术后并发症的循证护理研究，通过临床评估确定护理问题；查阅文献选择最佳护理证据，制定护理干预措施。具体措施包括氧气吸入，密切观察生命体征变化，保持呼吸道通畅，加强引流护理，保持室内温湿度适宜、空气清新，严格无菌操作，及时处理中枢性高热，严格遵医嘱用药及补液，做好皮肤护理和基础护理。通过循证护理，避免和延缓了并发症的发生和发展，提高了患者的生存质量。

## 第五节　颅内血肿护理

颅内血肿是指当脑损伤后，颅内出血聚集在颅腔的一定部位而且达到相当的体积后，造成颅内压增高，脑组织受压而引起相应的临床症状。颅内血肿是颅脑损伤中最多见、最危险、可逆的继发性病变。发病率分别占闭合性颅脑损伤的 10% 和重型颅脑损伤的 40%～50%。颅内血肿见于各种年龄，以青、壮年居多，男性多于女性。

### 一、专科护理

#### （一）护理要点

严密观察生命体征、意识、瞳孔变化，保持呼吸道通畅，做好术后引流护理，密切观察有无并发症的发生。

#### （二）主要护理问题

①急性意识障碍与颅内血肿、颅内压增高有关。

②清理呼吸道无效与意识不清有关。

③营养失调：低于机体需要量与发病后的高代谢、呕吐、高热等有关。

④有废用综合征的危险与意识障碍、偏瘫所致长期卧床有关。

⑤潜在并发症颅内压增高、脑疝、癫痫。

### （三）护理措施

## 1. 对症护理

（1）病情观察

严密观察意识、瞳孔及生命体征的变化，发现异常，及时通知医生给予相应处理。

（2）呼吸道护理

保持呼吸道通畅，及时清除口腔、鼻腔分泌物，必要时给予气管插管或气管切开。定时进行翻身、拍背，预防肺部感染。

（3）饮食护理

急性期给予禁食水护理，遵医嘱给予肠胃营养护理；恢复期患者给予高蛋白、高维生素、高热量、无刺激性、易消化的鼻饲流质饮食；加强口腔护理。

（4）皮肤护理

患者宜穿着柔软、宽松、棉质类衣裤，保持床单清洁、干燥、平整、无渣屑，避免潮湿、摩擦及排泄物的刺激，避免局部长期受压。注意会阴部皮肤保护，避免压疮发生。勤剪指甲，预防抓破皮肤而继发感染。

（5）并发症的观察与护理

当患者出现剧烈头痛、呕吐、躁动不安等典型颅内压增高及脑疝先兆的表现时，立即通知医生并快速静脉滴注 20% 甘露醇注射液 250 ml，同时，做好急诊术前准备工作。

## 2. 术后引流护理

（1）头部引流护理

①密切观察并记录引流液的颜色、性质、量，观察伤口敷料的清洁度和完整性，不可随意调节引流袋放置的高度。

②保持引流通畅，避免打折、脱落、受压，发现引流不畅时及时通知医生给予相应处理。

③搬动有留置引流管的患者时，夹闭引流管，防止引流液逆流入颅引起颅内感染。

④定时更换引流袋，注意严格无菌操作。

（2）脑室引流护理

①护士洗手、戴口罩，评估患者瞳孔、意识、生命体征及头痛、呕吐等症状。

②保护引流管通畅，无打折、扭曲、受压。适当限制患者头部活动范围，活动及翻

身时避免牵拉引流管。

③观察液面波动情况及引流液的颜色、量、性质，记录 24 h 引流量。指导患者及家属引流管内不断有脑脊液流出、液面可随患者呼吸、脉搏而上下波动表明引流管通畅。如每日引流量超过 500 ml，应及时通知医生。

④引流瓶入口应高于侧脑室平面 10～15 cm，以维持正常的颅内压。如须抬高床头时，应调节引流瓶的悬挂高度。

⑤每日定时更换引流袋，注意严格无菌操作。

⑥脑室引流 3～5 d 后应拔除引流管。拔管前遵医嘱给予夹闭引流管或抬高引流袋 24～48 h，若患者无颅内压增高的症状出现，即可拔管。如出现头痛、呕吐、血压升高等颅内压增高症状，应立即开放引流管或放低引流袋，并通知医生。

### 3. 康复护理

①恢复期患者应给予早期功能锻炼，指导患者进行肢体被动活动，给予按摩，每日 2～3 次。

②根据患者的失语程度，制订语言恢复训练计划，并指导患者家属进行有效实施，使其逐渐恢复语言功能。

③根据病情可配合使用针灸、理疗等。

④康复训练过程持久，帮助患者树立信心，进行循序渐进、持之以恒的训练，共同完成康复计划。

## 二、健康指导

### （一）疾病知识指导

#### 1. 概念

颅内血肿是原发性脑损伤的一种，是指颅内出血在某一部位积聚，达到一定的体积，形成局限性的占位病变而引起相应的症状。病程往往进行性发展，若处理不及时，可引起颅内继发性改变，如脑水肿、脑缺血、持续的颅内压增高和脑疝，而致严重后果。

（1）硬膜外血肿

指血肿形成于颅骨与硬脑膜之间者。其成因是颅脑损伤过程中由于头颅的变形以及惯性作用，常使硬脑膜与颅骨内板剥离，颅盖部的硬脑膜与颅骨粘连较疏松，而颅底部硬脑膜附着紧密，因中动脉走行于额部故血肿形成多见于颞部。颅骨的短暂变形或骨折可伤及骨管沟内的脑膜中动脉，是形成血肿的主要来源。

（2）硬膜下血肿

指血肿形成于硬脑膜下腔，血肿的主要来源是脑皮质血管。急性或者亚急性硬膜下血肿，常见于加速性损伤所致脑挫裂伤，血肿多在受伤部位的同侧；减速性损伤所引起的对冲性脑挫裂伤，出血常出现于受伤部位的对侧。慢性硬膜下血肿好发于老年人，大多有轻微头部外伤史，可伴有脑萎缩、出血性疾病等，出血发生部位可为单侧或双侧单纯性硬膜下血肿。

（3）脑内血肿

指血肿形成于脑实质内或脑室内者，血肿的主要来源是脑实质内或脑室血管破裂。可发生于脑组织的任何部位，发生率占闭合性颅脑损伤的 0.5%～1.0%，约占颅内血肿的 5%。好发于额叶和颞叶，占总数的 80%，常为对冲性脑挫裂伤所致，常与硬膜外和硬膜下血肿并存。其次是顶叶和枕叶，约占 10%，其余则位于脑深部、脑干及小脑内，多由于脑受力变形或剪切力作用于深部血管撕裂导致出血。

### 2. 颅内血肿主要的临床表现

（1）意识障碍

发生意识障碍的时间、程度与血肿形成、脑损伤的程度有密切的关系。原发性脑损伤较轻时，患者受伤时不会出现意识障碍，待血肿形成后方可出现意识障碍；原发性脑损伤略重时，患者伤后立即出现短暂意识障碍，中间一度清醒，而后继续出现意识障碍；原发性脑损伤严重时，患者出现进行性加重的意识障碍。

（2）颅内压增高及脑疝的表现

头痛、呕吐、视神经盘水肿为颅内压增高的三大主征，生命体征出现血压高、心率缓慢、呼吸深而慢，并且患者伴有烦躁不安。出现小脑幕切迹疝时患者出现患侧瞳孔散大，而枕骨大孔疝早期患者即可发生呼吸骤停而死亡。

（3）神经系统体征

与血肿压迫脑功能区有关。单纯的硬膜外血肿，早期较少出现神经受损体征，仅在血肿压迫脑功能区时，才出现相应的阳性体征；硬膜下血肿神经系统体征表现为面瘫、偏瘫、失语、局灶性癫痫；脑内血肿多位于运动区，可出现偏瘫、失语和局限性癫痫等。

### 3. 颅内血肿的诊断

（1）分类

颅内血肿根据血肿的来源和部位可分为硬膜外血肿、硬膜下血肿和脑内血肿；按照血肿引起颅内压增高及早期脑疝症状所需时间可分为急性（发病后 3 d 内出现症状者，其中，大多数发病在 24 h 以内）、亚急性（伤后 4～21 d 出现症状者）和慢性（伤后 3 周以上出现症状者）。

（2）常用检查项目

①头部 CT 扫描检查：可显示出血的部位、血肿大小、中线位移情况，有无并存脑挫裂伤、脑水肿等，是常用的辅助检查。

②头颅 X 线检查：可以判断是否并存颅骨骨折以及骨折的类型。

③实验室检查：血细胞分析、肾功能、离子、血糖、凝血象等。

④其他辅助检查：MRI、数字减影血管造影等。

### 4. 颅内血肿的处理原则

（1）手术治疗

根据病情选择手术方式，血肿清除术、去骨瓣减压术、钻孔冲洗引流术。

（2）非手术治疗

对于无明显意识障碍，生命体征平稳，头部 CT 所示血肿量少于 30 ml，中线结构移位＜5 mm，非颅中窝或颅后窝血肿，无局限性脑压迫致神经功能受损者可给予密切观察病情，采用非手术治疗。

### 5. 颅内血肿的预后

急性颅内血肿病情发展较快、伤情重、预后较差，死亡率高达 50%；慢性颅内血肿预后较好。

### （二）饮食指导

①指导患者进食高蛋白、高热量、高维生素、清淡、易于消化、低盐、低脂饮食，改变不良饮食习惯，多食新鲜蔬菜、水果，戒烟、戒酒，避免摄入辛辣、粗糙等刺激性食物，每日食盐摄入量＜3 g。

②昏迷及吞咽困难的患者，遵医嘱给予鼻饲流质饮食，每日 4～6 次，每次不得超过 200 ml，两餐之间给予温开水 100 ml，以保持鼻饲管清洁干净。鼻饲液宜现用现配，

温度控制在 38 ～ 40 ℃，过高或过低容易引起胃肠不适、腹痛、腹泻等。

③定时进行腹部按摩，促进肠蠕动，并适当调整食物纤维含量，鼓励饮水，以防止和减少便秘的发生。如发生便秘，可给予缓泻剂。

### （三）用药指导

①应用降低颅内压类药物如 20% 甘露醇注射液、呋塞米注射液、甘油果糖注射液时，应注意维持水和电解质平衡，观察有无排尿困难、血栓性静脉炎等发生。

②应用止血类药物如氨甲苯酸类药物时，应注意观察有无血栓形成或诱发心肌梗死的倾向。

③为保障用药安全，须根据医嘱进行相关实验室检查，并根据检验结果调整剂量。

④应按时服用口服药，严格遵医嘱用量，不得擅自停用。

### （四）日常生活指导

①保持良好的病室环境，严格执行探视陪护管理制度，做到一陪一护，保持病室安静、舒适，使患者心态平和稳定。

②气候变化时注意保暖，防止感冒。

③患者在床上活动时动作宜慢，有专人陪伴。

## 三、循证护理

重型颅脑损伤及脑出血后并发应激性溃疡致上消化道出血是常见的严重并发症，死亡率达 30% ～ 50%，可直接影响对原发病的治疗效果，严重影响患者的预后，因此应充分认识其发生的危险因素。研究结果显示，颅脑损伤所致应激性溃疡出血的预见性护理措施包括严密观察病情变化，积极止血治疗，合理的营养支持及早期留置胃管，防止感染和休克，减轻应激反应。

研究人员进行了关于重型脑损伤伴应激性溃疡的循证护理研究。研究结果显示，通过循证护理应用于重型脑损伤伴应激性溃疡患者中，可以缩短住院天数，降低医疗费用，提高护理工作质量和效率，对于提高患者的生存质量、降低死亡率等具有重要临床护理意义。具体护理措施包括留置鼻胃管进行肠内营养支持，并强调社会支持系统的必要性。

## 第六节 神经胶质瘤护理

神经胶质瘤是颅内最常见的恶性肿瘤，发生于神经外胚层。神经外胚层发生肿瘤包括两类，分别为神经间质细胞形成的胶质瘤和神经元形成的神经细胞瘤。神经胶质瘤占全部脑肿瘤的 33.3% ～ 58.6%，以男性较多见，特别在多形性胶质母细胞瘤、髓母细胞瘤中男性明显多于女性。各类型胶质瘤各有其好发年龄，如星形细胞瘤多见于壮年，多形性胶质母细胞瘤多见于中年，室管膜瘤多见于儿童及青年，髓母细胞瘤大多发生在儿童。

### 一、专科护理

#### （一）护理要点

在观察患者病情变化的同时，针对患者情绪状态的变化给予心理护理，对癫痫持续状态的患者给予安全护理，同时对长期卧床的患者应避免压疮的发生。

#### （二）主要护理问题

①有皮肤完整性受损的危险与患者意识障碍或肢体活动障碍长期卧床有关。

②慢性疼痛与肿瘤对身体的直接侵犯、压迫神经及心理因素有关。

③有受伤害的危险与术前或术后癫痫发作有关。

④有窒息的危险与癫痫发作有关。

⑤营养失调：低于机体需要量与患者频繁呕吐及术后患者无法自主进食有关。

⑥活动无耐力与偏瘫、偏身感觉障碍有关。

⑦无望感与身体状况衰退和肿瘤恶化有关。

#### （三）护理措施

#### 1. 一般护理

将患者安置到相应病床后，责任护士向患者进行自我介绍，并向患者介绍同病室的病友，以增强患者的安全感和对医护人员的信任感。进行入院护理评估，为患者制订个性化的护理方案。

## 2. 对症护理

（1）有皮肤完整性受损的危险的护理

由于长期卧床，神经胶质瘤患者存在皮肤完整性受损的危险，易发生压疮。护士应使用压疮危险因素评估量表进行评估后，再采取相应的护理措施，从而避免压疮的产生。出现中枢性高热的患者应适时给予温水浴等物理降温干预；营养不良或水代谢紊乱的患者在病情允许的情况下给予高蛋白质和富含维生素的饮食；保持床铺清洁、平整、无褶皱。

（2）慢性疼痛的护理

对疼痛的时间、程度、部位、性质、持续性和间断性、疼痛治疗史等进行详细的评估，做好记录并报告医生。当疼痛位于远端或躯干的某些部位时，应遵医嘱给予止痛药物。注意观察药物的作用和不良反应并慎用止疼剂和镇静剂，以免掩盖病情。神经外科患者应慎用哌替啶，因其可导致焦虑、癫痫等。引起慢性疼痛的原因不仅包含患者的躯体因素，还有其心理方面的因素，护士应运用技巧分散患者的注意力以减轻疼痛，如放松疗法、想象疗法、音乐疗法等。

（3）有受伤害的危险的护理

术前对有精神症状的患者，适当应用镇静剂及抗精神病药物如地西泮、苯巴比妥、水合氯醛等，病床两侧加护栏以防止患者坠床；对躁动的患者要避免不良环境的刺激，保持病室安静，适当陪护，同时加强巡视，防止患者自伤及伤人；对皮层运动区及附近部位的手术以及术前有癫痫发作的患者，术后要常规给予抗癫痫药物进行预防用药。

（4）有窒息危险的护理

胶质瘤患者在癫痫发作期间可对呼吸产生抑制，导致脑代谢需求增加，引起脑缺氧。若忽视对癫痫持续状态的处理，可产生窒息或永久性神经功能损害。在癫痫发作时，应迅速让患者仰卧，将压舌板垫在其上下牙齿间以防舌咬伤。将患者头偏向一侧，清理口腔分泌物，保持气道通畅。

（5）营养失调的护理

患者由于颅内压增高及频繁呕吐，可导致营养不良和水电解质失衡，从而降低患者对手术的耐受力，并影响组织的修复，增加手术的危险性。因此，术前应给予营养丰富、易消化的高蛋白、高热量饮食，或静脉补充营养液，以改善患者的全身营养状况。鼓励其多进食富含纤维素的食物，以保持大便通畅，对于术后进食困难或无法自主进食的患者应给予留置胃管，进行鼻饲饮食，合理搭配，制订饮食方案。

（6）活动无耐力的护理

胶质瘤术后患者可能产生偏瘫、偏身感觉障碍等症状，从而导致患者生活自理能力部分缺陷。护士应鼓励患者坚持自我照顾的行为，协助其入浴、如厕、起居、穿衣、饮食等生活护理，指导其进行肢体功能训练，提供良好的康复训练环境及必要的设施。

（7）无望感的护理

对于恶性胶质瘤的患者，随着病程的延长及放疗、化疗，病痛的折磨常让患者产生绝望。护士应对疾病为患者带来的痛苦表示同情和理解，并采用温和的态度和尊重患者的方式为其提供护理，帮助其正确应对。鼓励患者回想过去的成就，从而证明他的能力和价值，增强其战胜疾病的信心。

## （四）护理评价

①患者未发生压疮。

②患者疼痛有所缓解，能够掌握缓解疼痛的方法。

③患者在住院期间安全得到保障。

④患者癫痫症状得到控制。

⑤患者营养的摄入能够满足机体的需要。

⑥患者肢体能够进行康复训练。

⑦患者情绪稳定，能够配合治疗与护理。

## 二、健康指导

### （一）疾病知识指导

#### 1. 概念

神经胶质瘤又称胶质细胞瘤，简称胶质瘤，是来源于神经上皮的肿瘤。可分为髓母细胞瘤、多形性胶质母细胞瘤、星形细胞瘤、少突胶质瘤、室管膜瘤等。其中，多形性胶质母细胞瘤恶性程度最高，病情进展很快，对放、化疗均不敏感；髓母细胞瘤也为高度恶性，好发于 2 ～ 10 岁儿童，多位于后颅窝中线部位，常占据第四脑室、阻塞导水管而引发脑积水，对放射治疗较敏感；少突胶质细胞瘤占神经胶质瘤的 7%，生长速度较慢，分界较清，可手术切除，但术后往往复发，需要进行放疗及化疗；室管膜瘤约占 12%，术后须放疗及化疗；星形细胞瘤在胶质瘤当中最常见，占 40%，恶性程度比较低，生长速度缓慢，呈实质性者与周围组织分界不清，常不能彻底切除，术后容易复发。

### 2. 临床表现

可表现为颅内占位性病变引起的颅内压增高症状，如头痛、呕吐、视神经盘水肿等，或者因为肿瘤生长部位不同而出现局灶性症状，如偏瘫、失语、感觉障碍等。部分肿瘤患者有精神及癫痫症状，表现为性格改变、注意力不集中、记忆力减退、癫痫大发作或局限性发作等。

### 3. 神经胶质瘤的辅助诊断

主要为颅脑 CT、MRI、EEG 等。

### 4. 神经胶质瘤的处理原则

由于颅内肿瘤浸润性生长，与脑组织间无明显边界，难以做到手术全部切除，一般给予综合疗法，即手术后配合以放疗、化疗、分子靶向治疗及免疫治疗等，通常可延缓肿瘤复发，延长患者生存期。对于复发恶性胶质瘤，局部复发推荐再次手术或者放疗、化疗；如果曾经接受过放疗不适合再放疗者，推荐化疗；化疗失败者，可改变化疗方案；对于弥漫或多灶复发的患者，推荐化疗和（或）分子靶向治疗。

（1）手术治疗

胶质瘤患者以手术治疗为主，即在最大限度保存正常神经功能的前提下，最大范围安全切除肿瘤病灶。但对不能实施最大范围安全切除肿瘤的患者，酌情采用肿瘤部分切除术、活检术或立体定向穿刺活检术，以明确肿瘤的组织病理学诊断。胶质瘤手术治疗的目的在于：①明确诊断；②减少肿瘤负荷，改善辅助放疗和化疗的结果；③缓解症状，提高患者的生活质量；④延长患者的生存期；⑤为肿瘤的辅助治疗提供途径；⑥降低进一步发生耐药性突变的概率。

（2）放射治疗

放射线作用于细胞后会将细胞杀死。高级别胶质瘤属于早期反应组织，对放射敏感性相对较高，同时又由于肿瘤内存在部分乏氧细胞，较适合进行多次分割放疗使得乏氧细胞不断氧化并逐步被杀死。目前，美国国立综合癌症网络发布的胶质瘤指南、欧洲恶性胶质瘤指南及国内共识均将恶性胶质瘤经手术切除后 4 周开始放射治疗作为恶性胶质瘤综合治疗的标准方法。

（3）化学治疗

利用化疗可以进一步杀死实体肿瘤的残留细胞，有助于提高患者的无进展生存时间及平均生存时间。

（4）分子靶向治疗

即在细胞分子水平上，针对已经明确的致癌位点（该位点可以是肿瘤细胞内部的一个蛋白分子，也可以是一个基因片段），来设计相应的治疗药物。药物进入体内会特异地选择致癌位点相结合发生作用，使肿瘤细胞特异性死亡，而不会波及肿瘤周围的正常组织细胞的一种治疗方法。

（5）免疫治疗

免疫疗法可以通过激发自身免疫系统来定位和杀灭胶质瘤细胞。目前在胶质瘤免疫治疗方面虽然取得了一些进展，但所有的免疫治疗方案在临床试验中均不能完全清除肿瘤。尽管这种治疗方法有各种不足，但由于免疫治疗可以调动人体自身的免疫系统，产生特异性抗肿瘤免疫反应，其理论上是较理想的胶质瘤治疗方法。

**5. 神经胶质瘤的预后**

随着影像诊断技术的发展、手术理念和设备的进步、放疗技术的日益更新，以及化疗药物的不断推出，胶质瘤患者的预后得到了很大的改善。但神经胶质瘤侵袭性很强，目前，仍无确切有效的治愈手段，特别是恶性胶质瘤，绝大多数患者预后很差，即使采取外科手术、放疗及化疗等综合疗法，5 年生存率约 25%。

**（二）饮食指导**

①合理进食，保持良好的饮食习惯。注意低盐饮食，防止由于钠离子在机体潴留而引起血压升高，进而导致颅内压升高。

②增加纤维素类食物的摄入，如蔬菜、水果等，减少便秘发生，必要时可口服缓泻剂，促进排便。

③对胶质瘤术后的患者，除一般饮食外，可多食营养脑神经的食品，如酸枣仁、白木耳、黑芝麻等。避免食用含有致癌因子的食物，如腌制品、发霉的食物、烧烤、烟熏类食品等。

**（三）预防指导**

①通过向患者提供有关疾病的康复知识，以提高患者自我保健的意识。

②为预防胶质瘤患者癫痫发作，应遵医嘱合理使用抗癫痫药物。口服药应按时服用，不可擅自减量、停药。若患者以往没有接受过化疗，可给予替莫唑胺口服，防止肿瘤复发。剂量为 200 mg/m$^2$/d，28 d 为一个周期，连续服用 5 d；若患者以往接受过其他方案化疗，

建议患者起始量为 150 mg/m²/d，28 d 为一个周期，连续服用 5 d。

## （四）日常生活指导

①指导患者建立良好的生活习惯，鼓励患者日常活动自理，树立恢复健康的信心。

②指导患者要保持心情舒畅，避免不良情绪刺激。家属要关心体贴患者，给予生活照顾和精神支持，避免因精神因素引起病情变化。

## 三、循证护理

胶质瘤是常见的颅内肿瘤，流行病学调查结果显示，尽管世界各地胶质瘤发病率存在差异，但就整体而言，其发病率约占原发脑肿瘤的一半，且近年来有不断上升的趋势。目前，以手术治疗为主，同时配合其他手段如放射治疗、化学治疗、免疫治疗等，因此，对胶质瘤的围术期的观察与护理及术后并发症的护理显得尤为重要。化疗前要帮助患者增强战胜疾病的信心，并取得家属的配合，发挥社会支持系统的作用。术后 4 ～ 5 d 要警惕颅内感染的发生，护士须监测患者的体温变化；在疫苗稀释液回输时，可能发生过敏性休克，因此，输注时要有 10 ～ 15 min 的观察期，同时，要控制滴速，观察期的滴速应为每分钟 10 ～ 20 滴，观察期结束后如无不适可调至每分钟 30 ～ 40 滴，输注完毕后应观察 4 ～ 6 h 后方离院；免疫治疗过程中要注意观察患者是否有肌无力及关节疼痛发生，如有则应及时停止治疗或调整治疗方案。

# 第九章　妇产科疾病的护理

## 第一节　功能失调性子宫出血

### 一、疾病特点

功能失调性子宫出血简称功血，是由于调节生殖的神经内分泌机制失常，即下丘脑——垂体——卵巢轴功能失调引起的异常子宫出血，属于生殖内分泌疾病，非器质性病变引起。功血分为无排卵性和排卵性两类。

#### （一）无排卵性功能失调性子宫出血

多见于青春期及绝经过渡期妇女，约占85%。可有各种不同的临床表现，其特点是失去正常周期规律性和出血自限性，最常见的症状是子宫不规则出血。特点是月经周期紊乱，经期长短不一，经量多少不定，出血的类型取决于血清雌激素水平及其下降速度、雌激素对子宫内膜作用时间及内膜厚度，出血期间一般无不适感觉。青春期患者的下丘脑——垂体——卵巢轴激素间反馈调节尚未成熟，特别是对雌激素的正反馈作用存在缺陷，卵泡刺激素呈持续低水平，月经中期无促排卵性黄体生成激素高峰形成，卵巢无成熟卵泡形成，不能排卵；绝经过渡期患者的卵巢功能不断衰退，剩余卵泡对垂体促性腺激素的反应性低下，卵泡在发育过程中因退行性变而不能排卵；内外环境等因素也可引起育龄妇女的无排卵性功血。上述原因引起的无排卵，均使子宫内膜受雌激素持续作用而无孕激素拮抗，出现不同程度的增生改变，发生雌激素突破性出血。无排卵性功血也可因一批卵泡闭锁导致雌激素水平下降，持续增生的子宫内膜失去激素支持而脱落，发生雌激素撤退性出血。此外，无排卵性功血时，异常子宫出血还与子宫内膜自限性机制缺陷有关。无排卵性功血患者的子宫内膜病理改变可分为3类。①子宫内膜增生症：根据1998年国际妇科病理协会制定的标准分单纯型增生（旧称腺囊型增生过长）、复杂型增生（旧称腺瘤型增生过长）、不典型增生。②增殖期子宫内膜：特点是在月经周期的后半期，甚至月经期，表现为增殖期形态。③萎缩性子宫内膜：较少见。基础体温呈单相型，经前宫颈黏液检查可见羊齿植物叶状结晶，提示无排卵。

### （二）排卵性月经失调

多见于育龄期妇女，占20%～30%。患者虽有排卵，但黄体功能异常，常见的有黄体功能不足和子宫内膜不规则脱落两类。

### 1. 黄体功能不足

主要临床表现为月经周期缩短，月经频发，有时虽月经周期正常，但卵泡期延长、黄体期缩短，患者不易受孕或易发生孕早期流产；病理显示子宫分泌期内膜腺体呈分泌不良，间质水肿不明显或腺体与间质发育不同步，内膜活检显示分泌反应落后2 d；基础体温呈双相型，高温相不足11 d。

### 2. 子宫内膜不规则脱落

由于黄体萎缩不全，使内膜持续受孕激素影响而不能如期完全脱落；其临床特点为月经周期正常，经期延长，可达9～10 d，经血量多；于月经第5～6 d，病理检查仍可见呈分泌反应的子宫内膜，与出血坏死组织及新生子宫内膜混合共存；基础体温为双相型，下降缓慢。

## 二、治疗原则

无排卵性功能失调性子宫出血和排卵性月经失调患者在出血阶段，均应进行有效止血、纠正贫血和预防感染，血止后应查明病因，针对病因选用合理治疗方案；青春期和生育期无排卵性功血以调整月经周期、促排卵为主，绝经过渡期功血以调整周期、防止子宫内膜病变为主；排卵性月经失调以调节黄体功能为主。

## 三、护理措施

### （一）一般护理

功能失调性子宫出血患者出血量多时，须入院治疗。

### 1. 生活与安全护理

由于患者体质虚弱，护理人员应协助做好生活和安全护理，协助患者更换干净的内裤与会阴垫，保持局部清洁。嘱其卧床休息，为其提供富含铁、维生素和蛋白质的食物，如动物肝脏、豆角、蛋黄、胡萝卜等，防止其活动时摔倒。

### 2. 病情观察

测量并记录患者的血压、心率和呼吸；注意观察阴道流血数量、颜色、有无凝血块等，收集出血期间的会阴垫，准确评估并记录出血量。观察用药或刮宫术后患者阴道流血情况，发现异常，及时报告医师。

### （二）诊疗配合护理

### 1. 止血

常采用性激素止血，辅以其他止血药物。急性大出血、性激素治疗无效或存在子宫内膜癌高危因素患者，需手术治疗。

（1）性激素药物

保证患者按医嘱及时、足量服用性激素，保持药物在血中的有效浓度。大量出血患者，要求性激素治疗 8 h 内见效，24 ～ 48 h 内止血，若超过 96 h 仍未能止血，应考虑有其他器质性病变。在医师指导下进行药物减量，原则上在血止后开始减量，每隔 3 d 减量 1 次，每次减量不得超过原剂量的 1/3，直至维持剂量，持续用到血止后第 20 d 停药。主要应用以下几种激素：

①雌激素：大剂量雌激素促使子宫内膜迅速生长，短时间内修复创面而止血，主要用于青春期功血。选用结合雌激素 2.5 mg 口服，每 6 h 1 次，血止后每 3 d 递减 1/3 量，直至维持量 1.25 mg/d，从血止日算起第 20 d 停药。应用雌激素最后 7 ～ 10 d 应加用孕激素，醋酸甲羟孕酮 10 mg，每日 1 次，一般在停药后 3 ～ 7 d 发生撤药性出血。由于出血量可能较多，护理人员须注意观察。血液高凝状态或有血栓病史的患者，禁用大剂量雌激素。

②孕激素：对于无排卵性功血患者，孕激素可使雌激素持续作用下增殖的子宫内膜转为分泌期，取得止血效果。停药后内膜脱落完全，起到药物刮宫的作用。主要用于体内有一定雌激素水平的功血患者。常用的合成孕激素分两类：17- 羟孕酮衍生物（甲羟孕酮、甲地孕酮）和 19- 去甲基睾酮衍生物（焕诺酮等）。绝经过渡期功血患者可选用焕诺酮（妇康片），5 mg 口服，每 6 小时 1 次，2 ～ 3 d 血止后每 3 d 递减 1/3 量，直至维持量 2.5 mg/d，从血止日算起第 20 d 停药。一般在停药后 3 ～ 7 d 发生撤药性出血。对于黄体功能不足的排卵性月经失调患者，自排卵后肌注黄体酮，可补充黄体分泌孕酮的不足；对于子宫内膜不规则脱落的患者，孕激素可调节下丘脑——垂体——卵巢轴的负反馈，使黄体及时萎缩，子宫内膜按时完整脱落，达到止血目的。

③雄激素：雄激素能增强子宫平滑肌和血管的张力，减轻盆腔充血而减少出血量。

适用于绝经过渡期功血。

④联合用药：联合应用性激素的止血效果，优于单一用药的止血效果。青春期功血患者，应用孕激素同时配伍小剂量雌激素，可减少孕激素用量，防止突破性出血；绝经过渡期功血患者，应用三合激素 2 ml，内含黄体酮 12.5 mg，雌二醇 1.25 mg，睾酮 25 mg，肌内注射，每 12 h 1 次，血止后减至每 3 d 1 次，共 20 d 停药。

（2）其他止血药物

非甾体类抗炎药和其他止血药，有减少出血量的作用，但不能赖以止血。

（3）手术

做好围手术期护理，及时准确送检标本。手术治疗包括以下几种方法：①诊断性刮宫：既能迅速止血，又能明确诊断。适用于急性大出血或存在子宫内膜癌高危因素的已婚妇女；②子宫内膜切除术：可减少月经量，甚至达到闭经效果，但由于组织受热效应破坏影响病理诊断。适用于绝经过渡期和经激素治疗无效且无生育要求的妇女；③子宫切除术：经治疗功血的所有可行方法均无效、且无生育要求的年长患者，可与家属协商知情选择后，行子宫切除术。

**2. 调整月经周期**

血止后，应建立正常的月经周期，使青春期和生育期无排卵性功血患者恢复正常的内分泌功能，同时预防绝经过渡期妇女发生子宫内膜增生症。一般 1 个疗程连续用药 3 个周期，护理人员应告知患者坚持每日用药，随意停服或漏服药物可引起子宫出血。常用的方法有以下几种：

（1）雌、孕激素序贯法

也称人工月经周期。通过模拟自然月经周期中卵巢的内分泌变化，将雌、孕激素序贯应用，引起子宫内膜相应变化并发生周期性脱落。适用于内源性雌激素水平较低的青春期或生育期功血患者。用法：于撤药性出血第 5 d 起，每晚 1 次，口服戊酸雌二醇 1 mg，连服 21 d，至服药第 11 d，每日口服甲羟孕酮 10 mg，停药后 3～7 d 出血。于出血第 5 d 起重复用药，连用 3 个周期。

（2）口服避孕药

属于雌、孕激素联合法，利用孕激素限制雌激素促内膜生长的作用，减少撤药性出血量，同时雌激素可预防治疗期间的孕激素突破性出血。适用于内源性雌激素水平较高的生育期功血或绝经过渡期功血患者。用法：于撤药性出血第 5 d 起，每晚口服 1 片，连服 3 周，1 周为撤药性出血间隔。停药后仍未建立正常月经周期者，可重复应用。

（3）后半周期疗法

适用于青春期或绝经过渡期功血患者。于月经后半周期（撤药性出血的第 16 ～ 25 d）每日口服甲羟孕酮 10 mg，连用 5 d 为 1 个周期。3 个周期为 1 个疗程。

### 3. 促排卵

一般不提倡青春期功血患者应用促排卵药物，对于有生育要求的不孕功血患者，可用药物促排卵；对于黄体功能不足的排卵性月经失调，应促卵泡发育。主要的药物有以下几种：

（1）枸橼酸克罗米酚

通过抑制内源性雌激素对下丘脑的负反馈，诱导促性腺激素释放而诱发排卵。

（2）绒促性素

有类似 LH 作用，能诱发排卵。一般与其他促排卵药联合应用。

（3）小剂量雌激素

卵泡期应用小剂量雌激素，能协同 FSH 促进卵泡发育。

### 4. 调节黄体功能

适用于排卵性月经失调患者。

（1）绒促性素

在卵泡成熟时应用 HCG，具有避免黄体过早衰退和提高其分泌孕酮的功能。也可于基础体温上升后开始，隔日肌注绒促性素，延长黄体期。适用于黄体功能不足的功血患者。

（2）黄体酮

自排卵后每日肌注黄体酮 10 mg，共 10 ～ 14 d，补充黄体分泌孕酮的不足。

### 5. 补充血容量

观察并记录患者液体出入量。对严重贫血患者，应遵医嘱做好配血、输血和输液。

### 6. 预防和控制感染

密切观察与感染有关的征象，若体温升高、下腹部有压痛等，及时报告医师。禁止不必要的阴道检查。对于出血时间较长的患者，遵医嘱应用抗生素预防感染。

## 第二节  宫颈肿瘤

### 一、疾病特点

宫颈肿瘤分为宫颈良性肿瘤、宫颈上皮内瘤变和宫颈癌。

#### （一）宫颈良性肿瘤

宫颈良性肿瘤较少见。常见的有宫颈息肉和宫颈平滑肌瘤。

#### 1. 宫颈息肉

由血管丰富的结缔组织和间质组成，表面覆以单层高柱状上皮，好发于 40～60 岁的经产妇。一般无临床症状，偶可出现接触性出血。妇科检查可见突出于宫颈外口的 1 个或多个表面光滑、色红、质软、呈舌形的组织，直径约 1 cm，有蒂或无蒂，触之易出血，恶变率低于 1%，但易复发。

#### 2. 宫颈平滑肌瘤

常为单发，与宫体肌瘤之比为 1∶12，常无临床症状，多于妇科体检时发现。

#### （二）宫颈上皮内瘤变（CIN）

宫颈上皮内瘤变是一组癌前病变，与宫颈浸润癌密切相关。好发于 25～35 岁妇女。宫颈上皮内瘤变包括宫颈不典型增生和宫颈原位癌，根据细胞的异型程度及上皮累及范围，将宫颈不典型增生分为轻、中、重 3 级，即轻度不典型增生（Ⅰ级）、中度不典型增生（Ⅱ级）和重度不典型增生（Ⅲ级）。即 CIN Ⅰ相当于轻度不典型增生、CIN Ⅱ相当于中度不典型增生、CIN Ⅲ相当于重度不典型增生和原位癌。研究较多的是 CIN 与 HPV 感染之间的关系，90% 以上的 CIN 有 HPV 感染。目前，已知 HPV6、11、42、43、44 属低危型，一般不诱发癌变；而 HPV16、18、31、33、35、39、45、51、52、56 或 58 属高危型，可诱发癌变。CIN Ⅰ主要与 HPV6、11、31、35 引起的混合感染有关，CIN Ⅱ和Ⅲ主要与 HPV16、18、33 有关，常为单一亚型 HPV 感染。宫颈异常上皮细胞报告为：①鳞状上皮。分两类：一类为意义未明的不典型鳞状细胞；另一类为不能排除高度上皮内病变的不典型鳞状细胞。②轻度鳞状上皮内病变：包括 HPV 感染 /CIN Ⅰ。③重度鳞状上皮内病变：包括 CIN Ⅱ和 CIN Ⅲ。④腺上皮：分为不典型，以及原位腺癌和腺癌 3 类。临床上 CIN 无特殊症状，偶有接触性出血和阴道排液增多；妇科检查无明显体征，部分患者可见宫颈局部红斑、白色上皮或宫颈柱状上皮异位。

### （三）宫颈癌

宫颈癌是世界上仅次于乳腺癌、第二常见的妇女恶性肿瘤。好发于 35 ～ 39 岁和 60 ～ 64 岁。近 40 年由于开展宫颈刮片细胞学筛查，使宫颈癌的发病率和病死率均明显下降。

#### 1. 病因

尚不明确，有研究资料显示 90% 以上宫颈癌伴有 HPV 感染，其中与 HPV16 和 HPV18 关系最为密切。

#### 2. 病理特点

宫颈移行带为好发部位，主要病理类型为鳞状细胞癌和腺癌。鳞状细胞癌占 80% ～ 85%，分为外生型、内生型、溃疡型和颈管型，腺癌占 15% ～ 20%，分为宫颈黏液腺癌、宫颈恶性腺瘤和宫颈腺鳞癌。

#### 3. 宫颈癌转移

以直接蔓延最常见，其次为淋巴转移，血行转移少见。

#### 4. 宫颈癌临床表现

早期宫颈癌常无症状和明显体征，容易漏诊或误诊为宫颈炎症。随着病变进展，早期出现性交后或妇科检查后接触性出血，晚期为不规则阴道流血。老年患者常表现为绝经后不规则阴道流血，出血量依据病灶大小及侵及血管情况而变化；多数患者出现阴道排液增多，为白色或血性，稀薄如水样或米泔水样，有腥臭味。若癌组织坏死伴感染，可有大量米泔水样或脓性恶臭样排液。晚期患者还可出现不同的继发症状，病灶累及邻近器官和神经时，可出现尿频、尿急、便秘、里急后重、肛门坠胀、下肢肿胀、疼痛等症状，也可发生远处转移，以锁骨上淋巴结转移最为常见。患者可有贫血、恶病质等全身衰竭症状。

#### 5. 妇科检查

早期无明显病灶；随着肿瘤生长，外生型者宫颈可见息肉状或菜花状赘生物，质脆易出血；内生型者可见宫颈肥大，质硬，颈管膨大，癌组织脱落后可见溃疡或空洞，阴道转移时可见阴道壁有赘生物，宫旁组织受累时，三合诊检查可扪及宫旁组织增厚、结节状、质硬或形成冷冻骨盆。

### 6. 预后

宫颈癌治疗后复发率较高，1 年内为 50%，2 年内为 75% ～ 80%；盆腔内局部复发占 70%，远处转移占 30%。

## 二、治疗原则

### （一）宫颈良性肿瘤

以手术治疗为主。

### （二）宫颈上皮内瘤变

应根据细胞学、阴道镜和宫颈活组织检查结果决定治疗方法，总体上对 CIN Ⅰ 和 CIN Ⅱ 以保守性治疗为主，对 CIN Ⅲ 以手术治疗为主。无明显病灶者，可先按炎症处理，定期随访。对 CIN Ⅰ 患者，可用冷冻、激光或宫颈锥形切除病灶；对 CIN Ⅲ 患者，有生育要求的可行宫颈锥形切除术，无生育要求的行全子宫切除术。宫颈癌的治疗应根据临床分期、患者年龄和身体状况，采取手术、放疗和化疗相结合的综合治疗。

## 三、护理措施

### （一）一般护理

保持病房安静与清洁，营造家庭舒适化的环境，保证患者睡眠与休息。评估患者的全身状况，特别注意营养状况与饮食习惯，帮助其制定科学、合理、可口的膳食，保证患者的营养需求。协助患者保持会阴清洁，促进舒适感。严密观察病情，记录患者每日排泄情况，宫颈癌患者若出现腰痛、尿频、尿急和排便困难，可能是癌瘤侵犯邻近器官所致，不可滥用止痛剂和灌肠；注意测量患者血压、体温与阴道流血量，发现异常应及时通知医师。宫颈癌晚期可能阴道大流血以致休克，应做好急救准备。协助患者保持个人卫生和外阴卫生，勤换内衣内裤，勤擦身，勤换床单，勤通风；每日会阴冲洗 2 次，预防感染。

### （二）手术前、后护理

在围手术期患者护理的基础上，还应做好术前护理和术后护理。

### 1. 术前护理

（1）窥器检查

以 0.9% 氯化钠溶液为润滑剂，以免影响细胞学检查结果；动作要轻柔，避免碰伤癌瘤引起出血。

（2）宫颈阴道消毒

对拟行子宫切除或宫颈锥切的患者，术前 3 d 开始做阴道准备，每日 2 次用 0.2% 聚维酮碘进行阴道冲洗，手术当日晨再用 0.2% 聚维酮碘消毒宫颈及阴道，对局部有活动性出血的患者，应采用无菌纱条填塞止血，认真交接班，按时如数取出或更换阴道内的纱条。

（3）外阴部冲洗

每日行会阴冲洗 2 次，保持外阴部清洁。

（4）清洁灌肠

对拟行经腹或经阴道全子宫切除术的患者，术前夜做好清洁灌肠，保证术野清洁。灌肠时应根据患者的实际情况确定所用的液体数量与压力，避免造成副损伤。

（5）排空膀胱

术前嘱患者排空膀胱，备无菌导尿管术中或术后应用。

## 2. 术后护理

（1）一般护理

广泛子宫全切除术患者术后以平卧位为宜，降低盆底与阴道张力，促进伤口愈合；注意保持患者外阴部清洁，每日 2 次擦洗外阴，排便后应及时清洁外阴，经常更换床单及内裤，避免感染。对术前评估营养状况欠佳的患者，术后应与营养师协商，安排合理的饮食，保证患者尽早康复。鼓励并帮助患者在病情和机体状况允许情况下尽早下床活动，以增强食欲、促进肠道蠕动，预防发生长期卧床并发症。

（2）病情观察

注意观察患者的生命体征，测量血压、脉搏、心率和体温；观察并记录腹部伤口是否有渗血，阴道是否有活动性流血，导尿管是否通畅，尿量与尿的颜色，拔除导尿管后能否自主排尿，引流管是否通畅，引流液体的数量与颜色，有无腹痛、排便是否困难等，发现异常及时报告医师。

（3）对症护理

对术中失血量较多的患者，应遵医嘱给予输血和输液；按医嘱及时取出阴道内留置的纱布，并核对数量；注意保持留置导尿管通畅，拔除导尿管前训练患者膀胱功能，拔管前 3 d 开始间歇夹闭导尿管，每 2～3 h 开放 1 次。拔管后，嘱患者每 1～2 h 自主排尿 1 次。若有排尿困难，应采取轻柔按摩、热敷、诱导等方式帮助排尿；对便秘患者，术后第 5 d 可给予缓泻药，避免因增加腹压而影响伤口愈合；遵医嘱应用止痛药物，指导患者应用自控镇痛泵，缓解患者术后疼痛。

# 第三节　子宫肿瘤

## 一、疾病特点

子宫肿瘤包括良性的子宫肌瘤和恶性的子宫内膜癌与子宫肉瘤。

### （一）子宫肌瘤

为女性生殖器官最常见的良性肿瘤，主要由平滑肌细胞增生而成，含有少量的结缔组织，又称子宫平滑肌瘤。好发于 30 ～ 50 岁妇女，以 40 ～ 50 岁最多见。

### 1. 病因

尚不明确，可能与女性性激素相关，肌瘤组织局部对雌激素的高敏感性是肌瘤发生的重要因素，有研究表明孕激素可刺激肌瘤细胞核分裂，促进肌瘤生长。

### 2. 分类

根据肌瘤生长部位，分为宫体肌瘤（约占 90%）和宫颈肌瘤（约占 10%）；根据肌瘤与子宫肌壁的关系，分为浆膜下肌瘤、肌壁间肌瘤和黏膜下肌瘤。

（1）浆膜下肌瘤

向子宫浆膜方向生长，瘤体突出于子宫表面，表面仅覆盖子宫浆膜层，约占 20%。肌瘤继续生长过程中可形成仅有一蒂与子宫相连，称带蒂浆膜下肌瘤。一旦蒂血供不足，肌瘤可变性坏死；若发生蒂扭转断裂，肌瘤可脱落至腹腔，形成游离性肌瘤；若肌瘤位于宫体侧壁阔韧带两层之间生长，称阔韧带肌瘤。

（2）肌壁间肌瘤

位于子宫肌壁间，周围被肌层包裹，占 60% ～ 70%。

（3）黏膜下肌瘤

向子宫黏膜面生长，突出于宫腔，表面仅覆盖子宫内膜，占 10% ～ 15%。肌瘤易形成蒂，使其在宫腔内犹如异物，引起子宫收缩，将肌瘤挤出宫颈外口，突向阴道内。

### 3. 病理

子宫肌瘤的病理特点为单个或多个实质性球形包块，质地较硬，压迫周围肌纤维形成假包膜，因肌瘤与假包膜之间有一层疏松网状组织间隙，因此，容易剥出。

### 4. 肌瘤变性

当肌瘤局部供血不足时可发生变性或恶变，常见的有玻璃样变、囊性变、红色样变、肉瘤样变和钙化，其中玻璃样变最常见，变性后的肌瘤失去了原有的典型结构。临床症状与肌瘤部位、有无变性有关。

### 5. 临床表现

（1）症状

常见的症状有经量增多及经期延长，多见于肌壁间肌瘤和黏膜下肌瘤，系肌瘤使宫腔增大、内膜面积增加、影响子宫收缩等所致；由于内膜腺体分泌增多和盆腔充血，患者可出现白带增多；黏膜下肌瘤伴感染、坏死，可出现血性或脓血性排液，伴恶臭；当肌瘤生长超过3个月妊娠子宫大小时，患者自觉下腹胀满，可扪及肿块，也可有压迫症状，如尿频、排尿和排便困难等；较大黏膜下肌瘤脱出至阴道内，患者可有阴道内异物感；当浆膜下肌瘤蒂扭转或肌瘤红色变时，可出现急性腹痛。

（2）体征

与肌瘤大小、位置、数目和有无变性有关。肌瘤较大时，腹部检查可触及形状不规则、质硬的结节状肿物；妇科检查有时可见宫口扩张，肌瘤位于宫口内或脱出宫颈外口，呈粉红色，表面光滑；伴感染时，表面有坏死、出血及脓性分泌物。双合诊检查子宫增大，表面有单个或多个结节状突起，形状不规则；浆膜下肌瘤可扪及单个实质性球形肿物与子宫有蒂相连；黏膜下肌瘤在宫腔内时，子宫呈均匀性增大。

### （二）子宫内膜癌

字宫内膜癌是发生于子宫内膜的上皮性恶性肿瘤，占女性生殖道恶性肿瘤的 20%～30%，是女性生殖系统3大恶性肿瘤之一，以内膜样腺癌最多见，占80%～90%，腺癌伴鳞状上皮分化、透明细胞癌和浆液性腺癌较少见。子宫内膜癌好发于绝经后妇女。

### 1. 病因

多数子宫内膜癌的发生，与子宫内膜长期接受雌激素刺激而又缺乏孕激素拮抗，引起子宫内膜增生症有关，内分泌紊乱、肥胖、高血压、糖尿病、不孕、绝经延迟、应用雌激素、遗传因素为子宫内膜癌发生的高危因素；少数子宫内膜癌的发生与雌激素无关，肿瘤恶性度高，分化差，预后不良。

### 2. 病理

子宫内膜癌根据病变范围分为弥漫型和局灶型。

### 3. 转移途径

以淋巴转移为主，其次为直接蔓延，偶有血行转移。

### 4. 临床表现

主要症状为绝经后再现阴道流血，量多少不一，持续性或间歇性。未绝经者表现为经量增多、经期延长；部分患者有浆液性或浆液血性阴道排液，合并感染者，常伴有恶臭味。晚期患者可有下腹部及腰骶部疼痛、贫血、消瘦等全身症状。

### 5. 妇科检查

早期常无异常发现，晚期可有子宫增大，偶见癌组织自宫颈管内脱出，晚期患者子宫固定，宫旁可扪及质地较硬的结节状物。分段诊断性刮宫是诊断子宫内膜癌最常用、最可靠的方法。

### （三）子宫肉瘤

较罕见，恶性度高，占子宫恶性肿瘤的 2% ～ 4%。好发于绝经过渡期妇女。

### 1. 分类

根据组织发生来源分为 3 类。①子宫平滑肌肉瘤：约占 45%，来源于子宫肌层或血管壁平滑肌纤维或子宫肌瘤肉瘤样变；②子宫内膜间质肉瘤：来源于子宫内膜间质细胞；③恶性中胚叶混合肉瘤：也称癌肉瘤，含有肉瘤和癌两种成分，来源于子宫正常组织和子宫外异源组织（横纹肌、骨、软骨和脂肪等）。

### 2. 临床表现

子宫肉瘤未累及子宫内膜时，临床上无特异性症状，随肿瘤生长，可出现下腹痛、阴道不规则流血和尿频、尿急与排便困难等压迫症状，若肿瘤坏死伴感染，阴道分泌物中可混有组织碎屑，并有恶臭味。

### 3. 妇科检查

可触及异常增大的子宫，形状不规则。若有盆腔转移，可触及宫旁组织增厚。子宫肉瘤以血行转移为主，常发生肺转移，复发率高，预后差。

## 二、治疗原则

### （一）子宫肌瘤

应根据肌瘤的大小、数目、部位、临床症状、患者年龄及生育要求等情况而选择保守治疗或手术治疗。

### （二）子宫内膜癌和子宫肉瘤

应根据病情和患者具体情况选择手术、放疗、化疗或激素治疗，可单独或综合应用；早期病例以手术为主，晚期病例以放疗或药物治疗为主。

## 三、护理措施

### （一）一般护理

除子宫肌瘤小、无症状和并发症的患者采取定期随访外，子宫内膜癌和子宫肉瘤患者多须住院手术治疗，护理人员应帮助患者尽快熟悉并适应环境，保证休息与睡眠。指导患者掌握放松技巧，缓解紧张情绪。观察并记录阴道流血量，认真评估患者每日液体出入量，对贫血或体液不足患者，遵医嘱输血或输液。若巨大子宫肌瘤压迫邻近器官，引起排尿或排便困难时，可酌情导尿或应用缓泻药。

### （二）用药指导

第一，明确子宫肌瘤保守药物治疗的适应证，肌瘤小于 2 个月妊娠子宫大小，症状轻、近绝经年龄，身体情况不宜手术者。向患者介绍药物治疗目的、药物名称、方法、可能出现的副反应及应对措施。米非司酮，促性腺激素释放激素类似物，如亮丙瑞林和戈舍瑞林均不宜长期持续应用，可导致骨质疏松。

第二，使子宫内膜癌患者了解性激素治疗的目的和主要副作用。临床上孕激素治疗多为高效、大剂量、长期应用，容易出现钠、水潴留和药物性肝炎等副作用；应用抗雌激素制剂如他莫西芬，可有潮热、急躁等类似绝经综合征表现。指导患者定期复查血、尿常规和肝功能等，根据医嘱用药。

### （三）放疗、化疗与围手术期护理

子宫肌瘤手术途径可经腹、经阴道或宫腔镜或腹腔镜下手术；子宫内膜癌和子宫肉瘤患者多经腹手术，术前或术后常联合应用放疗或化疗。护理人员应根据患者的具体情况，制定个体化护理措施，如子宫广泛切除术患者，术后 6 ～ 7 d 易发生阴道断端出血，多与缝合线吸收、感染和骤然增加腹压有关，在此期间应嘱患者卧床休息，减少活动，避免增加腹压；对上呼吸道感染、咳嗽的患者，术前遵医嘱应用抗生素，术后给予止咳药物；子宫肿瘤伴有感染的患者，应遵医嘱应用抗生素，以控制感染；对留置导尿管与引流管的患者，应注意保持导尿管与引流管通畅，注意观察并记录尿量与引流液体量、性状，发现异常及时报告医师。

**（四）出院指导及随访**

①手术、化疗或放疗后的患者机体抵抗力较低，应加强营养，预防感染。告知家属提供高蛋白、易消化、可口的饮食；保持室内空气清新，注意个人卫生，但子宫广泛切除术后的患者禁止阴道灌洗，若有发热、咳嗽、阴道分泌物增多或呈脓血性等，应及时就医。

②根据患者身体康复情况，确定恢复性生活的时间。子宫内膜癌或子宫肉瘤患者手术、药物及放疗后，常出现阴道分泌物减少、性交痛等症状，可应用水溶性润滑剂，以增进性生活舒适度。

③治疗后随访告知患者随访的目的、时间、地点及联系人，并记录患者的联系方式和详细地址。子宫肌瘤患者术后1个月嘱其到医院复查；子宫内膜癌患者术后3年内，每3个月随访1次，3年后每6个月随访1次，5年后每年随访1次。

④随访观察肌瘤小、无症状，特别是临近绝经期的患者，每3～6个月随访1次，若肌瘤继续增大或症状明显时，考虑进一步治疗。

# 第四节　妊娠滋养细胞疾病

## 一、疾病特点

妊娠滋养细胞疾病是一组来源于胎盘滋养细胞的疾病。按组织学分为葡萄胎、侵蚀性葡萄胎、绒毛膜癌（简称绒癌）和胎盘部位滋养细胞肿瘤。侵蚀性葡萄胎、绒毛膜癌和胎盘部位滋养细胞肿瘤统称妊娠滋养细胞肿瘤。葡萄胎属于良性绒毛病变，侵蚀性葡萄胎仅发生在葡萄胎之后，葡萄胎和侵蚀性葡萄胎与绒毛滋养细胞有关，而绒癌和胎盘部位滋养细胞肿瘤分别与绒毛前和绒毛外滋养细胞有关。妊娠滋养细胞肿瘤分为两类：病变局限子宫，称无转移妊娠滋养细胞肿瘤；病变出现在子宫以外部位，称转移性妊娠

315

滋养细胞肿瘤。滋养细胞绝大部分继发于妊娠，极少数来源于卵巢或睾丸生殖细胞，称非妊娠性绒毛膜癌，不在本章讨论范围。

### （一）葡萄胎

妊娠后胎盘绒毛滋养细胞增生、间质水肿，形成大小不一的水疱，水疱间借蒂相连成串，形如葡萄，称葡萄胎，又称水疱状胎块。葡萄胎分为完全性与部分性。

#### 1. 完全性葡萄胎

占多数，流行病学调查结果显示，葡萄胎的发生率存在地理、种族和民族差异，亚洲和拉丁美洲地区的发病率高于北美和欧洲地区；同一种族居住不同地域，发病率也不相同。此外，年龄、营养状况和葡萄胎妊娠史也是影响因素。< 20 岁或 > 35 岁妇女妊娠时葡萄胎的发生率显著升高；缺乏维生素 A、胡萝卜素和动物脂肪者，葡萄胎的发生率显著升高；有过 1 次和 2 次葡萄胎妊娠者，再次葡萄胎的发生率分别为 1% 和 15% ～ 20%。细胞遗传学研究表明，完全性葡萄胎的染色体核型为二倍体，均来自父系，但其线粒体 DNA 来自母系。

完全性葡萄胎病理特点为水疱样物充满整个宫腔，无胎儿及其附属物或胎儿痕迹；弥漫性绒毛水肿、体积增大，滋养细胞增生，间质水肿，间质内胎源性血管消失。

完全性葡萄胎临床典型症状为停经 8 ～ 12 周后不规则阴道流血，量多少不一，常反复发作，逐渐增多，也可因母体大血管破裂而造成大出血，导致休克；流血前常出现阵发性下腹痛，黄素化囊肿扭转或破裂时，表现为急性腹痛；部分患者较早发生妊娠呕吐和妊娠期高血压疾病征象，且症状重、持续时间长；7% 患者有轻度甲状腺功能亢进征象，如心动过速、皮肤潮湿和震颤。妇科检查发现半数以上患者的子宫异常增大、变软，子宫大于相应停经月份，伴有血清 HCG 水平异常升高，少数患者因水疱退行性变，子宫小于停经月份；葡萄胎排空后可扪及表面光滑、活动度好的卵巢黄素化囊肿，常为双侧性，大小不等，常在清宫后 2 ～ 4 个月自行消退。完全性葡萄胎具有局部侵犯和（或）远处转移的潜在危险，其发生率分别为 15% 和 4%。葡萄胎排空后 HCG 的消退规律对预测其自然转归具有重要价值，正常情况下，葡萄胎排空后，血清 HCG 开始稳定下降，首次降至正常的平均时间约为 9 周，最长不超过 14 周。若 HCG 持续 3 个月仍为阳性，称持续性葡萄胎或持续性滋养细胞疾病。

#### 2. 部分性葡萄胎

部分性葡萄胎的发生率远低于完全性葡萄胎，同时缺乏明显的临床或病理的高危因素。细胞遗传学研究表明，部分性葡萄胎的核型90%以上为三倍体，多数情况下，一套多余的染色体来自父方，极少数部分性葡萄胎的核型为四倍体。形态学表现为部分绒毛变为水疱，合并有胚胎或胎儿组织，胎儿多已死亡；部分绒毛水肿，轮廓不规则，滋养细胞增生程度轻，呈局限性，间质内可见胎源性血管及其中的有核红细胞。

部分性葡萄胎的临床症状与完全性葡萄胎相似，但程度较轻，一般无腹痛和妊娠期高血压疾病征象。妇科检查发现多数患者子宫大小与妊娠月份相符或小于妊娠月份，多无卵巢黄素化囊肿。若不认真鉴别，容易将部分性葡萄胎误诊为不全流产或过期流产。部分性葡萄胎可发展为持续性滋养细胞疾病，概率约为4%，一般不发生转移。HCG测定、B型超声检查、多普勒胎心测定和流式细胞仪有助于葡萄胎的诊断。其中血清HCG高于相应孕周的正常妊娠值，且在停经12周后，不逐渐下降，反而随子宫增大而持续上升；B型超声检查完全性葡萄胎显示子宫明显大于相应孕周，无妊娠囊或胎心搏动，宫腔内充满不均质密集状或短条状回声，呈"落雪状"，若水疱较大，则形成大小不等的回声区，呈"蜂窝状"；并可测到双侧或单侧的卵巢黄素化囊肿。超声检查部分性葡萄胎可见水疱状胎块所致的图像改变及胎儿或羊膜腔，胎儿常合并畸形。多普勒胎心仪检测不到胎心音。流式细胞仪可测定染色体核型，有助于区分完全性和部分性葡萄胎。

### （二）妊娠滋养细胞肿瘤

#### 1. 侵蚀性葡萄胎

指葡萄胎组织侵入子宫肌层引起组织破坏或并发子宫外转移者。侵蚀性葡萄胎继发于葡萄胎排空后6个月内，多为局部侵犯，仅4%的患者并发远处转移，恶性度不高，预后较好。病理特点为子宫肌壁内有大小不等、深浅不一的水疱状组织，宫腔内可有或无原发病灶，侵袭病灶接近子宫浆膜层时，可见紫蓝色结节；镜下可见绒毛结构及滋养细胞增生和分化不良，也可仅见绒毛结构退化后形成的绒毛阴影。

#### 2. 绒毛膜癌

绒毛膜癌是继发于正常或异常妊娠之后的滋养细胞肿瘤。好发于育龄妇女，50%继发于葡萄胎之后，依次为流产后、足月妊娠后和异位妊娠之后，继发于葡萄胎的绒癌绝大多数在1年以上发病，继发于流产和足月产的绒癌约半数患者在1年内发病。恶性度极高。病理特点为大多数绒癌原发于子宫，极少数原发于输卵管、宫颈和阔韧带等部位，子宫肌层内有单个或多个无固定形态、与周围组织界限清楚、质软而脆、暗红色的肿瘤，肿瘤可突向宫腔或穿破浆膜；镜下无绒毛或水疱状结构，滋养细胞高度增生，广泛侵入肌层与血管，肿瘤中不含有间质和血管。无转移滋养细胞肿瘤多继发于葡萄胎后，少数继发于流产或足月产后。主要临床症状为葡萄胎排空、流产、异位妊娠或足月产后持续、不规则的阴道流血，量多少不定，也可表现为一段正常月经后再停经，然后出现阴道流血；一般无腹痛，若子宫病灶穿破浆膜层、黄素化囊肿蒂扭转或破裂、子宫病灶坏死伴感染时，可出现急性腹痛。妇科检查发现子宫复旧不全或不均匀性增大，单侧或双侧卵巢黄素化囊肿持续存在，由于肿瘤分泌 HCG 及雌、孕激素的作用，可出现乳房增大、乳头及乳晕着色、少量泌乳、生殖道变软、宫颈着色等假孕体征。转移性滋养细胞肿瘤多为绒癌，尤其是继发于非葡萄胎妊娠后。血行播散为主要转移途径，发生早且广泛，最常见的转移部位是肺，约为80%，其次是阴道（30%），再次为盆腔（20%）、肝（10%）和脑（10%）。临床上可同时出现原发灶和转移灶症状，也有部分患者仅有转移灶症状，而无原发灶症状。转移灶的共同表现为局部出血，随着转移灶部位不同，可有不同的临床表现，肺转移的患者常有胸痛、咳嗽、咯血及呼吸困难等情况；阴道转移的患者，可出现不规则阴道流血，甚至大出血导致休克，妇科检查发现阴道前壁有呈紫蓝色结节的转移灶，破溃时，可见活动性出血；肝转移患者可有肝区或上腹部疼痛，若病灶穿破肝包膜，可引起腹腔内出血；脑转移患者的预后凶险，是主要死亡原因，根据病变进展分为3期：瘤栓期、脑瘤期和脑疝期。

## 二、治疗原则

葡萄胎确诊后应及时清宫。滋养细胞肿瘤采取以化疗为主、手术和放疗为辅的综合治疗。

## 三、护理措施

### （一）一般护理

尽可能为患者提供安静、舒适的病房，特别是葡萄胎患者，最好远离待产病房，以免增加患者内心痛苦；保持外阴清洁、干燥，及时为其更换床单及会阴垫，增进舒适；嘱患者卧床休息，起床时宜缓慢，必要时有护理人员陪伴，以免瘤栓期造成跌倒等意外损伤。

### （二）诊疗配合

#### 1. 葡萄胎吸刮术的护理配合

（1）术前准备

向患者及其家属解释吸刮术的目的、过程、可能出现的不适和应对措施，告知患者，若子宫大于妊娠 12 周或术中感到一次刮净有困难时，须于 1 周后行第二次刮宫。教会患者深呼吸等放松技巧，便于术中配合医师操作。测量并记录血压、心率和呼吸等生命体征。建立静脉通道，做好血型验配和抗生素试敏，备好缩宫素、急救药品、大号吸管等抢救与手术物品。

（2）术中配合

为减少出血、预防子宫穿孔及羊水栓塞，应配合医师在充分扩张宫颈管和开始吸宫后，静脉滴注缩宫素。严密观察患者血压、脉搏、呼吸等生命体征，若出现寒战、烦躁不安、恶心、面色苍白等情况，立即报告医师并采取相应措施。选取靠近宫壁、新鲜无坏死的刮出物送病理检查。

（3）术后护理

嘱患者卧床休息，垫好会阴垫，注意观察子宫收缩、阴道流血情况，准确评估出血量，发现异常，及时报告医师。遵医嘱给予输血与输液。

### 2. 妊娠滋养细胞肿瘤放疗、化疗与手术治疗患者的护理

妊娠滋养细胞肿瘤以化疗为主，护理人员应了解常用的一线化疗药物及配伍禁忌，国内常用的有甲氨蝶呤、氟尿嘧啶、放线菌素 D、环磷酰胺、长春新碱等，向患者及家属介绍本次治疗方案和所用药物，告知主要的毒副反应及应对措施。化疗前测量并记录体重，评估营养状况，为医师用药提供依据。护理人员要鼓励患者在机体状况允许情况下坚持用药，严格遵医嘱停药，停药指征包括症状与体征消失、原发灶与转移灶消失、HCG 测定（1 次 / 周）连续 3 次正常，再巩固 2 ～ 3 个疗程方可停药。

### （三）病情观察

①观察并记录患者的意识、血压、心率和呼吸等体征，观察并评估阴道流血量、性状、有无腹痛，若发现异常，立即报告医师，以免大出血休克而延误抢救。

②注意观察有无转移灶症状，如头痛、失明、喷射样呕吐、胸痛、咳嗽、咯血、肝区疼痛等。

③观察患者体温，注意血常规检查结果，以判断有无感染。

### （四）对症护理

①呼吸困难的患者，应取半卧位，给予吸氧；大咯血时，取头低患侧卧位，保持呼吸道通畅，轻拍背部，帮助排出积血，防止窒息，并迅速通知医师，配合抢救。

②对妊娠滋养细胞肿瘤有阴道转移的患者，禁止做不必要的阴道检查，防止转移灶破溃出血。一旦发生阴道大量流血，应配合医师积极处置，可采用纱布压迫止血。备好无菌纱条，操作时先明确出血部位，由阴道顶端向外填塞，纱条必须紧压出血处。清点并记录填塞纱条数量和时间，做好交接班，24 h 更换 1 次填塞纱条，以免引起感染。

③对脑转移患者，应控制输液量，以免颅内压升高。急性期应有专人护理，防止咬伤舌头、跌伤、吸入性肺炎以及压疮等并发症的发生。

# 第五节　原发性闭经

## 一、疾病特点

原发性闭经较少见，多由遗传或先天发育缺陷所致。根据第二性征发育情况，分为第二性征存在和第二性征发育缺乏两类。

### （一）第二性征存在的原发性闭经

#### 1. 米勒管发育不全综合征

染色体核型正常为 46，XY。促性腺激素正常，有排卵，外生殖器、输卵管、卵巢及女性第二性征正常。异常表现为始基子宫或无子宫、无阴道，常伴肾及骨骼畸形。

#### 2. 雄激素不敏感综合征

为男性假两性畸形，染色体核型为 46，XY。性腺是睾丸，位于腹腔内或腹股沟。睾酮水平在男性范围，能通过芳香化酶转化为雌激素，故表型为女性。乳房虽丰满，乳头发育不良，阴毛和腋毛稀少，阴道为盲端，子宫及输卵管缺如。

#### 3. 对抗性卵巢综合征

卵巢内多为始基卵泡，FSH 升高，卵巢对促性腺激素不敏感，表现为原发性闭经，女性第二性征存在。

#### 4. 下生殖道闭锁

因下生殖道横向阻断导致闭经，如无孔处女膜。

### （二）第二性征缺乏的原发性闭经

#### 1. 低促性腺激素性腺功能减退

多因下丘脑分泌 Gn-RH 不足或垂体分泌促性腺激素不足导致原发性闭经。最常见的是体质性青春期发育延迟，较常见的是嗅觉缺失综合征，主要临床表现为原发性闭经伴女性第二性征缺如，为常染色体显性遗传病，患者除闭经外，嗅觉减退或丧失，内生殖器分化正常。

#### 2. 高促性腺激素性腺功能减退

因卵巢衰竭所致性激素减少，引起 LH 和 FSH 升高，伴生殖道异常。较常见的是特纳综合征，属于性腺先天性发育不全，染色体核型为 45，XO 或嵌合型；除高促性腺激素低雌激素引起闭经外，患者身材矮小（身高＜ 150 cm），面容呆板、两眼间距宽、蹼颈（颈短而粗、颈后部有巨大囊肿）、盾胸、肘外翻等，乳房不发育，妇科检查见外阴呈幼女型，阴毛与腋毛稀少或缺如。

### 二、治疗原则

根据闭经病因，采取综合治疗方法。

### 三、护理措施

#### （一）精神安慰与情绪疏导

闭经原因明确前，患者往往担心具体的病因诊断与确诊时间；诊断明确后，常因诊断和治疗对今后生活的影响而产生焦虑，甚至悲哀。护理人员应耐心倾听患者的主诉，观察其情绪的变化及心理反应，鼓励患者表达自己的感情。根据病因，分析不同个体的家庭与社会背景、生活方式、精神状态及性格，与患者及家属建立良好的信任关系，向患者及家属解释所提出的问题，配合医师讲解治疗方案，使其积极面对现实。

#### （二）诊疗配合

原发性闭经患者的辅助检查项目较多，应向患者讲明各项检查的目的、注意事项和顺序，嘱患者及时反馈检查结果；协助患者做好相关学科的会诊及检查。对须行手术治疗的患者，做好术前、术中和术后的护理。对须应用药物治疗的患者，认真做好用药指导。对智力低下的患者，应向家属说明具体药物的作用、剂量、用法、时间、副反应等，并确认其已经完全掌握。

## 第六节　继发性闭经

### 一、疾病特点

继发性闭经多见。病因复杂，根据控制正常月经周期的四个主要环节，以下丘脑性闭经最常见，依次为垂体性闭经、卵巢性闭经和子宫性闭经。

#### （一）下丘脑性闭经

下丘脑性闭经最常见，以功能性原因为主。器质性原因较少。此外，还包括药物性闭经。

#### 1. 功能性闭经

①精神应激。突然的精神打击、过度紧张或环境改变等，均可能引起神经内分泌障碍而导致闭经。此外，盼子心切或畏惧妊娠等强烈的精神应激，也可干扰神经内分泌的调节功能而发生假孕性闭经。

②神经性厌食。中枢神经对体重大幅度下降极敏感。重症神经性厌食是一种进食行为障碍，多发生于青春期少女，或是由于内在情感的剧烈矛盾，或是为保持体型而强迫节食，当体重急剧下降10%时，即可出现闭经。

③剧烈运动。已知肌肉/脂肪比率增加或总体脂肪减少，均能使月经异常。运动量剧增后，体内 GnRH 释放受到抑制引起闭经。长期剧烈运动的运动员或芭蕾舞演员，由于长时间过量的体育训练或参加剧烈紧张的比赛或表演，均可引起闭经，也称运动性闭经。

#### 2. 器质性闭经

①嗅觉缺失综合征。为先天性下丘脑促性腺激素释放激素（GnRH）分泌缺乏，同时伴嗅觉丧失或减退，临床表现为原发性闭经，女性第二性征缺如，但女性内生殖器分化正常。

②颅咽管瘤。少见。发生在蝶鞍上的垂体柄漏斗部前方，当瘤体增大压迫下丘脑和垂体柄时引起闭经、生殖器萎缩、肥胖、颅内压增高、视力障碍等临床表现，也称肥胖生殖无能营养不良症。

③药物性闭经。长期应用甾体类避孕药可以抑制下丘脑 GnRH 的分泌而引起闭经；此外，一些药物如奋乃静、氯丙嗪、利舍平等能抑制下丘脑多巴胺使垂体分泌催乳激素增加，引起闭经。药物性闭经是可逆的，通常停药后 3～6 个月月经多能自然恢复。

## （二）垂体性闭经

腺垂体器质性病变或功能失调，均能使促性腺激素分泌降低而引起闭经。

### 1. 垂体梗死

产后大出血休克引起垂体缺血坏死，以腺垂体尤为敏感，出现一系列腺垂体功能低下的症状和肾上腺皮质及甲状腺功能减退症状，常见于希恩综合征。

### 2. 垂体肿瘤

多见于成年妇女，常见的是催乳激素腺瘤，属良性、功能性腺瘤，肿瘤分泌大量 PRL，可激发下丘脑而抑制 GnRH 分泌。同时，PRL 升高可降低卵巢对促性腺激素的敏感性。此外，催乳激素腺瘤压迫分泌细胞，能够使促性腺激素分泌减少，导致闭经溢乳综合征的发生。

### 3. 空蝶鞍综合征

因先天发育不全、肿瘤、手术破坏了蝶鞍隔，使脑脊液流入蝶鞍的垂体窝，垂体受压缩小，使蝶鞍扩大，称空蝶鞍。若垂体柄受脑脊液压迫而使下丘脑与垂体间的门脉循环受阻时，出现高催乳激素血症和闭经。

## （三）卵巢性闭经

指卵巢分泌的性激素水平低下，子宫内膜不发生周期性变化而引起的闭经。

### 1. 先天性卵巢发育不全

也称特纳综合征。卵巢内卵泡缺如或少于正常，性腺分泌功能缺陷而使促性腺激素升高，属高促性腺激素闭经，临床上表现为第二性征发育不良的原发性闭经。

### 2. 卵巢早衰

年龄小于 40 岁的女性，由于卵泡耗竭或被破坏而发生的卵巢功能衰竭，称卵巢早衰。其发生与染色体突变、先天性酶缺陷、自身免疫性疾病、医源性损伤（药物作用、放疗、化疗）或特发性原因等因素有关。

### 3. 卵巢功能性肿瘤

如卵巢支持细胞—间质细胞瘤产生的高雄激素血症，抑制下丘脑—垂体—卵巢轴功能而引起闭经。再如卵巢颗粒细胞瘤和卵巢卵泡膜细胞瘤持续分泌雌激素抑制排卵，使子宫内膜持续增殖而引起闭经。

### 4. 多囊卵巢综合征

高雄激素血症抑制下丘脑—垂体—卵巢轴功能而引起闭经，特征为长期不排卵和高雄激素血症。

### （四）子宫性闭经

月经调节功能正常，第二性征发育正常，子宫内膜基底层受到破坏，或对卵巢激素不能产生正常反应，均可出现闭经。

#### 1. 子宫缺如

手术切除子宫。

#### 2. 子宫内膜基底层受到破坏

最常见的原因是阿什曼综合征，也称创伤性宫腔粘连。通常发生在过度刮宫损伤子宫内膜基底层，内膜受损后导致宫腔粘连。子宫内膜结核、严重的子宫内膜炎或子宫恶性肿瘤宫腔内放射治疗后，也可引起子宫内膜基底层受到破坏，导致闭经。

### （五）先天性下生殖道发育异常

由于月经血排出受阻，使经血滞留于宫腔和阴道内而发生闭经。多见于无孔处女膜、阴道下 1/3 缺如等。

### （六）其他内分泌腺功能异常

甲状腺功能亢进或减退、肾上腺皮质功能亢进、肾上腺皮质肿瘤等，也可引起闭经。

## 二、治疗原则

针对病因开展一般治疗、激素治疗或手术治疗。

## 三、护理措施

### （一）心理护理

向患者讲解疾病发生原因、治疗方法和保健知识，使患者能够获得自我保健和疾病转归的信息。针对因考试过度紧张引起闭经的青少年女性，使其了解闭经与精神紧张之间的关系，劝导她们正确对待应激刺激，减轻心理压力；婚后不孕的患者受社会、家庭的压力以及丈夫不正确生育观念的影响，其情绪忧伤、思想负担重，护理人员应向患者及其配偶讲解有关生育的知识，消除自身及家庭的压力。对器质性疾病所引起闭经的患者，应向其提供表达情感的机会和环境，了解其具体的疑虑和需求，耐心解答患者的各种提问，使其积极配合治疗。

### （二）诊疗配合

向患者及其家属介绍各种所要检查项目的名称、目的与过程，协助医师完成诊断性检查。对须手术治疗的患者，做好术前、术中和术后护理。对须应用性激素治疗的患者，应指导患者严格遵医嘱按时、按量、按疗程服用药物。

# 第七节 外阴、阴道损伤

外阴、阴道损伤主要与创伤、分娩、性交和腐蚀性药物有关。外阴是女性生殖器的外露部分，皮下组织疏松，血管丰富，一旦受到外力作用，容易发生血管破裂而形成血肿；部分妇女会阴过紧、缺乏弹性，分娩时容易发生会阴裂伤。阴道与外阴相毗邻，既是胎儿娩出的通道，又是性交器官。分娩造成的阴道损伤十分常见，且多合并外阴裂伤；性交引起的阴道损伤少见，初次性交时发生处女膜裂伤，但损伤不重，绝大多数能够自愈；暴力性行为或幼女受到性侵犯可导致小阴唇、阴道及阴道穹隆损伤。疾病治疗时，将腐蚀性药物放入阴道可引起阴道药物性损伤。

## 一、疾病特点

### （一）处女膜裂伤

处女膜为一层较薄的黏膜皱襞，内含结缔组织、血管及神经末梢，其厚薄存在个体差异，处女膜中央有一孔，其形状与大小也有很大变异。处女膜裂伤多在初次性交时发生，突发性外阴疼痛，伴有少量流血，无须处理，数日后症状消失。妇科检查可见处女膜裂口自膜的游离缘向基底部延伸，裂伤口边缘自行修复愈合，留有清晰裂痕。暴力性行为或异常性交姿势可造成处女膜过度裂伤，伤及小阴唇、阴道及阴道穹隆，引起大量出血。幼女的生殖器官尚未发育成熟，遇到暴力奸污时，可引起会阴、处女膜、阴道甚至肛门的广泛撕裂。

### （二）外阴、阴道分娩损伤

分娩导致的外阴、阴道损伤，以急产、巨大儿分娩、产妇会阴体过长及过度肥厚且缺乏弹性、阴道狭窄或有陈旧性疤痕、产力过强、阴道手术助产（如产钳助产、臀牵引术等）或手术助产操作不当等常见。临床表现为外阴、阴道流血及疼痛，出血多在胎儿娩出时或娩出后立即发生，色鲜红，呈持续性。若出血量多、出血时间长，患者可出现面色苍白、心率加快、血压下降等失血性休克征象。妇科检查可见前庭部、尿道口周围、小阴唇内侧、会阴部及阴道有裂伤口，会阴、阴道裂伤按损伤程度分四度：Ⅰ度裂伤仅为会阴部皮肤及阴道入口黏膜撕裂，出血不多；Ⅱ度裂伤已达会阴体筋膜及肌层，阴道后壁黏膜受累，可至阴道后壁两侧沟并向上撕裂，不易辨认解剖结构，出血较多；Ⅲ度裂伤向会阴深部扩展，肛门外括约肌撕裂，但直肠黏膜完整，出血较多；Ⅳ度裂伤为最严重的会阴、阴道裂伤，肛门、直肠和阴道完全贯通，直肠肠腔外露，组织损伤严重，但出血量可不多。

### （三）外阴及阴道创伤性损伤

外阴及阴道创伤性损伤以女性骑跨或摔跌伤、车祸引起骨盆粉碎性骨折、暴力性伤害事件等导致外阴受硬物撞击或外阴及阴道被刺伤居多。临床表现为局部剧痛及阴道流血，患者常坐卧不安、行走困难，若累及邻近器官形成生殖道瘘，患者排尿与排便异常，可有尿液或粪便自阴道排出。妇科检查外阴及阴道可见裂伤及活动性出血，注意有无异物插入及邻近器官损伤。

### （四）阴道性交损伤

阴道性交损伤较少见，主要发生于粗暴性交或存在阴道损伤诱因的妇女，如月经期、妊娠期、产褥期和绝经后期妇女，由于内分泌的改变，阴道黏膜变软、组织脆性增加，特别是阴道后穹隆弹性差、抵抗力弱，为裂伤的好发部位；老年妇女阴道黏膜菲薄，组织弹性差，容易发生阴道裂伤；阴道发育不良、阴道肿瘤及阴道手术后患者也可发生性交时阴道损伤。主要症状为性交中或性交后阴道流血，伴局部疼痛。若阴道穹隆裂伤严重可导致腹膜撕裂，出现腹痛及恶心、呕吐、下腹坠胀、头晕、心悸等腹腔内出血症状。查体注意血压、心率、呼吸等生命体征变化，腹部查体时若发现下腹部压痛、反跳痛明显、移动性浊音阳性，应考虑有腹腔内出血。妇科检查注意阴道裂伤部位、程度及范围，一般多位于阴道后穹隆处，伤口可为新月形、横形或环形，注意有无邻近器官累及，若有膀胱或直肠累及，则有清亮液体或粪便自阴道内排出。

### （五）阴道药物性损伤

在治疗阴道或宫颈疾病或非法堕胎时，因放入阴道内的药物剂量过大、用药方法不当、药物过敏或使用腐蚀性药物等，可导致阴道黏膜溃疡、出血，继发感染，延误治疗可导致阴道粘连、瘢痕性狭窄，甚至阴道闭锁。主要表现为阴道放置药物后出现烧灼感，疼痛逐渐加重，伴阴道分泌物增多，呈脓血性，有臭味，可有腐烂组织排出。延误治疗可出现阴道积脓，患者寒战、高热及下腹痛，若有生殖道瘘形成，可有尿液或粪便自阴道排出。后期可发生阴道狭窄，性交困难。妇科检查可见阴道内有药物，轻者阴道黏膜充血水肿，脓血性分泌物，带臭味的腐烂组织；重者阴道黏膜坏死、剥脱，形成溃疡。阴道粘连、瘢痕狭窄程度与部位依损伤程度和部位而定。若发生阴道脓肿，肛诊可触及阴道膨胀，触痛明显；生殖道瘘形成时，阴道检查可见瘘孔。

### （六）阴道放射性损伤

接受阴道内照射治疗恶性肿瘤的患者，自觉乏力、食欲缺乏、头晕、恶心，阴道分泌物增多呈脓血性，妇科检查可见阴道溃疡形成；治疗结束数月后，妇科检查可见照射部位组织纤维化导致阴道狭窄，宫颈及宫体缩小，宫口闭锁。患者常合并直肠放射性损伤，出现里急后重、肛门灼痛、排便困难及便血等症状，重者形成直肠阴道瘘；也常出现膀胱放射性损伤，出现尿频、尿痛、排尿困难及血尿等症状，但形成膀胱阴道瘘少见。

## 二、治疗原则

止血、止痛、预防或纠正休克、抗感染。

## 三、护理措施

### （一）诊疗配合

#### 1. 掌握诊疗原则

护理人员应掌握外阴及阴道损伤的处理原则。对重症复合伤患者应配合医师做简单的生殖器损伤的止血处理，优先治疗危及生命的关键性损伤，待患者的生命体征平稳后再处理其他部位的生殖器损伤；若出血量大，可同时处理者，应立即清创伤口、缝合止血。较小血肿可加压包扎止血；较大血肿应切开，取出血块并找到出血点缝合止血。

#### 2. 配合公安机关采取物证

对被强暴的患儿须从阴道和内裤上收集分泌物，检查精子和酸性磷酸酶或者DNA，外阴照相，以便提供法医学证据，并行性传播疾病病原体检查或培养。

#### 3. 协助取出异物

幼女阴道异物可用小弯钳夹取；或将导尿管插入阴道，用 40% 紫草油 100 ml 加压冲洗阴道，常能冲出异物。

#### 4. 预防、纠正休克及控制感染

遵医嘱输血、输液，应用抗生素、止血药物等。

### （二）严密观察病情

密切观察并准确记录体温、血压、脉搏、呼吸等生命体征及尿量的变化。特别注意

观察外阴及阴道有无活动性出血、阴道分泌物量及性状、伤口敷料有无渗透、裂伤部位有无红肿及是否有脓性分泌物、外阴或阴道血肿大小及局部疼痛程度有无变化，若出现下腹痛或异常变化，应及时报告医师。

### （三）外阴及阴道护理

#### 1. 体位

嘱外阴及阴道分娩裂伤或外阴及阴道血肿患者健侧卧位休息；手术后患者应去枕平卧 12 h，头偏向一侧，防止呕吐物误吸。

#### 2. 保持清洁及预防粘连

每日外阴及阴道冲洗 1～2 次，排便后及时清洁外阴；术后用 0.2% 甲硝唑液冲洗阴道、外阴后，阴道内置入红霉素软膏及己烯雌酚纱条，24～48 h 后取出。

#### 3. 增进舒适感

按医嘱及时给予止痛药以缓解疼痛。外阴损伤发生 24 h 内宜局部冷敷，可降低局部神经敏感性，减轻患者疼痛及不适感；24 h 后改用 50% 硫酸镁湿热敷或理疗，促进水肿或血肿吸收。指导患者采用按摩、放松或听音乐等方法减轻疼痛。

# 第八节　子宫损伤

根据损伤部位，子宫损伤可分为宫颈损伤、子宫内膜损伤、子宫肌层损伤或穿孔；根据损伤因素的不同，子宫损伤可分为分娩性损伤、器械性损伤、炎症性损伤、肿瘤性损伤、创伤性损伤、放射性损伤等。本节重点介绍分娩性宫颈损伤、炎症性子宫内膜损伤及损伤后子宫内膜粘连及器械性子宫损伤。子宫损伤是妇产科的严重并发症，若处理不当，可直接危害妇女的生命，应引起高度重视。护理人员在工作中应加强预防，避免发生医源性子宫损伤，一旦发生应争取及时发现和处理。

## 一、疾病特点

### （一）宫颈损伤

宫颈是内生殖器官与外界沟通的重要部位，也是炎症、肿瘤、创伤的好发部位。多种原因可引起宫颈损伤，如分娩、宫腔操作、宫颈手术或药物治疗、意外伤害等。宫腔操作引起宫颈损害的环节较多，可出现宫颈钳夹伤或撕裂伤；扩张宫颈时未按宫颈扩张器顺序隔号进行而导致宫颈裂伤；子宫探针穿透宫颈导致宫颈穿孔；负压吸宫术时吸管对宫颈黏膜损伤；钩取宫内节育器时环钩裂伤宫颈等。宫颈锥形切除术、宫颈活组织检查等，均可造成宫颈损伤。治疗宫颈疾病应用腐蚀性药物波及宫颈管黏膜可引起宫颈溃疡及瘢痕形成，导致宫颈粘连。分娩造成的宫颈损害最常见，几乎所有的阴道分娩均引起不同程度的宫颈损伤，多见于宫颈两侧。轻者裂伤很小，出血不多，产后自愈，仅见宫颈外口呈"一"字形改变；重者可引起产后大出血，裂伤可达整个宫颈、阴道穹隆及子宫下段。阴道手术助产及子宫下段剖宫产术也可引起宫颈裂伤。分娩引起宫颈撕裂伤的主要表现为产后阴道流血，胎儿娩出后立即有新鲜血液流出，重者可出现腹痛及腹腔内出血症状。妇科检查子宫收缩良好，会阴与阴道裂伤无活动性出血，阴道检查多在宫颈 3 点、9 点处发现裂伤，注意检查裂伤顶端，卵圆钳钳夹裂伤的出血处，出血停止。有盆腔血肿形成或出血量多的患者可出现血压下降、面色苍白、心率加快等休克征象。若重度宫颈撕裂伤未能及时修补或修补不当，可形成宫颈陈旧性裂伤，临床症状不明显，可有性交后阴道流血、反复性妊娠中期流产等，妇科检查宫颈外口呈鱼嘴状或部分宫颈呈舌状、花瓣状，宫颈管黏膜外翻。

### （二）子宫内膜损伤

炎症、肿瘤、宫腔医疗操作等均可引起子宫内膜损伤，子宫内膜损伤后可发生宫腔粘连。本节重点讨论炎症性损伤和损伤引起的宫腔粘连。急性子宫内膜炎主要由细菌、病毒、衣原体和支原体等经生殖道逆行感染所致，好发于产后、流产后、剖宫产术后、人工流产术后、宫腔操作术后或月经期。主要临床症状为下腹痛及白带异常，伴有发热、月经异常、产后恶露长时间不净、不孕等；体格检查发现体温升高，下腹部压痛明显。妇科检查可见阴道分泌物增多，呈脓性或脓血性，子宫增大、有压痛。子宫内膜结核患者轻者无明显阳性体征，重症晚期患者子宫缩小、变硬，若合并输卵管结核，可触及附件增厚、有结节状或串珠状表面不光滑的肿块。宫腔粘连多见于人工流产术后或自然流产刮宫术后或产后出血刮宫术后，由于过度搔刮宫腔、吸宫负压过大、吸刮时间过长而损伤子宫内膜基底层，产生术后宫腔粘连；感染等任何因素导致的子宫内膜损伤也可造成宫腔粘连。宫腔粘连的临床表现与粘连的部位、范围和程度有关。主要症状表现为月经稀少或闭经、周期性下腹痛、继发性不孕及反复流产或早产，周期性下腹痛多出现在宫腔操作术后 1 个月左右，突发下腹部痉挛性疼痛，伴有肛门坠胀感或里急后重感，疼痛持续 3 ～ 7 d 后缓解，系宫腔大部分粘连，经血潴留于宫腔所致。妇科检查多无明显阳性体征，探针检查发现宫腔狭窄和阻塞，宫腔镜检查可明确诊断。

### （三）器械性子宫损伤

器械性子宫损伤多发生于人工流产术、放（取）宫内节育器、宫腔镜检查、钳刮术等，常见的器械有子宫探针、刮匙、负压吸管、卵圆钳等。器械性子宫损伤常导致子宫穿孔。临床上若进入宫腔的器械明显超过宫腔深度，或器械通过宫颈内口曾遇到阻力，向前推送时阻力消失且有子宫无底感，应考虑子宫穿孔，若发现吸刮出大网膜或肠管等组织，即可明确诊断。子宫穿孔的好发因素有以下几个方面：①子宫过度前屈或过度后屈；②子宫发育异常：如双子宫或双角子宫；③哺乳期或长期口服避孕药，子宫软组织脆弱；④子宫炎症、恶性肿瘤等病理情况；⑤近期曾行宫腔操作手术，组织修复不佳。临床表现与穿孔部位、大小、有无出血、感染及其他脏器损伤有关。主要症状有腹痛，伴不同程度阴道流血及盆腹腔脏器损伤表现。腹痛在宫腔操作过程中立即出现，探针引起的子宫穿孔腹痛较轻或无腹痛，刮匙或吸管引起的穿孔腹痛较重，若吸引或钳刮腹腔内脏器组织，腹痛剧烈，伴恶心、呕吐等症状。穿孔小且未伤及血管，多无明显出血，若累及较大血管，可出现大量阴道流血或内出血，若形成阔韧带血肿，患者出现腰痛，重者可出现失血性休克征象。子宫穿孔伴肠管或膀胱损伤时，可出现气腹或血尿，继而发展为弥漫性腹膜炎。子宫穿孔后，患者常并发严重感染，出现寒战、高热、剧烈腹痛，甚至发生感染性休克。体格检查发现体温升高，休克患者出现血压下降、脉搏细数、呼吸增快、意识不清等，腹部有压痛、反跳痛及腹肌紧张，若有腹腔内出血，移动性浊音阳性。妇科检查阴道后穹隆饱满，有触痛，宫颈举痛，宫体拒按，若宫体一侧触及软性压痛性包块，应考虑有阔韧带内血肿形成。若伴有直肠损伤，肛诊检查指套染血。

## 二、治疗原则

根据子宫损伤部位、范围、程度，采取保守治疗或手术治疗。

## 三、护理措施

### （一）诊疗配合

对于保守治疗的患者，护理人员应密切观察病情，遵医嘱输液、输血及应用药物，向患者及家属详细讲解治疗过程中可能出现的症状与体征，一旦发现病情变化，应及时通知医师。对于手术治疗的患者，应做好围手术期护理，参见第九章第三节"妇产科围手术期患者的护理"。

## （二）密切观察

病情分娩性宫颈损伤引起的产后出血及器械性子宫损伤均可导致腹腔内出血，危及患者生命。因此，护理人员应注意观察患者意识状态、腹痛的程度及范围变化、阴道流血量等，根据病情及时测量血压、脉搏、呼吸等生命体征。

## （三）预防感染

及时更换床单、会阴护垫，每日 2 次擦洗外阴，保持外阴清洁。遵医嘱应用抗生素。

## （四）加强预防

### 1. 减少分娩性损伤

正确做好产前评估，分娩过程中帮助产妇抓紧时间休息；认真观察产程，遵医嘱应用缩宫素并控制滴速；配合医师行阴道助产术，术后认真检查外阴、阴道及宫颈有无活动性出血，注意观察子宫收缩情况及阴道流血量。

### 2. 预防器械性子宫损伤

做好计划生育宣传普及工作，加强避孕指导及性行为教育。宫腔手术操作时严格遵守无菌操作规程，帮助患者摆放舒适体位，配合医师正确判断子宫大小及方向，扩张宫颈时应由小号到大号逐渐进行，不可隔号操作，用力应均匀，提醒医师吸刮宫时动作轻柔。

### 3. 积极治疗生殖道炎症

子宫内膜炎症多由下生殖道炎症逆行感染所致，因此，外阴及阴道炎症、宫颈炎症患者应遵医嘱按疗程、按时、足量用药治疗。定期开展妇科检查。

# 第九节 产程的分期及护理

临产的诊断：临产开始的标志是有规律且逐渐增强的子宫收缩，持续 20～30 s 或以上，间歇时间 5～6 min，同时，伴有进行性子宫颈管消失、宫口扩张和胎先露部下降。

产程分期：分娩的全过程是从规律性宫缩开始至胎儿胎盘娩出为止，称为总产程。临床上根据不同阶段的特点又分为三个产程。

第一产程又称宫颈扩张期。指从间歇 5～6 min 开始的规律性宫缩开始至宫颈口开全。初产妇的宫颈较紧，子宫口扩张较慢，需 11 ~ 12 h，经产妇的宫颈较松，子宫口扩张较快，需 6 ~ 8 h。

第二产程又称胎儿娩出期。指从宫口开全至胎儿娩出。初产妇需 1 ~ 2 h，经产妇需几分钟至 1 h。

第三产程又称胎盘娩出期。指从胎儿娩出至胎盘娩出。需 5 ~ 15 min，一般不超过 30 min。

## 一、第一产程的观察和护理

### （一）护理评估

#### 1. 健康史

（1）询问健康史并记录

根据产前记录了解产妇的一般情况，如结婚年龄、怀孕年龄、身高、体重、孕前血压、营养状况、胎产次、既往病史、过敏史、月经史、孕产史，如有无流产、早产、难产、死产或死胎史等。了解本次妊娠情况，如末次月经、孕期有无阴道流血、本次妊娠有无高危因素、有无需要治疗的并发症或合并症，化验检查结果，骨盆各径线测量值，询问宫缩的开始时间、持续时间及频率，有无血性分泌物或液体流出。

（2）产妇身体状况

包括全身检查和产科检查。

第一，全身检查：观察产妇外貌、神情，评估皮肤情况，有无水肿或脱水现象。测量生命体征，检查心肺功能有无异常。触诊产妇膀胱区域，排除尿潴留。因在分娩过程中，由于胎头压迫、膀胱肌麻痹、黏膜充血、水肿，可导致尿潴留的发生，影响胎先露下降和子宫收缩。

第二，产科检查：①通过腹部四步触诊确定胎产式、胎先露、胎方位及有无衔接。根据子宫底高度、腹围评估胎儿的大小，听胎心音；②阴道检查或肛门检查，判断宫颈管消失与宫口扩张程度，明确胎先露、胎方位及胎头下降程度，了解骨盆腔大小，胎膜是否破裂。

#### 2. 临床表现

（1）规律宫缩

产程开始时，宫缩持续时间较短（约 30 s），间歇期较长（5 ~ 6 min）。随着产程进展，持续时间延长（50 ~ 60 s），且强度不断增加，间歇期逐渐缩短（2 ~ 3 min）。当宫口近

---

开全时，宫缩持续时间可长达 1 min 或 1 min 以上，间歇期仅为 1 min 或稍长。宫缩的强弱以宫缩时子宫体是否变硬及变硬的程度为依据。当子宫收缩至高峰时，宫体上部如板状感，可用手摸或胎儿监护仪观察宫缩的强弱、频率及持续时间。良好的宫缩应伴随着相应的子宫颈扩张。

（2）宫颈口扩张

这是第一产程的主要特点。可通过阴道检查或肛门检查以确定宫口扩张程度。当宫缩逐渐频繁且不断增强时，子宫颈管逐渐缩短直至展平，子宫颈口逐渐扩张。第一产程又分为潜伏期和活跃期。潜伏期是指从临产出现规律宫缩至子宫颈口扩张 3 cm，此期子宫颈口扩张速度较慢，平均每 2～3 h 扩张 1 cm，约需 8 h，最大时限为 16 h，超过 16 h 称为潜伏期延长。活跃期是指从宫颈口扩张 3 cm 至宫口开全 10 cm，宫颈口扩张速度显著加快，约需 4 h，最大时限为 8 h，超过 8 h 称为活跃期延长。活跃期又分为加速期：指宫颈口扩张加速至 3～4 cm，约需 1.5 h；接着是最大加速期：指宫颈口扩张最快的时期，宫颈口扩张至 4～9 cm，约需 2 h；最后是减速期：指宫颈口扩张至 9～10 cm，约需 30 min，然后进入第二产程。

若宫颈口不能如期扩张，多因子宫收缩乏力、胎位不正、头盆不称等原因存在。当宫颈口开全时，宫口边缘消失，子宫下段及阴道形成宽阔的筒腔。

（3）胎头下降程度

这是决定能否经阴道分娩的重要观察项目。为能准确判断胎头下降程度，应定时行肛门检查或阴道检查，以明确胎头颅骨最低点的位置，并能协助判断胎位。伴随着宫缩和宫颈扩张，胎儿先露部逐渐下降，胎头在潜伏期下降不明显，在活跃期下降加快，平均每小时下降 0.86 cm，第一产程结束时，可降至坐骨棘平面下 2～3 cm 水平，并完成了衔接、下降、俯屈和内旋转的过程。胎头下降程度可通过先露部颅骨最低点与坐骨棘的关系来确定。若先露部颅骨最低点在坐骨棘水平时以"0"表示，棘上 1 cm 为"-1"，棘下 1 cm 为"+1"，依此类推。

（4）胎膜破裂

简称破膜。宫缩时，子宫羊膜腔内压力增高，胎先露部下降，将羊水阻断为前、后两部，在胎先露部前面的羊水量约为 100 ml，称为前羊水，形成了前羊水囊，也称为胎胞，它有助于扩张宫颈口。随着产程的进展，宫缩逐渐加强，子宫羊膜腔内压力更高，当羊膜腔内压力增加到一定程度时，胎膜自然破裂，称为破膜。破膜多发生于宫口近开全时。

### 3. 辅助检查

（1）胎儿监护仪

胎儿监护仪有外监护与内监护两种类型。

①描记宫缩曲线：可以看出宫缩强度、频率和每次宫缩持续时间，是较全面反映宫缩的客观指标。临床上常用外监护，它属于宫外监护，是将测量宫缩强度的压力探头放置在宫体接近宫底部，以带子固定于产妇腹壁上，连续描记曲线 30 ～ 40 min，必要时可延长或重复数次。内监护属于宫内监护，仅适应于胎膜已破，宫口扩张 1 cm，能放入内电极，将电极固定在胎儿头皮上，子宫腔静止压力及宫缩时压力的测定，经塑料导管通过宫口进入羊膜腔内，塑料导管内充满液体，外端连接压力探头即可记录宫缩产生的压力，所得结果较准确，但容易引起宫腔内感染，且价格较贵，一般很少用。

②描记胎心曲线：多用于外监护，将测量胎心的探头放置于胎心音最响亮的部位，用带子固定于腹壁上，观察胎心率的变异及其与宫缩、胎动的关系。此法因能判断胎儿在宫内的状况，故明显优于听诊器法。

（2）胎儿头皮血检查

第一产程时，正常胎儿头皮血 pH 应为 7.25 ～ 7.35。若 pH 小于 7.25 时，为酸中毒前期，应隔 10 min 再重复检查一次；若 pH 小于 7.20 时，则为酸中毒；若 PH 持续下降或低于 7.20 时，应结合临床情况，立即终止妊娠，以挽救胎儿。

### （二）护理诊断和医护合作性问题

#### 1. 疼痛
与子宫收缩有关。

#### 2. 焦虑
与担心自身与胎儿健康、分娩疼痛、缺乏相关知识有关。

#### 3. 尿潴留
与胎先露下降、胎头压迫膀胱肌或体位改变不适应有关。

#### 4. 体液不足
与产程中出汗多，摄入量减少有关。

#### 5. 躯体活动受限
与宫缩疼痛、破膜等因素有关。

## 6. 恶心、呕吐

与分娩刺激胃肠道有关。

## 7. 潜在并发症——胎儿窘迫

与子宫收缩引起胎盘血流量减少，胎儿宫内缺氧有关。

### （三）计划与实施

## 1. 预期目标

①产妇能正确复述正常分娩过程的相关知识，降低焦虑。

②产妇能积极配合，减轻不适反应，愉快分娩，母子平安。

## 2. 计划与实施

（1）一般护理

待产妇于临产后入院，当发生特殊情况如胎膜早破、阴道流血量多等时，应紧急入院。

①待产环境：应提供安静无刺激性的环境，室内空气新鲜，温湿度适宜。物品和家具摆放整洁，病室规范。也可在墙上张贴字画，以给待产妇在视觉上的良好刺激。

②支持系统：有条件的医院，可实行康乐待产，允许丈夫、家人在分娩过程中陪伴产妇，或提供家庭化分娩室，给予待产妇心理上的支持。

③健康教育：待产妇入院后，医护人员应热情接待，介绍待产室、产房环境及工作人员，护士应加强与待产妇的沟通，沟通时要注意语音、语速，态度和蔼，特别要重视非语言交流，消除待产妇紧张、陌生的情绪。询问、评估并记录待产妇的身体状况、既往病史、孕期情况、此次住院原因等，以便及时发现问题，有针对性地护理。同时要向待产妇讲解产程中各种注意事项，宣教内容必须能使待产妇理解和掌握。在分娩过程中，应及时向待产妇通报产程进展情况，以增强其自信心。医护人员在做任何治疗前应事先解释清楚，以取得待产妇的理解，消除疑虑，得到积极的配合。对孕史或产史不良的产妇更应加强心理护理，给予心理支持。因每个人的情绪反应、掌握分娩的相关知识不同，所以入院时的健康教育要因人而异。

④建立良好的护患关系：护士可在宫缩时协助待产妇按摩腰背部等，触摸对产妇更是一种心理上的安慰，可减轻紧张、焦虑的程度，增加安全、舒适感。护士应同情、理解和关心待产妇，做好基础护理工作。经常陪伴在待产妇的身边，有条件时可设专人负责，仔细、耐心听取待产妇的叙述和提问，接受待产妇的行为并给予正确指导。同时，应起到待产妇与家属之间的桥梁作用，及时传递两者之间的信息，使双方放心。

⑤监测生命体征：待产妇无特殊情况，入院后应测体重、体温、脉搏、血压，了解临产情况，如宫缩情况、胎膜有无破裂、阴道出血量等，发现异常及时通知医生进行处理。观察生命体征：临产后体温一般变化不大，脉搏、呼吸可稍有增加。如体温＞37.5 ℃，脉搏＞100 次 / 分，应通知医生进行治疗。血压应每 4 小时测一次，发现血压升高应增加测量次数并给予相应处理。

⑥观察合并症的征象：如有头晕、眼花、头痛、呕吐、上腹部痛，子宫收缩异常，待产妇烦躁不安，呼吸困难等应引起高度重视。注意阴道流血量，若阴道流血为鲜红色，多于月经血量，应及时与医生联系以除外前置胎盘或胎盘早剥等情况发生。

⑦活动：一般无并发症的待产妇均可自由活动，如有陪产，应鼓励待产妇在准父亲的陪伴下下床走动。走路可以增加待产妇的舒适度，并且有助于宫口扩张及先露部下降。但有合并症的待产妇，如阴道流血过多或待产妇有头晕、眼花的自觉症状，宫口开大 3 ～ 4 cm，使用镇静剂和止痛剂均应卧床休息，采取左侧卧位为宜，以增加胎盘血液的灌注量，应向待产妇解释卧床休息的必要性，以防发生意外。

⑧注意破膜时间：下床活动的待产妇若破膜后应立即卧床，值班护士要听胎心音，行肛门检查，注意观察有无脐带脱垂征象，记录破膜时间、羊水量及性状，破膜时间＞12 h 尚未分娩者，应遵医嘱给予抗生素，预防感染。如系头位，羊水混有胎粪呈黄绿色，表示胎儿宫内缺氧，应做相应处理。

⑨饮食：临产后，待产妇的消化能力减弱，食物在胃内存留时间较长，待产妇不愿进食。个别待产妇有恶心、呕吐。应鼓励待产妇在宫缩间歇时，摄入一些清淡且营养丰富的半流饮食，既可增加营养及液体的需要量，又可为分娩储存足够的能量。对呕吐待产妇应根据病情，给予静脉输液以补充能量。

⑩预防尿潴留：临产后护理人员应每 2 ～ 3 h 提醒待产妇排尿一次，如果刚解完小便，待产妇仍有尿意，此乃胎儿先露部对膀胱压迫所致，护理人员可直接触摸待产妇耻骨联合上方的部位，即可查知是否有膀胱过度膨胀，以防止膀胱过度膨胀影响胎先露下降及子宫收缩，延长产程。

基础护理：临产后，由于子宫收缩频繁，除全身出汗外，外阴部的分泌物及羊水外溢常使待产妇感到不舒适。应协助待产妇做好生活护理。破膜的待产妇，应由护士冲洗外阴 2 次 / 日，保持外阴清洁。出汗多者应擦澡，使待产妇感到舒适并能解除疲劳。

（2）准父亲的角色

分娩是家庭一件重要且有意义的经验。现在越来越多的准父亲愿意且真正地参与妻子的分娩过程，研究发现准父亲参与分娩的主要动机是给予妻子支持，并且他们也意识到妻子需要他们的陪伴。研究认为父亲参与分娩可使父亲和孩子建立一个亲密关系；使父亲能够对其孩子表达细心、真挚的感情；使父亲能参与照顾孩子生活的工作；使父亲了解自己的责任。也有研究表明准父亲陪伴分娩，可给予产妇足够的支持，使产妇感觉分娩过程较为舒适，害怕程度较低，产程较短，产时合并症较少。因此，在我们强调以家庭为中心的产科护理时，准父亲的照顾与支持是不可忽视的一环。但是，目前产科临床的照顾多以产妇为主，在分娩过程中，医护人员常将焦点放在准妈妈身上，而疏忽了准父亲的情绪和需求，以致准父亲因缺乏有效的支持，而感到被忽视与不知所措。护理人员应协助准父亲发挥其功能，参与分娩。目前已有医院允许准父亲参与整个分娩过程，这也是未来发展的必然趋势，能充分体现产科护理强调以家庭为中心的观点。

（3）产程护理

严密观察产程进展，以及待产妇、胎儿对临产的反应，及时发现影响健康的早期征象进行处理。

第一，产程图：产程图是以临产时间（小时）为横坐标，以宫颈扩张度（cm）为纵坐标在左侧，胎头下降程度（cm）在右侧，画出宫颈扩张和胎头下降的曲线。

第二，勤听胎心音：可用胎心听诊器或胎心监护仪。胎心监护仪不仅可描记胎心曲线，还可观察胎心率的变异及其与宫缩、胎动之间的关系，从而判断胎儿在宫内的状态。正常胎心率为 120～160 次 / 分。

临产后，应每隔 1 h 在宫缩间歇时听取胎心音 1 次，每次听 1 min 并记录。宫缩紧时应每 30 min 听取 1 次。当宫缩停止后，如出现下列情况之一，应紧急处理。①胎心率下降久不恢复；②>160 次 / 分或 <120 次 / 分；③胎心不规律；④胎儿监护显示胎心有晚期减速，则表示有胎儿窘迫，应即刻给待产妇吸氧，左侧卧位，通知医生寻找原因。

枕先露的胎心音在待产妇脐下听到，如胎头已衔接，则在接近骨盆的边缘处可听到。臀位一般在脐上和平脐处听到。听取胎心音时要注意与待产妇主动脉搏动或子宫杂音区别开，如有怀疑时，可同时测待产妇的桡动脉以鉴别。

第三，观察子宫收缩：最简单的方法是由助产人员以一手手掌放于待产妇腹壁上（宫底部），触诊手法应柔和，用力适当，不能在腹壁上来回移动。宫缩时宫体部隆起变硬，间歇期松弛变软。应定时连续观察宫缩，每次观察宫缩要测 3 次以上，并做好记录，观察子宫收缩要注意以下几点。①子宫收缩持续的时间：指子宫开始收缩到开始放松所需时间；②子宫收缩的频率：指本次子宫收缩开始到下一次子宫收缩开始所需时间；③子宫收缩的强度：可估计子宫肌肉的坚硬程度。

子宫收缩持续时间、频率及强弱是影响产程进展的主要因素。

第四，肛门检查：临产后，应适时在宫缩时进行肛门检查（简称肛查），其次数需要根据胎产次、宫缩强弱、产程进展等情况而定，次数不宜过多。一般在宫口开大 3 cm 前，每 2～4 h 做一次肛查，若在 3 cm 以上，应每 1～2 h 做一次肛查。每次不要超过 2 人检查，以免产妇有不适感觉，检查后要做好记录并描记产程图。肛门检查主要了解子宫颈软硬程度、厚薄，宫口扩张程度（其直径以 cm 或横指计算，一横指相当于 2 cm），此外，还可了解胎膜是否破裂、骨盆腔大小、胎儿先露部及先露部下降的程度。若有异常阴道流血或怀疑有前置胎盘者，应禁止肛查，以免诱发出血。

肛门检查方法：产妇仰卧，两腿屈曲分开。检查者站于待产妇右侧，右手戴一次性薄膜手套涂上甘油冻后，轻轻伸入直肠内，拇指伸直，其余各指屈曲以利于示指深入。示指在直肠内向后触及尾骨尖端，了解尾骨活动度，再摸两侧坐骨棘是否突出，并确定胎先露高低，然后用指端掌侧探查子宫颈口，摸清其四周边缘，估计宫口扩张情况。当宫口近开全时，仅能摸到一个窄边。当宫口开全时，则摸不到宫口边缘。未破膜者，在胎头前方可触到有弹性的胎胞。已破膜者，则能直接触到胎头，若无胎头水肿，还能摸清颅缝及囟门的位置，有利于确定胎位。若能触及有血管搏动的索状物，应考虑为脐带先露或脐带脱垂，需要及时处理。

第五，阴道检查：应在严密消毒外阴后进行，检查者戴无菌手套。阴道检查前、后要向待产妇做好解释工作，取得待产妇的配合，消除思想顾虑。阴道检查能直接摸清胎头，触清矢状缝及囟门确定胎位、宫口扩张程度，以决定分娩方式。适用于肛查时胎先露不明、宫口扩张及胎头下降不明、怀疑有脐带先露或脐带脱垂、轻度头盆不称经试产 4～6 h 产程进展缓慢者。

### （四）护理评价

产妇主诉其在产程中感觉较舒适，焦虑程度有所减轻，能适应产程进展。产妇及胎儿在产程中未出现并发症，产程进展满意。

## 二、第二产程的观察和护理

### （一）护理评估

### 1. 健康史

（1）了解健康史

与第一产程内容相同，但同时要了解第一产程经过和处理情况。

（2）身体评估

产妇的阴道血性分泌物增加，宫缩加强。此时胎头降至骨盆出口压迫骨盆底组织，产妇在宫缩时不由自主地向下屏气用力，主动增加腹压，这时，产妇体力消耗很大，常表现为大汗淋漓，四肢随意活动，腰酸痛，小腿肌肉痉挛，有的产妇可有呕吐。

### 2. 临床表现

第二产程宫缩持续时间长，间歇时间短，产力最强。宫口开全后，若仍未破膜，常影响胎头下降，应行人工破膜。破膜后，宫缩可暂时停止，待产妇略感舒适。随后宫缩重现且较前增强，每次持续 1 min 或以上，间歇期仅 1 ～ 2 min，待产妇有排便感。随着产程进展，会阴逐渐膨隆和变薄，肛门括约肌松弛。胎头于宫缩时暴露于阴道口，当宫缩间歇时又缩回阴道内，称为胎头拨露。随着产程进一步发展，在宫缩间歇时，胎头也不再回缩，此时胎头双顶径已越过骨盆出口，称为胎头着冠。此后会阴极度扩张，产程继续进展，娩出胎头，接着胎头复位、外旋转，前肩、后肩、躯体相继娩出，并伴随后羊水涌出。

经产妇的第二产程较短，上述临床表现不宜截然分开，有时仅需几次宫缩，即可完成胎儿娩出。因此要密切观察产程进展，以免发生意外。

### 3. 辅助检查

用胎儿监护仪监测胎心率，以及胎心率与宫缩的变化关系。若条件允许，可持续监护，以便及时发现异常，及时处理。

### （二）护理诊断和医护合作性问题

（1）有胎儿受伤的危险

与宫缩过紧、脐带短或绕颈、胎头在产道内挤压过久等因素有关。

（2）有产妇受伤的危险

与分娩过程中待产妇不合作有关。

（3）其他同第一产程

## （三）计划与实施

### 1. 预期目标

①指导产妇正确使用腹压，能积极参与分娩过程。

②监测产妇和胎儿的生理状况，避免产时母婴并发症的发生。

③提供准父母在分娩过程中的情绪支持。

### 2. 计划与实施

（1）接生的准备工作

产妇的第二产程和第三产程都是在产房中进行的。目前我国已有少数有条件的医院开展了集待产、分娩和产后休养为一体的房间（LDR），产妇不会因搬运与医护人员的流动而造成不适与压力，提供了一个放松的分娩环境。一般要求产房的设施大致和手术室相似，必须符合无菌的原则，并备有母婴的抢救设备和药品，如新生儿开放暖箱、复苏设备、氧气、负压吸引等，要求以上物品齐全、功能完好，并且要有经过新生儿窒息复苏培训的医护人员在场。

（2）指导产妇正确使用腹压

第二产程虽然时间短，但发生异常情况的可能性相对较大。应严密观察产妇的一般情况，测血压，听胎心音。指导产妇在宫缩时屏气用力，增加腹压，将胎儿娩出，是第二产程的首要护理目标。产妇一般采取半坐卧位，双腿屈曲，双脚置于脚蹬上，调整脚蹬到适合双腿的位置，使其高度和角度不致造成腘窝处或腓肠肌的压力，可以有效地支持双脚，产妇双手握住产床边把手，当宫缩开始时，先吸一口气，吐掉，然后再吸一口气，憋住，如解干大便样向下用力，如果在气用尽后，产妇觉得子宫仍持续收缩，则再吸一口气憋住，往下用力，如此，一直持续用力到此次子宫收缩结束。产妇在向下用力时可以将把手往后拉，做出划船的动作，以便更有效地使用腹压。在宫缩间歇时，护理人员可鼓励待产妇尽量放松，安静休息，以保存体力。在使用腹肌向下用力时，脸部、颈部与嘴巴也要尽量保持放松，以避免产妇将力量集中在脸部及颈部，无法有效使用腹压。在产妇用力时，丢失大量水分，这时应给产妇提供饮水并及时擦干汗渍。护理人员要一直指导产妇用力的技巧，如果产妇做得很好，护理人员应立即给予表扬。临床常见的现象是产妇通常无法抓住要点，做到有效的用力，护理人员可利用宫缩间歇时，仍先给产妇适度的称赞，然后再提醒产妇可以怎样改进会更好。否则，在产妇几乎失去控制的同时，又接收到护理人员的负向回馈，很可能让产妇受到挫折而失去控制。另外，护理人员也要随时告知准父母产程的进展情形。如果产妇用力不当，易疲劳，造成宫缩乏力，影响产程进展，导致第二产程延长，医护人员应及时检查原因，尽快采取措施结束分娩，避免胎头过度受压。

（3）胎儿监护

第二产程中，宫缩频而强，影响胎盘血液循环，易造成胎儿宫内缺氧，应每 5 ～ 6 min 听胎心音 1 次，或使用胎心监护仪，若发现胎心异常，应立即检查处理，尽快结束分娩。

（4）接产准备

①消毒外阴：产妇卧于产床上（或坐于特制产椅上），双腿屈曲分开，臀下置一冲洗盆。用消毒纱布蘸肥皂水擦洗外阴部，顺序是大阴唇、小阴唇、阴阜、大腿内上 1/3、会阴及肛门周围。然后用温开水冲掉肥皂水，为了防止冲洗液流入阴道，可用消毒纱布球盖住阴道口。最后涂以碘伏消毒，取下阴道口的纱布球和冲洗盆，垫以消毒巾。

②接生者的准备：按手术要求，刷手，穿接生衣，戴手套，铺消毒巾及接生单。备好新生儿睡篮，打开热辐射开放暖箱，开启产包，备好无菌生理盐水，新生儿复苏器械（复苏器、大小面罩、各种型号气管插管、新生儿低压吸引器、新生儿吸痰管、新生儿喉镜、肾上腺素 1 mg/ml），如为初产妇，应准备会阴侧切包及局麻药品。

（5）接产

①胎头娩出：当会阴水肿、会阴过紧缺乏弹力、耻骨弓过低、胎儿过大、胎儿娩出过速等，均容易造成会阴严重撕裂，因此接生者要掌握好胎头娩出的时机。保护会阴的同时协助胎头俯屈，使胎头以最小径线娩出，在宫缩间歇时，让产妇稍向下屏气用力，使胎头缓慢娩出，可防止会阴严重撕裂。

保护会阴的具体方法：在会阴部盖上一块消毒巾，接产者右肘支在产床上，右手拇指与其余四指分开，利用手掌的大鱼际肌顶住会阴部。每当宫缩时应向上内方托压，同时左手应轻轻压胎头枕部，协助胎头俯屈和使胎头缓慢下降。宫缩间歇时，保护会阴的右手稍放松，以免压迫过久引起会阴水肿。当胎头枕部在耻骨弓下露出时，左手应按分娩机制协助胎头仰伸。此时若宫缩强，应让产妇张口哈气以解除腹压的作用，让产妇在宫缩间歇时稍向下屏气，使胎头缓慢娩出。胎头娩出后，右手仍应注意保护会阴。

会阴过紧或胎头过大，估计分娩时会阴撕裂不可避免者，或母儿有病理情况亟须结束分娩者，应行会阴切开术。会阴切开术包括会阴后一侧切开术及会阴正中切开术。

会阴左侧后一侧切开术：阴部神经阻滞麻醉生效后，术者于宫缩时以左手中、示两指伸入阴道内，撑起左侧阴道壁起到引导剪开方向并保护胎头不受损伤的作用。右手用钝头直剪自会阴后联合中线向左侧45°方向切开会阴，切口长3～4 cm，注意阴道黏膜与皮肤切口长度一致。因会阴切开后出血较多，故应适时切开，不应过早。会阴切开后用纱布压迫止血，必要时用血管钳结扎止血。

会阴正中切开术：术者于宫缩时沿会阴后联合中央垂直切开，长约2 cm，不要损伤肛门括约肌。此方法剪开组织少、出血量少、术后局部组织肿胀及疼痛较轻微，但切口有自然延长导致撕裂肛门括约肌的危险。故胎儿大、助产不熟练者不宜采用。

胎头娩出后，接生者右手仍应保护会阴，不要急于娩出胎肩，左手自鼻根部向下轻轻挤压，将口鼻黏液、羊水等挤出。

②脐带绕颈的处理：如脐带绕颈松，可用手将脐带顺肩推下或从头部脱出，如绕颈紧或缠绕两周以上，可用两把止血钳将其一段脐带夹住并从中剪断，注意勿伤皮肤，待松解脐带后再协助胎肩娩出。

③胎肩及躯干娩出：胎头娩出后协助胎头复位和外旋转。左手将胎颈部向下轻压，使前肩娩出，然后再托胎颈向上，娩出后肩，用力要适当，不能过于牵拉，防止损伤臂丛神经。双肩娩出后，保护会阴的右手方可放松，双手协助胎体及下肢相继娩出。胎儿娩出后，及时用新生儿吸痰器吸出口腔、鼻腔内的羊水及黏液，以防发生吸入性肺炎。胎儿娩出后，在产妇臀下放一接血器，以测量出血量。

④脐带处理：用无菌纱布擦净脐根周围后，在距脐根0.5～1.0 cm处用气门芯或脐带夹结扎脐带，或用粗丝线分别在距脐根0.5 cm、1.0 cm处结扎两遍，注意用力适当，必须扎紧，以防脐带出血。于线上0.5 cm处剪断脐带，挤净断面上的脐血，用20%高锰酸钾或2.5%碘酒消毒脐带断面，注意高锰酸钾不可触及新生儿皮肤，以免皮肤灼伤。以脐纱包好，脐带卷固定。新生儿娩出后如一般情况良好，接产者在断脐后将其抱给产妇确认婴儿性别。

⑤新生儿即时护理：新生儿娩出后，采用阿普加评分法评估新生儿出生后的身体状况。以出生后1分钟时的心率、呼吸、肌张力、喉反射及皮肤颜色五项体征为依据，每项0～2分，满分10分。8～10分为正常新生儿。7分以上只须一般处理，4～7分为轻度窒息，须积极处理，如吸氧、插管吸痰等，0～3分为重度窒息，须紧急抢救，如气管插管、脐静脉给药或气管内给药等。在抢救过程中，应在不同时间继续评分。一般于生后1 min、5 min、10 min各进行一次评分。

## （四）护理评价

分娩过程中，母婴未发生产伤。产妇积极参与分娩，并且得到了亲人和医务人员的支持与帮助，使产妇感到较舒适。

## 三、第三产程的观察及护理

### （一）护理评估

#### 1. 健康史

（1）了解健康史

资料同第一产程，并了解第二产程的经过及处理情况。

（2）身体状况

胎儿娩出后，子宫降至平脐或脐下，宫缩暂停，几分钟后又重新出现。胎盘娩出后2 h 内评估子宫收缩情况，注意宫底高度、膀胱充盈度、有无血肿等。记录脉搏、血压。如宫缩差，子宫底上升多提示宫腔内有积血，如产妇自觉有肛门坠胀感，一般为阴道后壁血肿。胎盘娩出后，应仔细检查会阴、阴道和宫颈有无裂伤，评估裂伤程度。

#### 2. 临床表现

（1）胎盘剥离

胎儿娩出后，产妇顿感轻松，子宫底降至脐平，宫缩暂停几分钟后又重新出现。因胎儿娩出后子宫腔容积突然明显缩小，胎盘不能相应缩小，与子宫壁发生错位而剥离，剥离面出血形成胎盘后血肿，子宫继续收缩，剥离面积继续扩大直至胎盘完全剥离而娩出。胎盘剥离征象如下：

①子宫体变硬呈球形，胎盘剥离后降至子宫下段，下段被扩张，子宫体呈狭长形被推向上，子宫底升高达脐上。

②阴道有少量流血。

③剥离的胎盘降至子宫下段，阴道口外露的一段脐带自行延长。

④用手掌尺侧在产妇耻骨联合上方轻压子宫下段，子宫体上升而外露的脐带不再回缩。

（2）胎盘剥离及排出方式

①胎儿面娩出式：也称希氏法机转。胎盘从中央开始向周围剥离，并由接触胎儿面或光滑面先出现在阴道口。胎盘娩出后有少许出血，此方式多见。

②母体面娩出式：也称邓氏法机转。胎盘从边缘开始剥离再向中央剥离，它会卷起来随着子宫表面滑出，以母体面或粗糙面先出现在阴道口。其特点是先有较多出血后再排出胎盘，此方式较少见。常会伴随胎盘碎片存留。

### 3. 辅助检查

根据病情需要，选择血常规、出凝血时间、血气分析及心电图等检查，以协助判断母婴的状况。

### （二）护理诊断及医护合作性问题

①潜在并发症产后出血与胎盘胎膜残留、软产道裂伤和尿潴留等因素有关。

②疼痛：与会阴切开及会阴裂伤等因素有关。

③父母亲子依赖改变的危险：与文化背景、性别期待、胎次、母亲的疲惫程度、疼痛等有关。

④有感染的危险：与胎盘剥离面未修复、产道损失、产后出血等因素有关。

### （三）计划与实施

#### 1. 预期目标

①产后出血量在正常范围之内。

②产妇主诉不适感减轻。

③父母能接纳新生儿并进行亲子关系的建立。

#### 2. 计划与实施

（1）协助胎盘娩出

当确定胎盘完整剥离时应在宫缩时用左手握住宫底轻压子宫，产妇稍向下用力，同时右手轻轻牵拉脐带，协助胎盘娩出。助产士切忌在胎盘尚未完全剥离之前，用手按揉、下压宫底或牵拉脐带，以免引起胎盘部分剥离而出血或拉断脐带，甚至造成子宫内翻。胎盘娩至阴道口时，助产士用双手捧住胎盘。向一个方向旋转变换并缓慢向外牵拉，使胎膜完整排出。若胎膜断裂，可用血管钳夹住断裂上端的胎膜，继续向原方向旋转，将其余胎膜娩出。胎盘娩出后，按摩子宫刺激其收缩以减少出血。

如胎儿娩出后 15 ～ 30 min，排除膀胱充盈及给宫缩剂后胎盘仍不排出，可经脐静脉注入 40 ℃生理盐水 200 ～ 500 ml，利用膨胀绒毛和温热的刺激，促使胎盘剥离。如经上述处理仍无效者，应在严格执行无菌技术操作下行手取胎盘术。

（2）检查胎盘胎膜

将胎盘铺平，仔细检查胎盘、胎膜是否完整，注意有无胎盘小叶缺损，血管有无断裂，及时发现副胎盘。若发现有残留胎盘和胎膜时，应在无菌操作下手入宫腔内取出残留组织，或产后刮宫。

（3）检查软产道

胎盘娩出后应仔细检查会阴、小阴唇内侧、尿道口周围、阴道及宫颈有无裂开。如有裂伤，应立即缝合。缝合前应用无菌生理盐水冲洗伤口，以预防产后伤口感染。缝合时护理人员应解释缝合的过程，保证使用局部麻醉剂以减轻疼痛，降低产妇的压力。另外，鼓励夫妇分享早期亲子关系建立的喜悦，以转移产妇的注意力，促进舒适感。

（4）预防产后出血

胎儿娩出后，立即肌内注射缩宫素 10 U。如产妇有产后出血史或存在多产、双胎、羊水过多、滞产等易发生宫缩乏力的因素，应在胎头或胎肩娩出时，静脉注射缩宫素 10 U，然后将缩宫素 20 U，加入 5% 葡萄糖 500 ml 液体中持续静脉滴注。

（5）帮助父母建立最初的亲子关系

新生儿娩出后应抱给母亲看，若新生儿状况稳定，应让父母与孩子相处一段时间并协助开始互动，这是亲子依附开始的最佳时机。如果新生儿因生理状况必须先做其他支持性的措施，应向父母解释处理的方式，并且在进入稳定期后早期协助父母与新生儿互动。然而，父母对新生儿的行为反应通常也会受许多因素的影响，如母亲的疼痛、疲惫程度、夫妇双方对性别的期待、文化背景等，使父母对新生儿露出失望的神情，但是护理人员的反应与处理措施对亲子早期互动是有益处的。如护理人员可鼓励父母和新生儿目光接触，触摸新生儿或者拥抱新生儿等，以巧妙的方法协助亲子关系的建立。

（6）产后即时护理

指胎盘娩出后须继续在产房内观察 2 h，有些教材将它称为第四产程。因为在此阶段产妇易发生并发症，最常见的并发症是产后出血。因此，产程结束后，护理人员要针对产妇在产后 2 h 的生理状况、舒适需求以及营养、水分、休息的需要完成一个系统性的评估。给产妇擦浴，更换衣服，垫好消毒会阴垫。产妇注意保暖，使其安静休息。同时应观察子宫收缩、宫底高度、膀胱充盈度、阴道流血量、会阴阴道内有无血肿。每 15～30 min 测量一次血压、脉搏，询问产妇有无头晕、乏力等。

### （四）护理评价

产妇表达出分娩后较舒适。产妇生命体征保持在正常范围内。父母已能接纳新生儿，并具备相应的照顾婴儿的能力。

# 第十节　产褥期妇女的护理

## 一、护理评估

### （一）健康史

仔细阅读产前护理记录，了解产前有无并发症，如妊娠期高血压疾病、前置胎盘、妊娠合并糖尿病、胎膜早破以及心脏功能等。了解分娩情况，如产时出血量、有无会阴侧切伤口、胎盘娩出是否完整、有无产后刮宫、会阴伤口有无撕裂伤以及伤口缝合情况。了解新生儿情况，有无窒息、婴儿体重等。了解分娩时的用药情况。

### （二）临床表现

#### 1. 一般身体状况

（1）体温

产后体温一般多在正常范围，有些产妇产后 1 d 内体温略有升高，但一般不超过 38 ℃，这可能与产程延长或过度疲劳有关。未母乳喂养的产妇或未做到及时有效的母乳喂养，通常于产后 3 ～ 4 d 因乳房血管、淋巴管极度充盈也可发热，体温高达 38.5 ～ 39 ℃，一般仅持续数小时，最多不超过 12 h，体温即下降，不属病态。

（2）脉搏

产后因子宫胎盘循环停止以及卧床休息等原因，故脉搏为 60 ～ 70 次 / 分，一般产后 1 周可恢复正常。

（3）呼吸

产后呼吸深而慢，14 ～ 16 次 / 分，由于产后腹压降低，膈肌下降，由怀孕期间的胸式呼吸变为腹式呼吸。如果产妇有疼痛或焦虑的情形，则呼吸频率会加快；相反，止痛药和麻醉药品的使用会使呼吸频率下降。

（4）血压

产后血压一般无变化，但患有妊娠期高血压疾病的产妇产后血压有明显的下降。

（5）褥汗

产褥早期皮肤排泄功能旺盛，出汗多，尤其以夜间睡眠和初醒时更明显，一般1周内可自行好转，不属病态。

（6）腹痛

产褥早期因子宫的收缩，常引起阵发性的腹部剧烈疼痛，尤其是经产妇更为明显，称为"产后宫缩痛"。一般持续2～3 d后会自行消失。当婴儿吸吮产妇乳房时，可反射性刺激下丘脑的垂体后叶分泌缩宫素增加，使疼痛加重。

（7）膀胱

受产程的影响，产后易发生尿潴留或泌尿系统感染。因此，护理人员应了解产妇的排尿情况。

## 2. 生殖系统

（1）子宫

胎盘娩出后，子宫收缩变得圆而硬，子宫底一般在脐下一横指。产后第1日因子宫颈外口升至坐骨棘水平，使子宫底稍上升平脐，以后每日下降1～2 cm，产后10 d子宫降入骨盆腔内，此时腹部检查于耻骨联合上方摸不到子宫底。

（2）会阴

产后会阴可有轻度水肿，一般于产后2～3 d自行消退，若有会阴侧切伤口或撕裂修补者，会阴处常有疼痛。

（3）恶露

产后随子宫蜕膜特别是胎盘附着处蜕膜的脱落，血液、坏死蜕膜组织等经阴道排出，称为恶露。恶露有几种分类：①血性恶露：色鲜红，含大量血液而得名。量多，有时有小血块。有少量胎膜及坏死蜕膜组织；②浆液恶露：色淡红似浆液得名。含少量血液，但有较多的坏死蜕膜组织、子宫颈黏液、阴道排液，且有细菌；③白色恶露：黏稠，色泽较白，含大量白细胞、坏死蜕膜组织、表皮细胞及细菌等。

恶露有血腥味但无臭味，持续4～6周，总量约500 ml。血性恶露约持续3 d，以后转为浆液恶露，约2周后变为白色恶露，再持续2～3周后干净。

### （三）辅助检查

除进行产后常规体检外，应做血、尿常规检查，若产妇有发热时，可做药物敏感试验。

## 二、护理诊断和医护合作性问题

### （一）疼痛

与会阴侧切伤口、产后宫缩痛等因素有关。

### （二）活动无耐力

与产后贫血、产程延长、产后虚弱有关。

### （三）尿潴留

与会阴伤口疼痛、不习惯床上小便、分娩时损伤膀胱黏膜等因素有关。尿路感染或引起泌尿系统的感染，因此必须做好外阴的清洁卫生，预防感染，促进愈合，增加患者舒适感。

每日用温水（45 ℃）加络合碘溶液，浓度为 1 ∶ 40 冲洗外阴两次，大便后亦应冲洗。用物选用消毒的海绵块或纱球，一般不用棉球，因为棉球冲洗会使一些棉絮附着于阴毛根部或会阴缝线上，从而使恶露残留。每次冲洗前应先排净小便，掌握由上至下的冲洗原则，动作要轻柔，因为分娩时会阴受压，产后有会阴肿胀、压痛，表皮微血管破裂可能会有淤斑。洗到肛门的镊子和海绵块不可再用，勿使冲洗水冲进阴道，以免引起感染。阴唇一般是闭合并覆盖于阴道口，只要不用手将阴唇分开，就可以防止冲洗液进入阴道口。冲洗后用干纱球擦干外阴，垫好消毒会阴垫，平时应尽量保持会阴部清洁干燥。

每次冲洗外阴时要观察恶露量、性质及气味。产妇能自理或会阴无伤口者，护士应指导产妇进行自我护理会阴部。冲洗外阴时，应观察伤口愈合情况，水肿严重者局部可用红外线照射，或用 50% 硫酸镁湿热敷，95% 酒精湿敷，每日 2 ～ 3 次，每次 20 min，可退肿消炎促进伤口愈合。伤口疼痛时可适当服镇痛药，若疼痛剧烈或有肛门坠胀感应通知医生检查，以便发现外阴及阴道壁深部血肿并及时处理。如有侧切伤口，应嘱产妇健侧卧位，勤换会阴垫，以减少恶露流浸会阴伤口。一般于产后 3 ～ 5 日拆线，拆线前应排大便一次，拆线后 1 周内避免下蹲，以防伤口裂开。若伤口感染，应提前拆线引流或行扩创处理。伤口局部有硬结或分泌物时，于分娩后 7 ～ 10 日可温水坐浴，但恶露量多且颜色鲜红者应禁止坐浴。

### （四）尿潴留和便秘的处理

产后产妇尿量增多，充盈的膀胱可影响子宫收缩。护士应于产后 4 ～ 6 h 内主动送便器并协助排尿，但产妇常因产后会阴伤口疼痛、卧床小便不习惯、产后疲乏，以及分娩过程中膀胱受压肌张力减低等原因影响顺利排尿。如产后 6 ～ 8 h 产妇仍不能自行排尿，子宫底上升达脐以上，或在子宫底下方触及一囊性肿块，表明有尿潴留，此时护士应讲明排尿的意义，解除思想顾虑并采取以下方法协助排尿，如协助产妇坐起或下床小便、用温开水冲洗外阴或听流水声音诱导排尿反射，也可按摩膀胱或针刺三阴交、关元、气海等穴位刺激膀胱肌收缩排尿，肌注新斯的明 0.5 mg 可使平滑肌收缩有助排尿，但效果不显著。用上述方法无效时，应在严格无菌操作下导尿并留置导尿管，开放引流 24 ～ 48 h，使膀胱肌休息并逐渐恢复其张力，必要时给予抗生素预防感染。

产后产妇因卧床时间长、运动减少、肠蠕动减弱、腹肌松弛等因素均易发生便秘。产后应鼓励产妇多饮水，多食蔬菜及水果，尽早下床运动，以防便秘发生。如产前已灌肠者，产后 2 d 内可无大便，否则必要时给缓泻剂。因痔疮痛影响排便时，可用安纳素栓置肛门内起到镇痛作用。肛门洗净后可涂 20% 鞣酸软膏，有收敛镇痛作用，产后 10 d 可以温水坐浴，每日 2 ～ 3 次，多在产后数周消失。

### （五）乳房护理

产妇应穿大小适宜的胸罩，以支持增大的乳房，减轻不适感，每次哺乳前，产妇应洗净双手，用湿毛巾擦净乳房。哺乳时护士应进行喂养方面知识和技能的指导，预防乳房肿胀或乳头皲裂。哺乳后，应将婴儿竖直抱起，轻拍背 1 ～ 2 min，排出胃内空气以防溢奶。

产妇因病或其他原因不能哺乳者，应及时退乳。分娩第 2 d 肌注己烯雌酚 4 mg，每日 2 次，共 3 d。已泌乳者可外敷芒硝，将芒硝碾碎放薄布袋中敷于乳房，每乳 200 g，用乳罩托住，芒硝结块时应更换，直至无乳汁分泌；或用焦麦芽 60 g 水煎当茶饮效果亦好。

### （六）产褥期保健操

产后运动可增强腹肌张力和恢复体形。肌肉张力的恢复需要 2 ～ 3 个月，并且与怀孕的次数、运动量和运动种类有关。产后运动可促进子宫复旧、促进骨盆底收缩和复旧；可以增强阴道口和尿道口肌肉张力，并且使骨盆底恢复其支托生殖器官和泌尿器官的功能，以免子宫脱垂或子宫后屈而引起腰酸背痛或膀胱膨出。产后运动可促进血液循环，预防血栓性静脉炎；可促进肠子蠕动，增进食欲及预防便秘。产后第2d开始可进行产后锻炼，应注意产后运动应由少到多，由轻到重，根据产妇的情况逐渐加强，避免过于劳累。运动中若有出血或不舒适感觉时，应立即停止。剖宫产妇女可先进行促进血液循环的运动项目，如深呼吸，其他项目可以等到伤口愈合后再逐渐进行。

运动前的准备包括打开窗户保持室内空气通畅及新鲜、穿着宽松衣服、排空膀胱、移去枕头，以及在硬板床上进行运动。

### 1.腹式深呼吸

产妇取仰卧位，全身放松，先深吸气，收腹部，然后呼气。每日2次，每次20 min。

### 2.缩肛动作

产妇取仰卧位，两臂直放于身旁，进行缩肛与放松动作，每日数次，每次10下。

### 3.抬腿动作

产妇取仰卧位，两臂直放于身旁，举一腿与身体垂直，然后慢慢放下，再举另一腿，再放下，如此交换举腿5次，每日锻炼1～2次。

### 4.膝胸卧位

每日2次，每次10 min。

### 5.抬臀动作

产妇取仰卧位，两臂直放于身旁，屈腿，有规律地抬高臀部离开床面，然后放下，每日2次，每次连续动作10次左右。

### （七）产后复查

分娩后6周进行产后复查，如有异常情况者，可提前进行。检查时应了解产妇全身及生殖器官恢复的情况，会阴、阴道伤口愈合情况，骨盆底的肌肉张力，乳房及泌乳情况，测量血压，必要时做血红蛋白及红细胞计数、尿蛋白及尿常规检查，并且对婴儿进行全身检查，了解喂养及发育状况，进行保健咨询。对有并发症的产妇应及时给予治疗处理，有合并内外科疾患者，督促去内外科随诊，继续治疗。

## 三、护理评价

产妇在产褥期未出现并发症，如感染、出血等。产妇身体恢复良好，各项检查均在正常范围。产妇能适应母亲角色的转变，表现出良好的照顾婴儿的能力。

# 第十章 儿科疾病护理

## 第一节 新生儿黄疸

新生儿黄疸是由新生儿时期体内胆红素（大多为未结合胆红素）的累积而引起皮肤巩膜等黄染的现象。病因复杂，可分为生理性黄疸及病理性黄疸两大类。病理性黄疸可导致胆红素脑病（核黄疸）而引起死亡或严重后遗症。

### 一、病因

#### （一）感染性

**1. 新生儿肝炎**

大多因病毒通过胎盘传给胎儿或胎儿通过产道时被感染，以巨细胞病毒、乙型肝炎病毒为常见。本病起病缓慢，一般生后 2～3 周出现黄疸，并逐渐加重，同时，伴有厌食、呕吐、体重不增，大便色浅，尿色深黄，肝脏肿大。

**2. 新生儿败血症及其他感染**

由细菌毒素的侵入加快红细胞破坏、损坏肝细胞所致，患儿除黄疸外，还伴有全身中毒症状，如精神萎靡、反应差、拒奶、体温升高或下降，有时可见感染灶。

#### （二）非感染性

（1）新生儿溶血

新生儿溶血病是指由于母子血型不合，母亲体内产生与胎儿血型抗原不配的血型抗体，这种抗体通过胎盘进入到胎儿体内引起同族免疫性溶血，常见 Rh 血型系统和 ABO 血型系统的血型不合。新生儿期其他导致溶血的原因还有红细胞酶或红细胞膜的缺陷，这些都有专有的名称，只有血型不合的溶血称为新生儿溶血病。

（2）胆管闭锁

生后 2 周始现黄疸并进行性加重，皮肤呈黄绿色，大便为灰白色（有时外面发黄，里面为灰白），肝脏进行性增大、边硬且光滑，肝功改变以结合胆红素增加为主。多在 3～4 个月发展为胆汁性肝硬化。

（3）母乳性黄疸

一般于母乳喂养后 4～5 d 出现黄疸，2～3 周达高峰，4～12 周后降至正常。患儿一般状态良好，停止喂母乳 24～72 h 后黄疸即下降。

（4）其他

遗传性疾病，如红细胞 6-磷酸葡萄糖脱氢酶缺陷、球型红细胞增多症、半乳糖血症、$\alpha_1$-抗胰蛋白酶缺乏症等；药物性黄疸，由维生素 $K_3$、新生霉素等引起。

## 二、临床表现

黄疸持续过久，足月儿超过 2 周，早产儿超过 4 周；黄疸退而复现；血清结合胆红素高于 26 $\mu$mol/L（1.5 mg/dL）。表现为：

①黄疸出现早，一般在生后 24 h 内出现。

②黄疸程度重，血清胆红素高于 205.2～256.5 $\mu$mol/L（12～15 mg/dL）。

③黄疸发展快，血清胆红素每日上升 85 $\mu$mol/L（5 mg/dL）以上。

④黄疸持续不退或退而复现，足月儿超过 2 周，早产儿超过 4 周，并进行性加重。

⑤血清结合胆红素超过 26 mol/L（1.5 mg/dL）。

## 三、治疗

### （一）光照疗法

#### 1. 光疗指征

①凡以未结合胆红素增高为主的高胆，总胆红素值在 205～256 $\mu$mol/L 以上、结合胆红素在 34.2～68.4 $\mu$mol/L 以下者均可进行光疗。

②早期（生后 36 h 内）出现的黄疸，且进展较快者，可不必等总胆红素达 205～256 $\mu$mol/L，对低出生体重儿伴黄疸者指征更应放宽。

③若产前已知胎儿为溶血症，尤其是 Rh 溶血者，生后黄疸一旦出现即可光疗。

④高胆儿在换血前做准备工作时应争取时间进行光疗，换血后仍应继续进行，以减

少换血后胆红素的回升。对体温过高、有出血倾向，及以结合胆红素增高为主者，则不宜光疗。

### 2.光疗方法

光疗以波长为 450 ～ 460 nm 的光线作用最强。通常多采用蓝光（波长主峰在425 ～ 475 nm），包括单或双面蓝光箱、蓝光毯、蓝光被，还有发光二极管光疗（窄波长，高效率，避免 ZnPP 光敏效应）；其他光源如白光、绿光或蓝绿光也有效，有认为绿光（波长 510 nm）比较安全，可减轻对 DNA 的损伤；白光则利于保暖，且对医务人员眼睛刺激小。

### 3.光疗照射时间和剂量

光疗总瓦数为 200 ～ 400 W，可按情况决定连续照射或间断照射。一般认为连续照射比间断照射好，连续照射一般要 48 ～ 72 h 或更长，可根据胆红素下降情况而定。间歇照射法有的采用 4 h 中照 1 h，也有的照射 6 ～ 12 h 后停止 2 ～ 4 h 后再照。

### 4.光辐射的能量不同

皮肤黄疸消退的程度也不一致，通常躯干部位皮肤的黄疸消退较快。

### 5.光疗的不良反应

（1）发热或低体温

以发热最为常见，同时，出现心率及呼吸加快，天热更易产生此种现象，故要注意通风降温措施。相反，在冬季或有些低出生体重儿，光疗时由于保暖不够，又可引起低体温，此时要注意保暖。

（2）腹泻

亦常见，大便稀薄呈绿色，每日 4 ～ 5 次。腹泻最早可出现于光疗 3 ～ 4 h 后，但光疗结束后不久即可停止。

（3）皮疹

有时于面部、躯干及下肢可见到红斑性皮疹或瘀点，光疗结束后消失。

（4）青铜症

少见。当血清结合胆红素高于 68.4 $\mu$ mol/L 且肝功能有损害者，光疗后可使皮肤呈青铜色，光疗停止后，青铜症可逐渐消退，但较慢。

（5）其他

有时于光疗开始后半小时内可见到屏气现象；光疗可使红细胞破坏增加及血小板

减少；对 G-6-PD 缺陷者，光疗偶可使溶血加重；强光对眼有危害（充血、角膜溃疡等）；光疗时水分丢失增加，易引起脱水；光疗时核黄素的分解增多而致体内核黄素减少；光疗亦可影响维生素 D 的合成而降低血钙；有研究认为光疗可使 DNA 损伤，其意义有待探讨。

### 6. 光疗的护理

（1）保持合适的温度和湿度

光疗箱的温度应保持在 30 ℃左右，湿度为 50%。

（2）防止脱水

注意液体的供给，光疗时水分损失可比正常增加 2 ～ 3 倍，故液体量应增加每日 20 ～ 30 mL/kg。可多喂糖水，脱水者则要静脉补液，并应监测尿量及尿比重。

（3）定期监测灯管的光强度

记录灯管所使用的时间（h），定期测定荧光灯管的光强度，及时更换已衰退的灯管。

（4）保护眼睛和生殖器

眼罩覆盖以保护眼睛；尿布覆盖会阴生殖器免受光照和防止大小便污染箱床。

（5）及时发现不良反应并予处理

注意有无呕吐、腹泻、皮疹、青紫、呼吸暂停或抽搐等情况，一旦发生须及时处理；要给患儿剪短指甲，以防两手舞动抓损皮肤；对烦躁不安者，可肌内注射苯巴比妥钠；常规补充核黄素；光疗期间应定期检测血清胆红素的变化情况，光疗结束后仍须继续观察黄疸有无反跳现象。

### （二）换血疗法

换血疗法是治疗新生儿高胆红素血症最迅速而有效的方法。其主要用于重症母婴血型不合溶血病，也可用于严重的败血症、弥散性血管内凝血、新生儿红细胞增多症、严重的肺透明膜病、药物过量中毒、代谢产物引起的中毒以及各种经胎盘获得的抗体所引起的免疫性疾病等。溶血时换血可换出血中过多的胆红素及移去血中的抗体和致敏红细胞，并纠正贫血，但有一定的危险性，故必须正确掌握其适应证。

### 1. 换血指征

①产前疑有新生儿溶血病，出生时脐带血血红蛋白低于 120 g/L，伴水肿、肝脾大及

充血性心力衰竭者。

②脐血胆红素超过正常值，而血清未结合胆红素在 24 h 内上升速度超过 85 $\mu$ mol/L，溶血进展迅速，周围血网织红细胞明显增高，有核红细胞占有核细胞的 15% 以上者。

③早产儿及前一胎有严重黄疸者，血清胆红素＞ 342 $\mu$ mol/L 者，须适当放宽换血指征，如足月儿且一般情况良好，未结合胆红素＞ 427.5 $\mu$ mol/L 才考虑换血。

④凡有早期核黄疸症状者，则不论血清胆红素浓度高低都应考虑换血。

### 2. 血液的选择

①在 Rh 血型不合时，应采用与母亲相同的 Rh 血型，而 ABO 血型方面则用与新生儿同型或 O 型血。在 Rh（抗 D）溶血病无 Rh 阴性血时，亦可用无抗 D 抗体的 Rh 阳性血。

②在 ABO 血型不合溶血病者，采用 AB 型血浆加 O 型红细胞混合后的血液。

③对其他原因引起的高胆，可用与患儿血型相同的血或 O 型血。

④对伴有明显贫血和心力衰竭的患儿，可用血浆减半的浓缩血来纠正贫血及心力衰竭。

⑤血液应选用新鲜血，库血储存时间不要超过 3 d，若储存较久，血中游离的钾离子增高，可引起致命的高钾血症。

### 3. 换血量及抗凝剂的选择

换血量约为新生儿血容量 80 mL/kg 左右的 1.5 ～ 2 倍，最好用肝素抗凝（每 100 mL 血加肝素 3 ～ 4 mg）。换血后用鱼精蛋白中和肝素（鱼精蛋白 1 mg 可以中和肝素 1 mg），用量相当于进入体内的肝素量的一半（因另一半的肝素已随血换出或被肝脏代谢）。肝素血的血糖水平很低，每换 100 mL 血可通过脐静脉给予 50% 葡萄糖 5 ～ 10 mL，防止发生低血糖症。如无肝素血可用枸橼酸右旋葡萄糖保养液（ACD）血，但须注意：① ACD 占血量的 1/5，使血液稀释；②可能致低血钙、低血糖的发生。

### （三）药物治疗

### 1. 降低血胆红素

（1）酶诱导剂

须用药 2 ～ 3 d 才呈现疗效，故应及早用药。常用的有苯巴比妥 5 mg/（kg•d），口服，分 2 ～ 3 次；或可拉明 100 mg/（kg•d），口服，分 3 次；两药同服可增加疗效。

（2）减少胆红素的吸收

活性炭 lg/ 次，少量水调，每日 3 次口服；琼脂 125 ～ 250 mg/ 次，每日 3 次口服；

蒙脱石制剂如 Smecta、肯特令 0.3 g/ 次，20 ～ 30 m L 水调和，每日 3 次口服。

（3）减少胆红素形成

用锡原卟啉（SnPP）与锡中卟啉（SnMP）治疗高胆红素取得疗效。SnPP 是一种血红素氧合酶抑制剂，可减少胆红素的形成，SnMP 抑制血红素氧合酶能力是 SnPP 的 5 ～ 10 倍，不良反应是 SnPP 的 1/10。方法为生后 5.5 h 用药 1 次，SnPP 0.5 Mmol/kg（0.25 mL/kg），用第 1 次药后 24 h 再给 0.75 $\mu$ mol/kg，如血清胆红素＞ 171 $\mu$ mol/kg（10 mL/kg）者，隔 24 h 再给 0.75 $\mu$ mol/kg，可降低血清胆红素 20%。

### 2. 减少游离未结合胆红素

（1）清蛋白

结合游离胆红素而减轻毒性，1 g/kg，稀释到 5% 滴注，心衰者禁用；或输血浆，10 mL/（kg·d）。

（2）纠正酸中毒

碳酸氢钠剂量可根据血气结果计算：剩余碱 ×kg（体重）×0.3 ＝所需碳酸氢钠毫当量数。保持足够的能量和液量，也可减轻酸中毒。

### 3. 其他

①青紫或呼吸困难者应供氧。

②若黄疸为感染所致应及时使用抗菌药物控制感染。

### 4. 胆汁淤积

晚期出现，可用 25% 硫酸镁 2 ～ 3 mL 稀释一倍喂服，每日 3 次；复方利胆片 1/3 片 / 次，每日 3 次。

## 四、护理措施

### （一）密切观察病情，预防胆红素脑病

①密切观察病情，注意皮肤、巩膜、大小便的色泽变化和神经系统的表现，根据患儿皮肤黄染的部位和范围，估计血清胆红素的近似值，判断进展情况。如患儿出现拒食、嗜睡、肌张力减退等胆红素脑病的早期表现，立即通知医生，做好抢救准备。

②实施光照疗法和换血疗法。

③遵医嘱给予清蛋白和肝酶诱导剂；纠正酸中毒，以利于胆红素与清蛋白结合，减少胆红素脑病的发生。

## （二）减轻心脑负担，防止心力衰竭

①保持室内安静，耐心喂养，减少不必要刺激，缺氧时给予吸氧；控制输液量及速度，切忌快速输入高渗性药物，以免血—脑脊液屏障暂时开放，使已与清蛋白联结的胆红素也可进入脑组织引起胆红素脑病。

②如有心衰表现，遵医嘱给予利尿剂和洋地黄类药物，并密切监测用药的反应，随时调整剂量，以防中毒。

③密切观察小儿面色及精神状态，监测体温、脉搏、呼吸、心率、尿量的变化及肝脾大等情况。注意保暖。

# 第二节　新生儿窒息

新生儿窒息是指生后 1 min 内无自主呼吸或未能建立规律呼吸而导致低氧血症和混合性酸中毒。其发病率国内为 5% ～ 10%，是目前新生儿死亡及小儿致残的主要疾病之一。

## 一、病因

凡能造成胎儿或新生儿缺氧的因素均可引起窒息。

### （一）孕妇疾病

①缺氧：呼吸功能不全、严重贫血及 CO 中毒等。

②胎盘功能障碍：心力衰竭、血管收缩（如妊娠高血压综合征）、低血压等。

③年龄 ≥35 岁或＜ 16 岁及多胎妊娠等窒息发生率较高。

### （二）胎盘异常

包括前置胎盘、胎盘早剥和胎盘老化等。

### （三）脐带异常

有脐带受压、脱垂、绕颈、打结、过短和牵拉等。

### （四）胎儿因素

①早产儿、小于胎龄儿、巨大儿等。

②某些畸形，如后鼻孔闭锁、肺膨胀不全、先天性心脏病及宫内感染所致神经系统

受损等。

③胎粪吸入致使呼吸道阻塞等。

### （五）分娩因素

有难产，高位产钳、胎头吸引、臀位；产程中麻醉药、镇痛药及催产药使用不当等。

## 二、病理生理

正常新生儿应于生后 2 s 开始呼吸，5 s 后啼哭，10 s 到 1 min 出现规律呼吸。新生儿窒息多为胎儿窒息（宫内窘迫）的延续，其本质为缺氧。

### （一）缺氧后的细胞损伤

#### 1. 可逆性细胞损伤

缺氧首先是线粒体内氧化磷酸化发生障碍，ATP 产生减少甚至停止，从而使葡萄糖无氧酵解增强、细胞毒性水肿及细胞内钙超载发生。若此阶段能恢复血流灌注和供氧，上述变化可完全恢复，一般不留后遗症。

#### 2. 不可逆性细胞损伤

长时间或严重缺氧导致线粒体形态和功能异常、细胞膜损伤及溶酶体破裂。此阶段即使恢复血流灌注和供氧，上述变化亦不可完全恢复，存活者多遗留后遗症。

#### 3. 血流再灌注损伤

复苏后，由于血流再灌注可导致细胞内钙超载和氧自由基增加，从而引起细胞的进一步损伤。

### （二）窒息的发展过程

#### 1. 原发性呼吸暂停

缺氧初期的呼吸停止，即原发性呼吸暂停。此时肌张力存在，心率先增快后减慢，血压升高，伴有发绀。若病因解除，经清理呼吸道和物理刺激即可恢复自主呼吸。

#### 2. 继发性呼吸暂停

若低氧血症持续存在，在原发性呼吸暂停后出现几次喘息样呼吸，继而出现呼吸停止，即继发性呼吸暂停。此时肌张力消失，苍白，心率和血压持续下降，此阶段已对清理呼吸道和物理刺激无反应，须正压通气方可恢复自主呼吸。

临床上有时难以区分原发性和继发性呼吸暂停，为不延误抢救，均可按继发性呼吸暂停处理。

### 三、临床表现

#### （一）胎儿缺氧表现

早期有胎动增加，胎心率 160 次 /min；晚期则胎动减少甚至消失，胎心率＜100 次 /min；羊水混有胎粪。

#### （二）窒息程度判定

Apgar 评分是临床评价出生窒息程度的经典而简易方法。

##### 1. 时间

分别于生后 1 min、5 min 和 10 min 进行常规评分。

##### 2. 内容

包括皮肤颜色、心率、对刺激的反应、肌张力和呼吸。

##### 3. 评估标准

每项 0 ～ 2 分，总共 10 分。1 min Apgar 评分 8 ～ 10 为正常，4 ～ 7 分为轻度窒息，0 ～ 3 分为重度窒息。

##### 4. 评估的意义

1 min 评分反映窒息严重程度，5 min 及 10 min 评分除反映窒息严重程度外，还可反映抢救效果及帮助判断预后。

##### 5. 注意事项

应客观、快速及准确进行评估；胎龄小的早产儿成熟度低，虽无窒息，但评分较低。

#### （三）并发症

由于窒息程度不同，发生器官损害的种类及严重程度各异。常见的并发症有：

##### 1. 中枢神经系统

包括缺氧缺血性脑病和颅内出血。

##### 2. 呼吸系统

此类有胎粪吸入综合征、呼吸窘迫综合征及肺出血等。

### 3. 心血管系统

心血管系统并发症有缺氧缺血性心肌损害等。

### 4. 泌尿系统

有肾功能不全及肾静脉血栓形成等。

### 5. 代谢方面

代谢方面有低血糖、低钙及低钠血症等。

### 6. 消化系统

消化系统并发症包括应激性溃疡和坏死性小肠结肠炎等。

## 四、辅助检查

对宫内缺氧胎儿，可通过羊膜镜了解羊水混胎便程度或胎头露出宫口时取头皮血进行血气分析，以估计宫内缺氧程度；生后应检测动脉血气、血糖、电解质、血尿素氮和肌酐等生化指标。

## 五、治疗

复苏必须分秒必争，由产科、儿科医生合作进行。

### （一）复苏方案

采用国际公认的 ABCDE 复苏方案。①A（airway）清理呼吸道；②B（breathing）建立呼吸；③C（circulation）恢复循环；④D（drugs）药物治疗；⑤E（evaluation and environment）评估和环境（保温）。其中评估和保温（E）贯穿于整个复苏过程中。

执行 ABCD 每一步骤的前后，应对评价指标，即呼吸、心率（计数 6 s 心率然后乘 10）和皮肤颜色进行评估。根据评估结果做出决定，执行下一步复苏措施。即应遵循：评估→决定→操作→再评估→再决定→再操作，如此循环往复，直到完成复苏。

严格按照 A→B→C→D 步骤进行复苏，其顺序不能颠倒。大多数经过 A 和 B 步骤即可复苏，少数则需要 A、B 及 C 步骤，仅极少数需要 A、B、C 及 D 步骤才可复苏。复苏过程中应用纯氧。

### （二）复苏步骤

### 1. 清理呼吸道（A）

如羊水清或稍浑浊，应先吸口腔后吸鼻腔；如羊水混有胎粪，吸净口腔和鼻腔分泌物后心率低于 100 次 /min，无自主呼吸，肌张力低，应立即气管插管吸净气道内的胎粪。

### 2. 建立呼吸（B）

（1）触觉刺激

清理呼吸道后拍打或弹足底 1 ～ 2 次或沿长轴快速摩擦腰背皮肤 1 ～ 2 次，如出现正常呼吸，心率超过 100 次 /min，肤色红润可继续观察。

（2）正压通气

触觉刺激后无规律呼吸建立或心率低于 100 次 /min，应用面罩和复苏气囊进行面罩正压通气。若通气 30 s 后，如无规律性呼吸或心率低于 100 次 /min，须进行气管插管正压通气。

### 3. 恢复循环（C）

C 即胸外心脏按压。如气管插管正压通气 30 s 后，心率低于 60 次 /min 或心率在 60 ～ 80 次 /min，应在继续正压通气的条件下，同时进行胸外心脏按压。

### 4. 药物治疗（D）

（1）肾上腺素

经过胸外心脏按压 30 s 后，心率仍然低于 80 次 /min 或为 0，应立即给予 1 ： 10 000 肾上腺素 0.1 ～ 0.3 mL/kg，静推或气管内注入，5 min 后可重复一次。

（2）扩容剂

如有急性失血或伴有低有效血容量表现时，应给予扩容剂如全血、血浆、5% 清蛋白和生理盐水等。剂量为每次 10 mL/kg，于 5 ～ 10 min 内静脉输注。

（3）碳酸氢钠

如疑似或血气分析证实代谢性酸中毒存在时，在保证通气的条件下，给予 5% 碳酸氢钠 3 ～ 5 mL/kg，加等量 5% 葡萄糖液后缓慢静脉推注。

（4）多巴胺

应用上述药物后，仍有循环不良者可加用多巴胺，开始剂量为 2 ～ 5 $\mu$g / (kg•min) 静脉点滴，以后根据病情可增加剂量。

（5）纳洛酮

如窒息儿的母亲产前 4 h 内用过吗啡类麻醉或镇痛药，应给予纳洛酮，每次 0.1 mg/kg，静脉或肌内注射，也可气管内注入。

## 六、护理目标

①新生儿呼吸道分泌物能清理干净，恢复自主呼吸，抢救成功。

②母亲恐惧消失，并配合医生、护理人员，护理好婴儿。

③新生儿出院时体温、血常规正常。

④母亲没有发生并发症。

## 七、护理措施

①凡估计胎儿出生后可能发生新生儿窒息者，分娩前做好抢救准备工作，氧气、保暖、急救药品及器械等。抢救必须及时、迅速、轻巧、避免发生损伤。

②胎头娩出后及时用吸引管或手挤压法清除鼻咽部分泌物、羊水等，胎儿娩出后，取头低位，在抢救台继续用吸痰管清理呼吸道的黏痰和羊水。如效果不佳，可配合医生采取气管内插管吸取。动作轻柔，避免负压过大损伤咽部黏膜引起不良反应。

③保暖，吸氧，必要时行人工呼吸。

④卧位姿势按具体情况而定，若无产伤，新生儿娩出后以右侧卧位为主。

⑤按医嘱纠正酸中毒，给 5% 碳酸氢钠 3 ～ 5 mL/kg 加 25% 葡萄糖 10 mL 脐静脉缓慢注入。必要时重复给药。

⑥体外心脏按压方法：新生儿仰卧，用食、中两指有节奏地按压胸骨中段，每分钟 100 次左右，每次按压后放松，使胸骨变位，心脏扩张，按压与放松时间大致相同。

⑦复苏注意保暖，保持呼吸道通畅，吸氧，注意患儿面色、呼吸、心率、体温、出入量变化。

⑧适当延迟哺乳，必要时遵医嘱给予静脉补液以维持营养及抗生素预防感染等。

⑨产妇做好心理护理，在适当的时间告诉产妇新生儿的情况，争取产妇合作。

# 第三节  小儿急性支气管炎

急性支气管炎是小儿常见的一种呼吸道疾病。本病常继发于上呼吸道感染之后，也常为肺炎的早期表现。也有的是小儿急性传染病如麻疹、百日咳、伤寒、猩红热等疾病的早期症状或并发症。

急性支气管炎，由各种病毒和细菌或二者混合感染所引起。另外，小儿年龄小，体格弱，气温变化冷热不均，公共场所或居室空气污浊，都可诱发本病。

疾病开始时表现为上呼吸道感染症状，发热、流鼻涕、咳嗽，咳嗽逐渐加重并且有痰，起初是白色黏痰，几天后变为黄色脓痰。有的小儿嗓子呼噜呼噜作响，早晚咳嗽较重，经常因咳嗽将食物吐出。还常伴有头痛、食欲不振、疲乏无力、睡眠不安、腹泻等症状。

另外，有一种特殊型的支气管炎，称为急性毛细支气管炎，也叫哮喘性支气管炎。主要表现为下呼吸道梗阻症状，似支气管哮喘样发作，患儿鼻翼扇动。呈喘憋状呼吸，很快出现呼吸困难，缺氧发绀。这种类型多见于2岁以内虚胖小儿，往往有湿疹或其他过敏史。

## 一、护理要点

①发热时要注意卧床休息，选用物理降温或药物降温。

②室内保持空气新鲜，适当通风换气，但避免对流风，以免患儿再次受凉。

③须经常协助患儿变换体位，轻轻拍打背部，使痰液易于排出。

## 二、注意事项

第一，急性支气管炎一般1周左右可治愈。有部分患儿咳嗽的时间要长些，逐渐会减轻、消失，适当地服些止咳剂即可。不过在患病的早期，对于痰多的患儿，不主张用止咳剂，以免影响排痰。痰稠咳重者可服用祛痰药。

第二，也有部分患儿发展为肺炎，就按护理肺炎患儿的方法精心护理。如果急性支气管炎发作时缺氧、发绀，必须住院治疗，若缺氧得不到及时纠正，会发生脑缺氧等并发症。其他最常见的并发症就是心力衰竭。

第三，对于哮喘重的患儿，请参考本节支气管哮喘的护理方法。在使用氨茶碱等缓解支气管痉挛的药物时，应在医生指导下用药，家长不可乱用。中药麻杏石甘汤或小青龙汤加减治疗急性支气管炎有一定效果，也可采取中西医结合治疗。

## 第四节　小儿急性呼吸道感染

急性上呼吸道感染是小儿最常见的疾病，主要侵犯鼻、鼻咽和咽部，常诊断为"急性鼻咽炎（普通感冒）""急性咽炎""急性扁桃体炎"等，也可统称为上呼吸道感染，或简称"上感"。

## 一、病因

各种病毒和细菌都可引起上呼吸道感染，尤以病毒为多见，约占"上感"发病病原体的 60% 甚至 90% 以上，常见有鼻病毒、腺病毒、副流感病毒、流感病毒、呼吸道合胞病毒等，其他病毒如冠状病毒、肠道病毒、单纯疱疹病毒、EB 病毒等也可引起。细菌感染常继发于病毒感染之后，其中溶血性链球菌占重要地位，其次为肺炎链球菌、葡萄球菌、嗜血流感杆菌，偶尔也有革兰氏阴性杆菌。亦有报告肺炎支原体菌亦可引起上呼吸道感染。

## 二、病理改变

病变部位早期表现为毛细血管和淋巴管扩张，黏膜充血水肿、腺体及杯状细胞分泌增加及单核细胞和吞噬细胞浸润，以后转为中性粒细胞浸润，上皮细胞和纤毛上细胞坏死脱落。恢复期上皮细胞新生、黏膜修复，恢复正常。

## 三、临床表现

本病多为散发，偶然亦见流行。婴幼儿患病症状较重，年长儿较轻。婴幼儿患病时可有或无流涕、鼻塞、喷嚏等呼吸道症状，常突发高热、呕吐、腹泻，甚至因高热而引起惊厥。年长儿患者常有流涕、鼻塞、喷嚏、咽部不适、发热等症状，可伴有轻度咳嗽与声嘶。部分患儿发病早期可出现脐周围阵痛、咽炎、咽痛等症状，咽黏膜充血，若咽侧索也受累，则在咽两外侧壁上各见一纵行条索状肿块突出。疱疹性咽峡炎，在咽弓、软腭、悬雍垂黏膜上可见数个或数十个灰白色小疱疹，直径 1～3 mm，周围有红晕，1～2 d 破溃成溃疡。咽结合膜热患者，临床特点为发热 39℃ 左右，咽炎及结膜炎同时存在，而有别于其他类型的上呼吸道感染。急性扁桃体炎除了发热咽痛外，扁桃体可见明显红肿，表面有黄白色脓点，可融合成假膜状。

## 四、实验室检查

病毒感染时白细胞计数多偏低或正常，粒细胞不增高。病因诊断除病毒分离与血清反应外，近年来广泛利用免疫荧光、酶联免疫等方法开展病毒学的早期诊断，对初步鉴别诊断有一定帮助。细菌感染时白细胞计数及中性粒细胞可增高；由链球菌引起者血清抗链球菌溶血素"O"滴度增高，咽拭子培养可有致病菌生长。

## 五、诊断

急性上呼吸道感染具有典型症状，如发热、鼻塞、咽痛、扁桃体肿大等全身和局部症状，结合季节、流行病学特点等，临床诊断并不困难，但对病原学的诊断则须依靠病毒学和细菌学检查。

## 六、鉴别诊断

①症状中以高热惊厥和腹痛严重者，须与中枢神经系统感染和急腹症等疾病相鉴别。

②很多急性传染病早期，也有上呼吸道感染的症状，虽然现在预防接种比较普遍及传染病发病率明显下降，但在传染病流行季节要仔细询问麻疹、猩红热、腮腺炎、百日咳、流感以及脊髓灰质炎的流行接触史。夏季时尤要注意和中毒性疾病的早期相鉴别。

③如有高热、流涎、拒食、咽后壁及扁桃体周围有小疱疹及小溃疡者，可诊断为疱疹性咽峡炎；如高热、咽红伴眼结膜充血，可诊为咽结膜热；扁桃体红肿且有渗出者为急性扁桃体炎或化脓性扁桃体炎；如有明显流行史、高热、四肢酸痛、头痛等全身症状而较鼻咽部症状更重时，要考虑为流行性感冒。

## 七、治疗

### （一）一般治疗

充分休息，多饮水，注意隔离，预防并发症。WHO 在急性呼吸道感染的防治纲要中指出，关于感冒的治疗主要是家庭护理和对症处理。

### （二）对症治疗

#### 1. 高热

高热时口服阿司匹林类，剂量为 10 mg/（kg•次），持续高热可每 4h 口服 1 次；亦可用扑热息痛，剂量为 5 ～ 10 mg/（kg•次），市场上多为糖浆剂，便于小儿服用。高热时还可用赖氨匹林或安痛定等肌内注射，同时亦可用冷敷、温湿敷、酒精擦浴等物理方法降温。

#### 2. 高热惊厥

出现高热惊厥可针刺人中、十宣等穴位或肌内注射苯巴比妥钠 4 ～ 6 mg/（kg•次），有高热惊厥史的小儿可在服退热剂同时服用苯巴比妥等镇静剂。

#### 3. 鼻塞

乳儿鼻塞妨碍喂奶时，可在喂奶前用 0.5% 麻黄碱 1 ～ 2 滴滴鼻，年长儿亦可加用扑尔敏等脱敏剂。

### 4.咽痛

护理疱疹性咽峡炎时可用冰硼酸、锡类散、金霉素鱼肝油或碘甘油涂抹口腔内疱疹或溃疡处；年长儿可口含碘喉片及其他中药利咽喉片，如华素片、度美芬、四季润喉片、草珊瑚、西瓜霜润喉片等。

### （三）病因治疗

如诊断为病毒感染，目前常用 1% 病毒唑滴鼻，每 2 ～ 3 h 双鼻孔各滴 2 ～ 3 滴，或口服三氮唑核苷口服液（威乐星），或用三氮唑核苷口含片。亦有用口服金刚烷胺、病毒灵（吗啉双呱片），但疗效不肯定。如明确腺病毒或单纯性溃疡病毒感染亦有用疱疹净（碘苷）、阿糖胞苷。近年来，有报道用干扰素治疗重症病毒性感染取得较好疗效。如诊断为细菌感染，大多合并有中耳炎、鼻窦炎、化脓性扁桃体炎、淋巴结炎以及下呼吸道炎症时，可选用复方新诺明、氨苯西林、羟氨苄青霉素或其他抗生素。但多数上呼吸道感染病例不应滥用抗生素。

### （四）风热两型

风热两型治法以清热解表为主，常用中成药有银翘解毒片、桑菊感冒片、感冒退热冲剂、板蓝根冲剂以及双黄连口服液等。

## 八、护理评估

### （一）健康史

询问发病情况，注意有无受凉史，或当地有无类似疾病的流行，患儿发热开始时间、程度，伴随症状及用药情况；了解患儿有无营养不良、贫血等病史。

### （二）身体状况

观察患儿精神状态，注意有无鼻塞、呼吸困难，测量体温，检查咽部有无充血和疱疹，扁桃体及颈部淋巴结是否肿大，结合咽喉膜有无充血，皮肤有无皮疹，腹痛及支气管、肺受累的表现。了解血常规等实验室检查结果。

## 九、常见护理诊断与合作性问题

### （一）体温过高

体温过高与上呼吸道感染有关。

## （二）潜在并发症（惊厥）

与高热有关。

## （三）有外伤的危险

发生外伤与发生高热惊厥时抽搐有关。

## （四）有窒息的危险

窒息与发生高热惊厥时胃内容物反流或痰液阻塞有关。

## （五）有体液不足的危险

与高热大汗及摄入减少有关。

## （六）低效性呼吸形态

与呼吸道炎症有关。

## （七）舒适的改变

与咽痛、鼻塞等有关。

## 十、护理目标

①患儿体温降至正常范围（36 ～ 37.5 ℃）。

②患儿不发生惊厥或惊厥时能被及时发现。

③患儿维持于舒适状态无自伤及外伤发生。

④患儿呼吸道通畅无误吸及窒息发生。

⑤患儿体温正常，能接受该年龄组的液体入量。

⑥患儿呼吸在正常范围，呼吸道通畅。

⑦患儿感到舒适，不再哭闹。

## 十一、护理措施

①保持室内空气新鲜，每日通风换气 2 ～ 4 次，保持室温 18 ～ 22 ℃，湿度 50% ～ 60%，空气每日用过氧乙酸或含氯制剂喷雾消毒 2 次。有患儿居住的房间最好用空气消毒机，消毒净化空气。

②密切观察体温变化，体温超过 38.5 ℃时给予物理降温，如头部冷敷、腋下及腹股沟处置冰袋，温水或乙醇擦浴。冷盐水灌肠，必要时给予药物降温：扑热息痛、安乃近、

柴胡、肌内注射安痛定。

③发热者卧床休息直到退热 1 d 以上可适当活动，做好心理护理，提供玩具、画册等有利于减轻焦虑、不安情绪。

④防止发生交叉感染，患儿与正常小儿分开，接触者戴口罩，防止继发细菌感染。

⑤保持口腔清洁，每天用生理盐水漱口 1～2 次，婴幼儿可经常喂少量温开水以清洗口腔，防止口腔炎的发生。

⑥保持鼻咽部通畅，鼻腔分泌物和干痂及时清除，鼻孔周围应保持清洁，避免增加鼻腔压力，使炎症经咽管向中耳发展引起中耳炎。鼻腔严重时于清洁鼻腔分泌物后用 0.5% 麻黄碱液滴鼻，每次 1～2 滴；对鼻塞而妨碍吸吮的婴幼儿，宜在哺乳前 10～15 min 滴鼻，使鼻腔通畅，保持吸吮。

⑦多饮温开水，以加速毒物排泄和降低体温，患儿衣着、被子不宜过多，出汗后及时给患儿用温水擦干汗液，更换衣服。

⑧每 4 h 测体温 1 次，体温骤升或骤降时要随时测量并记录，如患儿病情加重，体温持续不退，应考虑并发症的可能，需要及时报告医生并及时处理，如病程中出现皮疹，应区别是否为某种传染病的早期征象，以便及时采取措施。

⑨注意观察咽部充血、水肿等情况，咽部不适时给予润喉含片或雾化吸入（雾化吸入药物可用利巴韦林、糜蛋白酶、地塞米松加 20～40 mL 注射用水 2 次 /d）。

⑩室内安静减少刺激，发生高热惊厥时按惊厥护理常规。

⑪给予易消化和富含维生素的清淡饮食，必要时静脉补充营养和水分。

⑫病儿安置在有氧气、吸痰器的病室内。

⑬平卧、头偏向一侧，注意防止舌咬伤。防止呕吐物误吸，防止舌后倒引起窒息，应托起病儿下颌同时解开衣物及松开腰带，以减轻呼吸道阻力。

⑭密切观察病情变化，防止发生意外，如坠床或摔伤等。

⑮抽搐时上、下牙之间放牙垫，防止舌及口唇咬伤，病儿持续发作时，可按照医嘱给予对症处理。

⑯按医嘱用止惊药物，如地西泮、苯巴比妥等，观察患儿用药后的反应，并记录。

⑰治疗、护理等集中进行，保持安静，减少刺激。

⑱保持呼吸道通畅，及时吸痰，发绀者给予吸氧，窒息者给人工呼吸，注射呼吸

兴奋剂。

⑲高热者给予物理降温或退热剂降温，严重感染并伴有循环衰竭，抽搐、高热者，可行冬眠疗法，冬眠期间不能搬动病儿或突然竖起，防止直立性休克。

⑳详细记录发作时间，抽动的姿势、次数及特点，因有的病儿抽搐时间相当短暂，虽有几秒钟，抽搐姿势也不同，有的像眨眼一样，有的口角微动，有的肢体像无意乱动一样等，因此须仔细注视才能发现。

㉑密切观察血压、呼吸、脉搏、瞳孔的变化，并做好记录。

# 第五节　小儿肺炎

肺炎系指不同病原体或其他因素所致的肺部炎症，以发热、咳嗽、气促、呼吸困难和肺部固定湿啰音为共同临床表现，该病是儿科常见疾病中能威胁生命的疾病之一。

目前，小儿肺炎的分类尚未统一，常用方法有四种，各种肺炎可单独存在，也可两种同时存在。①病理分类：可分为支气管肺炎、大叶性肺炎、间质性肺炎等。②病因分类：感染性肺炎，如病毒性肺炎、细菌性肺炎、支原体肺炎、衣原体肺炎、真菌性肺炎、原虫性肺炎；非感染性肺炎，如吸入性肺炎、坠积性肺炎等。③病程分类：急性肺炎（病程＜1个月）、迁延性肺炎（病程1～3个月）、慢性肺炎（病程＞3个月）。④病情分类：轻症肺炎（主要为呼吸系统表现）、重症肺炎（除呼吸系统受累外，其他系统也受累，且全身中毒症状明显）。

临床上若病因明确，则按病因分类，否则按病理分类。

## 一、病因与发病机制

引起肺炎的主要病原体为病毒和细菌，病毒中最常见的为呼吸道合胞病毒，其次为腺病毒、流感病毒等；细菌中以肺炎链球菌多见，其他有葡萄球菌、链球菌、革兰氏阴性杆菌等。低出生体重、营养不良、维生素D缺乏性佝偻病、先天性心脏病等患儿易患本病，且病情严重，容易迁延不愈，病死率也较高。

病原体多由呼吸道入侵，也可经血行入肺，引起支气管、肺泡、肺间质炎症，支气管因黏膜水肿而管腔变窄，肺泡壁因充血水肿而增厚，肺泡腔内充满炎症渗出物，影响了通气和气体交换；同时，由于小儿呼吸系统的特点，当炎症进一步加重时，可使支气管管腔更加狭窄，甚至阻塞，造成通气和换气功能障碍，导致低氧血症及高碳酸血症。为代偿缺氧，患儿呼吸与心率加快，出现鼻翼扇动和三凹征，严重时可产生呼吸衰竭。由于病原体作用，重症常伴有毒血症，引起不同程度的感染中毒症状。缺氧、二氧化碳潴留及毒血症可导致循环系统、消化系统、神经系统的一系列症状以及水、电解质和酸碱平衡紊乱。

### （一）循环系统

缺氧使肺小动脉反射性收缩，肺循环压力增高，形成肺动脉高压；同时病原体和毒素侵袭心肌，引起中毒性心肌炎。肺动脉高压和中毒性心肌炎均可诱发心力衰竭。重症患儿常出现微循环障碍、休克甚至弥散性血管内凝血。

### （二）中枢神经系统

缺氧和高碳酸血症使脑血管扩张、血流减慢，血管通透性增加，致使颅内压增高。严重缺氧和脑供氧不足使脑细胞无氧代谢增加，造成乳酸堆积、ATP 生成减少和 Na-K 离子泵转运功能障碍，引起脑细胞内水、钠潴留，形成脑水肿。病原体毒素作用亦可引起脑水肿。

### （三）消化系统

低氧血症和毒血症可引起胃黏膜糜烂、出血、上皮细胞坏死脱落等应激性反应，导致黏膜屏障功能破坏，使胃肠功能紊乱，严重者可引起中毒性肠麻痹和消化道出血。

### （四）水、电解质和酸碱平衡紊乱

重症肺炎可出现混合性酸中毒，因为严重缺氧时体内需氧代谢障碍、酸性代谢产物增加，常可引起代谢性酸中毒；而 $CO_2$ 潴留、$H_2CO_3$ 增加又可导致呼吸性酸中毒。缺氧和 $CO_2$ 潴留还可导致肾小动脉痉挛而引起水钠潴留，重症者可造成稀释性低钠血症。

## 二、临床表现

### （一）支气管肺炎

支气管肺炎为小儿最常见的肺炎。多见于 3 岁以下婴幼儿。

### 1. 轻症

以呼吸系统症状为主，大多起病较急。主要表现为发热、咳嗽和气促。

（1）发热

热型不定，多为不规则热，新生儿或重度营养不良儿可不发热，甚至体温不升。

（2）咳嗽

较频，早期为刺激性干咳，以后有痰，新生儿则表现为口吐白沫。

（3）气促

多发生在发热、咳嗽之后，呼吸频率加快，每分钟可达 40～80 次，可有鼻翼扇动、点头呼吸、三凹征、唇周发绀。肺部可听到较固定的中、细湿啰音，病灶较大者可出现肺实变体征。

### 2. 重症

重症肺炎常有全身中毒症状及循环、神经、消化系统受累的临床表现。

（1）循环系统

常见心肌炎、心力衰竭及微循环障碍。心肌炎表现为面色苍白、心动过速、心音低钝、心律不齐，心电图显示 ST 段下移和 T 波低平、倒置；心力衰竭表现为呼吸突然加快，> 60 次 /min；极度烦躁不安，明显发绀，面色发灰；心率增快，> 180 次 /min，心音低钝有奔马率；颈静脉怒张，肝脏迅速增大，尿少或无尿，颜面或下肢水肿等。

（2）神经系统

表现为烦躁或嗜睡，脑水肿时出现意识障碍、反复惊厥、前囟膨隆、脑膜刺激征等。

（3）消化系统

常有纳差、腹胀、呕吐、腹泻等；重症可引起中毒性肠麻痹和消化道出血，表现为严重腹胀、肠鸣音消失、便血等。

若延误诊断或病原体致病力强，可引起脓胸、脓气胸、肺大泡等并发症，多表现为体温持续不退，或退而复升，中毒症状或呼吸困难突然加重。

### （二）几种不同病原体所致肺炎的特点

#### 1. 呼吸道合胞病毒性肺炎

由呼吸道合胞病毒感染所致，多见于 2 岁以内婴幼儿，尤以 2～6 个月婴儿多见。常于上呼吸道感染后 2～3 d 出现干咳，低、中度发热，喘憋为突出表现，2～3 d 后病情逐渐加重，出现呼吸困难和缺氧症状。肺部听诊可闻及多量哮鸣音、呼气性喘鸣，肺基底部可听到细湿啰音。喘憋严重时可合并心力衰竭、呼吸衰竭。

临床上有两种类型：

（1）毛细支气管炎

有上述临床表现，但中毒症状不严重，当毛细支气管接近完全阻塞时，呼吸音可明显减低，胸部X线常显示不同程度的梗阻性肺气肿和支气管周围炎，有时可见小点片状阴影或肺不张。

（2）间质性肺炎

全身中毒症状较重，呼吸困难明显，肺部体征出现较早，胸部X线呈线条状或单条状阴影增深，或互相交叉成网状阴影，多伴有小点状致密阴影。

### 2. 腺病毒性肺炎

此为腺病毒引起，在我国以3、7两型为主，11、12型次之。本病多见于6个月～2岁的婴幼儿。起病急骤，呈稽留高热，全身中毒症状明显，咳嗽较剧，可出现喘憋、呼吸困难、发绀等。肺部体征出现较晚，常在发热4～5 d后出现湿啰音，以后病变融合而呈现肺实变体征，少数患儿可并发渗出性胸膜炎。胸部X线改变的出现较肺部体征为早，可见大小不等的片状阴影或融合成大病灶，并多见肺气肿，病灶吸收较缓慢，需数周至数月。

### 3. 葡萄球菌肺炎

这主要包括金黄色葡萄球菌及白色葡萄球菌所致的肺炎，多见于新生儿及婴幼儿。临床起病急，病情重，进展迅速；多呈弛张高热，婴儿可呈稽留热；中毒症状明显，面色苍白、咳嗽、呻吟、呼吸困难，皮肤常见一过性猩红热样或荨麻疹样皮疹，有时可找到化脓灶，如疖肿等。肺部体征出现较早，双肺可闻及中、细湿啰音，易并发脓胸、脓气胸等，可合并循环、神经及胃肠功能障碍。胸部X线常见浸润阴影，易变性是其特征。

### 4. 流感嗜血杆菌肺炎

此类肺炎由流感嗜血杆菌引起。近年来，由于广泛使用广谱抗生素和免疫抑制剂，加上院内感染等因素，流感嗜血杆菌感染有上升趋势，多见于＜4岁的小儿，常并发于流感病毒或葡萄球菌感染者。临床起病较缓，病情较重，全身中毒症状明显，有发热、痉挛性咳嗽、呼吸困难、鼻翼扇动、三凹征、发绀等。体检肺部有湿啰音或肺实变体征，易并发脓胸、脑膜炎、败血症、心包炎、中耳炎等。胸部X线表现多种多样。

### 5. 支原体肺炎

本型肺炎由肺炎支原体引起，多见于年长儿，婴幼儿发病率也较高。以刺激性咳嗽为突出表现，有的酷似百日咳样咳嗽，咯出黏稠痰，甚至带血丝；常有发热，热程1～3周。年长儿可伴有咽痛、胸闷、胸痛等症状，肺部体征不明显，常仅有呼吸音粗糙，少数闻及干湿啰音。婴幼儿起病急，呼吸困难、喘憋和双肺哮鸣音较突出。部分患儿出现全身多系统的临床表现，如心肌炎、心包炎、溶血性贫血、脑膜炎等。胸部X线检查可分为四种改变：①肺门阴影增浓、②支气管肺炎改变、③间质性肺炎改变、④均一的实变影。

### 6. 衣原体肺炎

沙眼衣原体肺炎多见于6个月以下的婴儿，可于产时或产后感染，起病缓，先有鼻塞、流涕，后出现气促、频繁咳嗽，有的酷似百日咳样阵咳，但无回声，偶有呼吸暂停或呼气喘鸣，一般无发热。可同时患有结合膜炎或有结合膜炎病史。胸部X线呈弥漫性间质性改变和过度充气。肺炎衣原体肺炎多见于5岁以上小儿，发病隐匿，体温不高，咳嗽逐渐加重，两肺可闻及干湿啰音。X线显示单侧肺下叶浸润，少数呈广泛单侧或双侧浸润。

## 三、治疗要点

采取综合措施，积极控制感染，改善肺的通气功能，防止并发症。

### （一）控制感染

根据不同病原体选用敏感抗生素积极控制感染，使用原则为：早期、联合、足量、足疗程，重症宜静脉给药。

WHO推荐的4种第1线抗生素为：复方磺胺甲基异噁唑、青霉素、氨苄西林、阿莫西林，其中青霉素为首选药，复方磺胺甲基异噁唑不能用于新生儿。怀疑有金葡菌肺炎者，推荐用氨苄西林、氯霉素、苯唑西林或氯唑西林和庆大霉素。对轻症肺炎推荐使用头孢氨苄。大环内酯类抗生素如红霉素、交沙霉素、罗红霉素、阿奇霉素等对支原体肺炎、衣原体肺炎等均有效；除阿奇霉素外，用药时间应持续至体温正常后5～7 d，临床症状基本消失后3 d。支原体肺炎至少用药2～3周。应用阿奇霉素一疗程3～5 d，根据病情可再重复一疗程，以免复发。葡萄球菌肺炎比较顽固，疗程宜长，一般于体温正常后继续用药2周，总疗程6周。

病毒感染尚无特效药物，可用利巴韦林、干扰素、聚肌胞、乳清液等，中药治疗有一定疗效。

## （二）对症治疗

止咳、止喘、保持呼吸道通畅；纠正低氧血症、水电解质与酸碱平衡紊乱；对于中毒性肠麻痹者，应禁食、胃肠减压，皮下注射新斯的明。对有心力衰竭、感染性休克、脑水肿、呼吸衰竭者，采取相应的治疗措施。

## （三）肾上腺皮质激素的应用

若中毒症状明显，或严重喘憋，或伴有脑水肿、中毒性脑病、感染性休克、呼吸衰竭等以及胸膜有渗出者，可应用肾上腺皮质激素，常用地塞米松，每日 2 ～ 3 次，每次 2 ～ 5 mg，疗程 3 ～ 5 d。

## （四）防治并发症

对并发脓胸、脓气胸者及时抽脓、抽气；对年龄小、中毒症状明显、脓液黏稠经反复穿刺抽脓不畅者，以及有张力气胸者进行胸腔闭式引流。

## 四、护理措施

### （一）改善呼吸功能

①保持病室环境舒适，空气流通，温湿度适宜，尽量使患儿安静，以减少氧的消耗。不同病原体肺炎患儿应分室居住，以防交叉感染。

②置患儿于有利于肺扩张的体位并经常更换，或抱起患儿，以减少肺部瘀血和防止肺不张。

③给氧。凡有低氧血症，有呼吸困难、喘憋、口唇发绀、面色灰白等情况立即给氧；婴幼儿可用面罩法给氧，年长儿可用鼻导管法；若出现呼吸衰竭，则使用人工呼吸器。

④正确留取标本，以指导临床用药；遵医嘱使用抗生素治疗，以消除肺部炎症，促进气体交换；注意观察治疗效果。

### （二）保持呼吸道通畅

①及时清除患儿口鼻分泌物，经常协助患儿转换体位，同时轻拍背部，边拍边鼓励患儿咳嗽，以促使肺泡及呼吸道的分泌物借助重力和震动易于排出；病情许可的情况下可进行体位引流。

②给予超声雾化吸入，以稀释痰液，利于咳出，必要时予以吸痰。

③遵医嘱给予祛痰剂，如复方甘草合剂等；对严重喘憋者，遵医嘱给予支气管解痉剂。

④给予易消化、营养丰富的流质、半流质饮食，少食多餐，避免过饱影响呼吸；哺

喂时应耐心，防止呛咳引起窒息；重症不能进食者，给予静脉营养。保证液体的摄入量，以湿润呼吸道黏膜，防止分泌物干结，利于痰液排出；同时可以防止发热导致的脱水。

### （三）加强体温监测

观察体温变化并警惕高热惊厥的发生，对高热者给予降温措施，保持口腔及皮肤清洁。

### （四）密切观察病情

①如患儿出现烦躁不安、面色苍白、气喘加剧、心率加速（＞160～180次/min）、肝脏在短时间内急剧增大等心力衰竭的表现，及时报告医生，给予氧气吸入并减慢输液速度，遵医嘱给予强心、利尿药物，以增强心肌收缩力，减慢心率，增加心搏出量，减轻体内水钠潴留，从而减轻心脏负荷。

②若患儿出现烦躁或嗜睡、惊厥、昏迷、呼吸不规则等，提示颅内压增高，立即报告医生并共同抢救。

③患儿腹胀明显伴低钾血症时，及时补钾；若有中毒性肠麻痹，应禁食，予以胃肠减压，遵医嘱皮下注射新斯的明，以促进肠蠕动，消除腹胀，缓解呼吸困难。

④如患儿病情突然加重，出现剧烈咳嗽、烦躁不安、呼吸困难、胸痛、面色发绀、患侧呼吸运动受限等，提示并发脓胸或脓气胸，应及时配合进行胸穿或胸腔闭式引流。

## 第六节　小儿惊厥

惊厥的病理生理基础是脑神经元的异常放电和过度兴奋，是由多种原因所致的大脑神经元暂时性功能紊乱的一种表现。发作时全身或局部肌群突然发生阵挛或强直性收缩，多伴有不同程度的意识障碍。惊厥是小儿最常见的急症，有5%～6%的小儿曾发生过高热惊厥。

### 一、病因

小儿惊厥可由众多因素引起，凡能造成脑神经元兴奋性功能紊乱的因素，如脑缺氧、缺血、低血糖、脑炎症、水肿、中毒变性、坏死等，均可导致惊厥的发生。将其病因归纳为以下几类：

## （一）感染性疾病

### 1. 颅内感染性疾病

①细菌性脑膜炎、脑血管炎、颅内静脉窦炎。

②病毒性脑炎、脑膜脑炎。

③脑寄生虫病，如脑型肺吸虫病、脑型血吸虫病、脑囊虫病、脑包虫病、脑型疟疾等。

④各种真菌性脑膜炎。

### 2. 颅外感染性疾病

①呼吸系统感染性疾病。

②消化系统感染性疾病。

③泌尿系统感染性疾病。

④全身性感染性疾病以及某些传染病。

⑤感染性病毒性脑病，脑病合并内脏脂肪变性综合征。

## （二）非感染性疾病

### 1. 颅内非感染性疾病

①癫痫。

②颅内创伤，出血。

③颅内占位性病变。

④中枢神经系统畸形。

⑤脑血管病。

⑥神经皮肤综合征。

⑦中枢神经系统脱髓鞘病和变性疾病。

### 2. 颅外非感染性疾病

（1）中毒

如有毒动植物，氰化钠、铅、汞中毒，急性酒精中毒及各种药物中毒等。

（2）缺氧

如新生儿窒息、溺水、麻醉意外、一氧化碳中毒、心源性脑缺血综合征等。

（3）先天性代谢异常疾病

如苯酮尿症、黏多糖病、半乳糖血症、肝豆状核变性、尼曼—匹克病等。

（4）水电解质紊乱及酸碱失衡

如低血钙、低血钠、高血钠及严重代谢性酸中毒等。

（5）全身及其他系统疾病并发症

如系统性红斑狼疮、风湿病、肾性高血压脑病、尿毒症、肝昏迷、糖尿病、低血糖、胆红素脑病等。

（6）维生素缺乏症

如维生素缺乏症、维生素依赖症、维生素 B 缺乏性脑型脚气病等。

## 二、临床表现

### （一）惊厥发作形式

#### 1. 强直—阵挛发作

发作时突然意识丧失，摔倒，全身强直，呼吸暂停，角弓反张，牙关紧闭，面色青紫，持续 10～20 s，转入阵挛期；不同肌群交替收缩，致肢体及躯干有节律地抽动，口吐白沫（若咬破舌头可吐血沫）；呼吸恢复，但不规则，数分钟后肌肉松弛而缓解，可有尿失禁，然后入睡，醒后可有头痛、疲乏，对发作不能回忆。

#### 2. 肌阵挛发作

这是由肢体或躯干的某些肌群突然收缩（或称电击样抽动）造成，表现为头、颈、躯干或某个肢体快速抽搐。

#### 3. 强直发作

强直发作表现为肌肉突然强直性收缩，肢体可固定在某种不自然的位置持续数秒钟，躯干四肢姿势可不对称，面部强直表情，眼及头偏向一侧，睁眼或闭眼，瞳孔散大，可伴呼吸暂停，意识丧失，发作后意识较快恢复，不出现发作后嗜睡。

#### 4. 阵挛性发作

发作时全身性肌肉抽动，左右可不对称，肌张力可增高或减低，有短暂意识丧失。

#### 5. 局限性运动性发作

发作时无意识丧失，常表现为下列形式：

（1）某个肢体或面部抽搐

由于口、眼、手指在脑皮层运动区所代表的面积最大，因而这些部位最易受累。

（2）杰克逊癫痫发作

发作时大脑皮质运动区异常放电灶逐渐扩展到相邻的皮层区。抽搐也按皮层运动区对躯干支配的顺序扩展，如从面部抽搐开始→手→前臂→上肢→躯干→下肢；若进一步发展，可成为全身性抽搐，此时，可有意识丧失；常提示颅内有器质性病变。

（3）旋转性发作

发作时头和眼转向一侧，躯干也随之强直性旋转，或一侧上肢上举，另一侧上肢伸直，躯干扭转等。

### 6.新生儿轻微惊厥

这是新生儿期常见的一种惊厥形式，发作时呼吸暂停，两眼斜视，眼睑抽搐，频频的眨眼动作，伴流涎、吸吮或咀嚼样动作，有时还出现上下肢类似游泳或蹬自行车样的动作。

### （二）惊厥的伴随症状及体征

### 1.发热

发热为小儿惊厥最常见的伴随症状，如系单纯性或复杂性高热惊厥病儿，于惊厥发作前均有38.5 ℃，甚至40 ℃以上高热。由上呼吸道感染引起者，还可有咳嗽、流涕、咽痛、咽部出血、扁桃体肿大等表现。如为其他器官或系统感染所致惊厥，绝大多数均有发热及其相关的症状和体征。

### 2.头痛及呕吐

此为小儿惊厥常见的伴随症状之一，年长儿能正确叙述头痛的部位、性质和程度，婴儿常表现为烦躁、哭闹、摇头、抓耳或拍打头部。多伴有频繁喷射状呕吐，常见于颅内疾病及全身性疾病，如各种脑膜炎、脑炎、中毒性脑病、瑞氏综合征、颅内占位性病变等。同时还可出现程度不等的意识障碍，颈项抵抗，前囟饱满，颅神经麻痹，肌张力增高或减弱，克氏征、布氏征及巴宾斯基征阳性等体征。

### 3.腹泻

如遇重度腹泻病，可致水电解质紊乱及酸碱失衡，出现严重低钠或高钠血症，低钙、低镁血症，以及由于补液不当，造成水中毒也可出现惊厥。

### 4.黄疸

新生儿溶血症，当出现胆红素脑病时，不仅皮肤、巩膜高度黄染，还可有频繁性惊厥；重症肝炎病儿，当肝功能衰竭，出现惊厥前即可见到明显黄疸；在瑞氏综合征、肝豆状核变性等病程中，均可出现不等的黄疸，此类疾病初期或中末期均能出现惊厥。

### 5. 水肿、少尿

各类肾炎或肾病为儿童时期常见多发病，水肿、少尿为该类疾病的首起表现，当其中部分病儿出现急、慢性肾衰竭，或肾性高血压脑病时，均可有惊厥。

### 6. 智力低下

智力低下常见于新生儿窒息所致缺氧、缺血性脑病，颅内出血病儿，病初即有频繁惊厥，其后有不同程度的智力低下。智力低下亦见于先天性代谢异常疾病，如苯酮尿症、糖尿症等氨基酸代谢异常病。

## 三、诊断依据

### （一）病史

了解惊厥的发作形式、持续时间、有无意识丧失、伴随症状、诱发因素及有关的家族史。

### （二）体检

全面的体格检查，尤其是神经系统的检查，如神志、头颅、头围、囟门、颅缝、脑神经、瞳孔、眼底、颈抵抗、病理反射、肌力、肌张力、四肢活动等。

### （三）实验室及其他检查

#### 1. 血、尿、粪常规

血白细胞显著增高，通常提示细菌感染。红细胞血色素很低，网织红细胞增高，提示急性溶血。尿蛋白及细胞数增高，提示肾炎或肾盂肾炎。粪镜检，除外痢疾。

#### 2. 血生化等检验

除常规查肝肾功能、电解质外，应根据病情选择有关检验。

#### 3. 脑脊液检查

凡疑有颅内病变惊厥病儿，尤其是颅内感染时，均应做脑脊液常规、生化、培养或有关的特殊化验。

#### 4. 脑电图

脑电图阳性率可达 $80\% \sim 90\%$，小儿惊厥，尤其是无热惊厥，其中，不少系小儿癫痫。脑电图上可表现为阵发性棘波、尖波、棘慢波、多棘慢波等多种波型。

### 5.CT检查

疑有颅内器质性病变惊厥病儿，应做脑CT扫描，高密度影见于钙化、出血、血肿及某些肿瘤；低密度影常见于水肿、脑软化、脑脓肿、脱髓鞘病变及某些肿瘤。

### 6.MRI检查

MRI对脑、脊髓结构异常反映较CT更敏捷，能更准确反映脑内病灶。

### 7.单光子反射计算机体层成像SPECT

可显示脑内不同断面的核素分布图像，对癫痫病灶、肿瘤定位及脑血管疾病提供诊断依据。

## 四、治疗

### （一）止惊治疗

#### 1.地西泮

每次 0.25～0.5 mg/kg，最大剂量不大于 10 mg，缓慢静脉注射，1 min 不大于 1 mg。必要时可在 15～30 min 后重复静脉注射一次，以后可口服维持。

#### 2.苯巴比妥钠

新生儿首次剂量 15～20 mg 静脉注射，维持量 3～5 mg/（kg·d），婴儿、儿童首次剂量为 5～10 mg/kg，静脉注射或肌内注射，维持量 5～8 mg/（kg·d）。

#### 3.水合氯醛

每次 50 mg/kg，加水稀释成 5%～10% 溶液，保留灌肠。惊厥停止后改用其他镇静剂止惊药维持。

#### 4.氯丙嗪

剂量为每次 1～2 mg/kg，静脉注射或肌内注射，2～3 h 后可重复 1 次。

#### 5.苯妥英钠

每次 5～10 mg/kg，肌内注射或静脉注射。遇有"癫痫持续状态"时可给予 15～20 mg/kg，速度不超过 1 mg/（kg·min）。

#### 6.硫苯妥钠

催眠，大剂量有麻醉作用。每次 10～20 mg/kg，稀释成 2.5% 溶液肌内注射；也可缓慢静脉注射，边注射边观察，惊止即停止注射。

### （二）降温处理

**1. 物理降温**

物理降温可用 30%～50% 乙醇擦浴，头部、颈、腋下、腹股沟等处可放置冰袋，亦可用冷盐水灌肠，或用低于体温 3～4 ℃的温水擦浴。

**2. 药物降温**

一般用安乃近 5～10 mg/（kg•次），肌内注射；亦可用其滴鼻，大于 3 岁的病儿，每次 2～4 滴。

### （三）降低颅内压

惊厥持续发作时，引起脑缺氧、缺血，易致脑水肿；如惊厥系颅内感染炎症引起，疾病本身即有脑组织充血水肿，颅内压增高，因而及时应用脱水降颅内压治疗。常用 20% 甘露醇溶液 5～10 mL/（kg•次），静脉注射或快速静脉滴注（10 mL/min），6～8 h 重复使用。

### （四）纠正酸中毒

惊厥频繁，或持续发作过久，可致代谢性酸中毒，如血气分析发现血 pH<7.2，BE 为 15 mmol/L 时，可用 5% 碳酸氢钠 3～5 mL/kg，稀释成 1.4% 的等张液静脉滴注。

### （五）病因治疗

对惊厥病儿应通过病史了解，全面体检及必要的化验检查，争取尽快地明确病因，给予相应治疗。对可能反复发作的病例，还应制定预防复发的防治措施。

## 五、护理

### （一）护理诊断

①有窒息的危险。

②有受伤的危险。

③潜在并发症：脑水肿。

④潜在并发症：酸中毒。

⑤潜在并发症：呼吸、循环衰竭。

⑥知识缺乏。

## （二）护理目标

①不发生误吸或窒息，适当加以保护防止受伤。

②保护呼吸功能，预防并发症。

③患儿家长情绪稳定，能掌握止痉、降温等应急措施。

## （三）护理措施

### 1. 一般护理

①将患儿平放于床上，取头侧位。保持安静，治疗操作应尽量集中进行，动作轻柔敏捷，禁止一切不必要的刺激。

②保持呼吸道通畅：头侧向一边，及时清除呼吸道分泌物。有发绀者供给氧气，窒息时施行人工呼吸。

③控制高热：物理降温可用温水或冷水毛巾湿敷额头部，每 5 ～ 10 min 更换 1 次，必要时用冰袋放在额部或枕部。

④注意安全，预防损伤，清理好周围物品，防止坠床和碰伤。

⑤协助做好各项检查，及时明确病因。根据病情需要，于惊厥停止后，配合医生做血糖、血钙或腰椎穿刺、血气分析及血电解质等针对性检查。

⑥加强皮肤护理：保持皮肤清洁干燥，衣、被、床单清洁、干燥、平整，以防皮肤感染及褥疮的发生。

⑦心理护理：关心体贴患儿，处置操作熟练、准确，以取得患儿信任，消除其恐惧心理。说服患儿及家长主动配合各项检查及治疗，使诊疗工作顺利进行。

### 2. 临床观察内容

①惊厥发作时，观察惊厥患儿抽搐的时间和部位，有无其他伴随症状。

②观察病情变化，尤其是随时观察呼吸、面色、脉搏、血压、心音、心率、瞳孔大小、对光反射等重要的生命体征，发现异常及时通报医生，以便采取紧急抢救措施。

③观察体温变化，如有高热，及时做好物理降温及药物降温；如体温正常，应注意保暖。

### 3. 药物观察内容

①观察止惊药物的疗效。

②使用地西泮、苯巴比妥钠等止惊药物时，注意观察患儿呼吸及血压的变化。

### 4. 预见性观察

若惊厥持续时间长、频繁发作，应警惕有无脑水肿、颅内压增高的表现，如收缩压升高、脉率减慢、呼吸节律慢而不规则，则提示颅内压增高。如未及时处理，可进一步发生脑疝，表现为瞳孔不等大、对光反射消失、昏迷加重、呼吸节律不整甚至骤停。

# 参考文献

[1]安旭姝,曲晓菊,郑秋华.实用护理理论与实践[M].北京:化学工业出版社,2022.

[2]宋丽娜.现代临床各科疾病护理[M].北京:中国纺织出版社,2022.

[3]初钰华,刘慧松,徐振彦.妇产科护理[M].济南:山东人民出版社有限公司,2021.

[4]张薇薇.综合护理实践与技术新思维[M].北京:中国纺织出版社,2021.

[5]章志霞.现代临床常见疾病护理[M].北京:中国纺织出版社,2021.

[6]宋晓燕.实用临床护理思维[M].北京:科学技术文献出版社,2020.

[7]田绍连.实用临床护理思维与实践[M].长春:吉林科学技术出版社,2020.

[8]孟晓芹.实用精编临床护理思维与实践[M].哈尔滨:黑龙江科学技术出版社,2020.

[9]赵安芝.新编临床护理理论与实践[M].北京:中国纺织出版社,2020.

[10]关晋英,王云琼.综合医院临床心理护理指导[M].成都:西南交通大学出版社,2020.

[11]周海英.实用临床护理新思维[M].北京:科学技术文献出版社,2020.

[12]邓天芝.当代护理学基础与操作实践[M].重庆:重庆大学出版社,2020.

[13]吕晓民.临床医学护理理论与实践[M].北京:科学技术文献出版社,2020.

[14]母慧娟.护理基础理论与临床实践[M].长春:吉林科学技术出版社,2020.

[15]高清华.临床全科护理探索与实践[M].长春:吉林科学技术出版社,2020.

[16]鹿鸣君.妇产科临床与护理实践[M].天津:天津科学技术出版社,2020.

[17]李旸.神经外科护理思维实践[M].北京:科学技术文献出版社,2020.

[18]张文霞.实用临床护理思维[M].长春:吉林科学技术出版社,2019.

[19]李自喜.实用临床护理思维与实践[M].汕头:汕头大学出版社,2019.

[20]李芝香.实用临床护理思维与实践[M].北京:科学技术文献出版社,2019.

[21]葛璐璐.实用临床护理思维与实践指导[M].长春:吉林科学技术出版社,2019.

[22]王金红.现代临床护理思维[M].北京:科学技术文献出版社,2019.

[23]李凤莲.妇产科护理新思维[M].长春:吉林科学技术出版社,2019.

[24]潘桂兰.精编常见疾病护理思维[M].汕头:汕头大学出版社,2019.

[25]黄粉莲.新编实用临床护理技术[M].长春:吉林科学技术出版社,2019.

[26]狄树亭,董晓,李文利.外科护理[M].北京:中国协和医科大学出版社,2019.

[27]夏琳琳.现代儿科护理思维[M].长春:吉林科学技术出版社,2019.

[28]周华艳.新编临床护理理论与实践[M].昆明:云南科技出版社,2019.

[29]王静,侯娟,宋秀艳.实用外科护理学[M].南昌:江西科学技术出版社,2019.

[30]李明开.临床护理思维与实践[M].科学技术文献出版社,2019.

[31]郭颖超.现代临床护理思维[M].昆明:云南科技出版社,2019.

[32]王俊荣.临床实用护理技术与应用[M].北京:科学技术文献出版社,2019.

[33]陈元元.新编临床护理思维与实践[M].哈尔滨:黑龙江科学技术出版社,2019.

[34]殷美萍.实用临床护理思维实践[M].天津:天津科学技术出版社,2018.

[35]孙彩粉,李亚兰.临床护理理论与实践[M].南昌:江西科学技术出版社,2018.

[36]徐姝一.临床护理新思维[M].北京:科学技术文献出版社,2018.

[37]姜秀红.妇产科护理思维与实践[M].天津:天津科学技术出版社,2018.

[38]周齐,闫亚男.妇产科诊疗技术与临床实践[M].武汉:湖北科学技术出版社,2018.

[39]黄淑红.临床实用护理[M].北京:科学技术文献出版社,2018.